目で見てわかる
認知症ケア

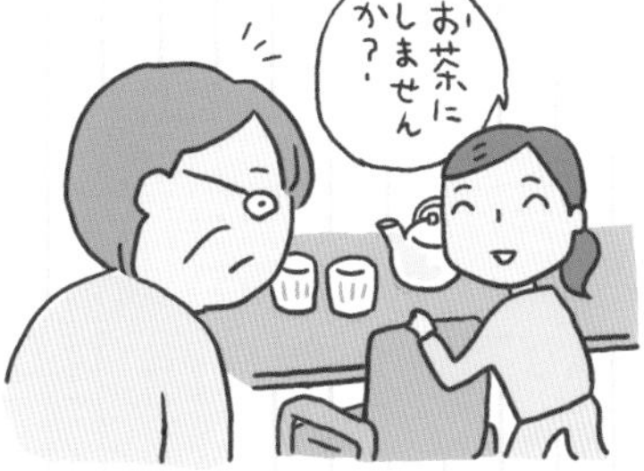

成美堂出版

はじめに

ケアによって増える笑顔、抑えられる周辺症状がある

こんにちは、ライフケアデザイン株式会社の海老原信吾です。私たちの会社は介護付有料老人ホーム「ソナーレ※」を運営しており、私はそのホーム長などを務めてまいりました。

10年前、私はジュエリーショップの店長をしていました。介護の世界には私と同じように、いろいろな経歴をもち、ひょんなことからこの業界に導かれた人が多くいます。最初は認知症の方の対応や身体介護、そして看取りケアなど、どうしたらよいかわからないことばかりでした。ただただ不安な気持ちになり、ときには「辞めたいなぁ」と思うこともありました。そのような思いも抱えながら続けていくうちに、次第にこの仕事の素晴らしさに魅了されていったのです。

私は子どもの頃、絵に描いたような「おばあちゃん子」で、一緒に暮らしていた祖母にとても可愛がられて育ちました。私が介護の業界に来たのも、祖母に介護が必要になったタイミングでした。とにかく祖母のために自分が何かできないかと思い、介護を1から学ぶためにある大手の介護事業者の求人に応募したことがきっかけです。今ではその祖母も認知症が進行し、食べ残した好物のピザを補聴器のケースにしまおうとします。それでもあのとき、介護業界に思いきって飛び込んだおかげで、そのような祖母の行動にも動じず、笑いながら楽しい時間をともに過ごすことができています。

長年の認知症ケアでたどり着いた3つの信念

今回、本書の監修を担当することが決まり、ライフケアデザインとして読者の方々に何をお伝えできるのか、私たちなりにこれまでを振り返りました。実に多くのご入居者との出会いと別れをくり返してきましたが、認知症ケアにおいて大切にしてきた確固たる3つの信念があります。

①認知症に関する「基礎知識」を身につける

②認知症の方を「1人の人」として寄り添う

③認知症の方の「これまでの人生」を知る

①について、認知症にはどんな種類があり、具体的にどんな症状が出るのか、大まかなことを理解するのは、ケアを行ううえでとても重要です。

※ライフケアデザイン（株）が運営する介護付有料老人ホームの中核ブランド。

②については、当たり前のことに聞こえるかもしれませんが、私たちは実はこれが一番むずかしいと思っています。介護の仕事は、常に時間とのたたかいです。一方、認知症の方の対応には、時間を要することが多くあります。そのうちイライラが態度に表れ、客観性を失い、誰もがされたら気分を害すような対応になっているのに、気づけなくなることがあるのです。

その方の「これまでの人生」を知ればできることが変わる

「③認知症の方の〝これまでの人生〟を知る」こと、これこそが本書でもっとも伝えたいテーマです。そもそも「認知症」をひとくくりにしてはいけないと、私たちは思うのです。なぜなら、その方は私たちと比べるまでもなく長きにわたり人生を生き抜いてきた大先輩です。１人ひとりご経験や性格など、何もかもが違います。おっしゃることが混乱していても、その方の「これまでの人生」をもっと知っていたら気づけることが多くあります。知っているからこそ、できる対応もあります。「これまでの人生」を知ったうえでのケアによって、増える笑顔、抑えられる周辺症状（BPSD）がたくさんあると私たちは考えています。

本書には、そうした認知症ケアの実践例がわかりやすく書かれています。私たちが出会ってきた認知症の方々との思い出が詰まった、かけがえのないエピソードばかりです。

これから介護をはじめようと思っているみなさん、またはこれまで介護をしてきたけど、認知症ケアにつまずいている、あるいはもっと深めたいと思っているみなさん、ぜひ本書を通じて、認知症の方々の「これまでの人生」を知り、本書の謳《うた》う「人生に寄り添うケア」の実践をのぞいてみてください。きっと認知症ケアが、少し楽しくなると思いますよ。

ライフケアデザイン株式会社
事業部　担当部長
Lite Focus 推進室　室長
DX 推進室　室長
海老原信吾

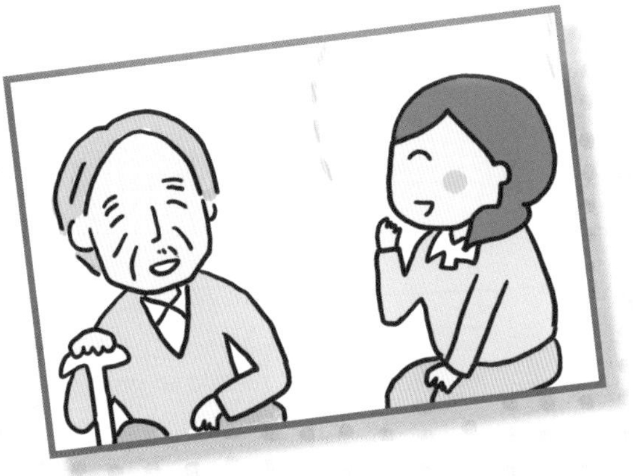

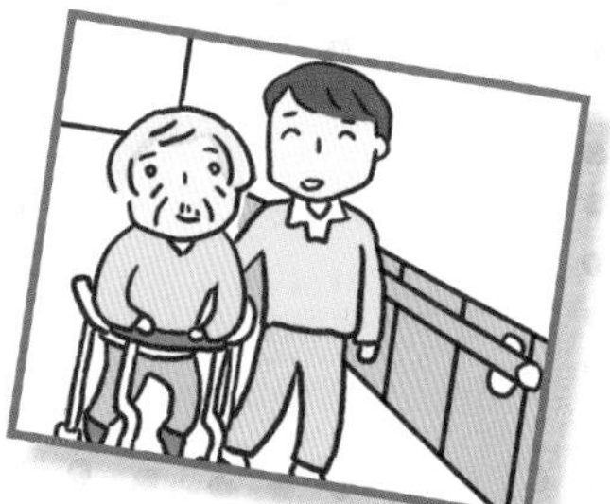

本書の構成と見方

本書は、次の5つの章で構成されています。最初から順番に読むことで、認知症ケアの心構えや基礎知識から、ケアの実践的な方法・ポイントまで、ひと通りのことを学べます。

Prologue 認知症ケアで大事なこと

具体的なケア方法について学ぶ前に、認知症ケアにおいて大事な心構えについて解説しています。現場でケアにあたる際に、ぜひ心がけてください。

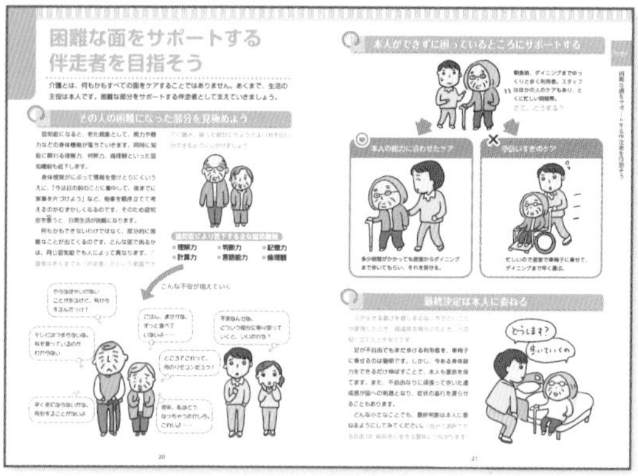

困難な面をサポートする
伴走者を目指そう
本人ができずに困っているところにサポートする

第1章 認知症ケアの基本

第2章で紹介する各ケースに通じる、全体的なポイントや基礎知識を解説しています。第2章の理解をより深めるためにも、ぜひ読んでおきましょう。

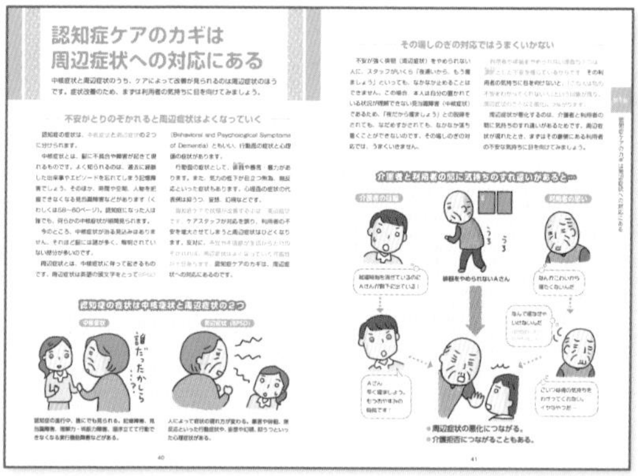

認知症ケアのカギは
周辺症状への対応にある

第2章 ケース別 ケアのポイントと方法

「突然怒り出し、介護拒否をする」「夜中に起き出し、施設内を歩き回る」など、認知症ケアの現場でよく見られる、33のケースを紹介しています。すべてのケースを読んでもいいですし、知りたいものだけ読んでもOKです。

第3章 認知症の基礎知識

認知症という病気について、最低限知っておきたい基礎知識をまとめています。医療職の人たちとやりとりをする際に大切になりますので、目を通しておきましょう。

第4章 いかに利用者の人生に寄り添うか

ケアの全体的な流れやチームづくり、家族との関係づくりなどについて解説しています。無理なく、きちんと利用者に寄り添える体制を築く参考にしてください。

マンガ

各章の冒頭に、その章で学ぶ内容が簡単にわかるマンガを掲載しています。まずはマンガを読み、大事なポイントをつかんでください。

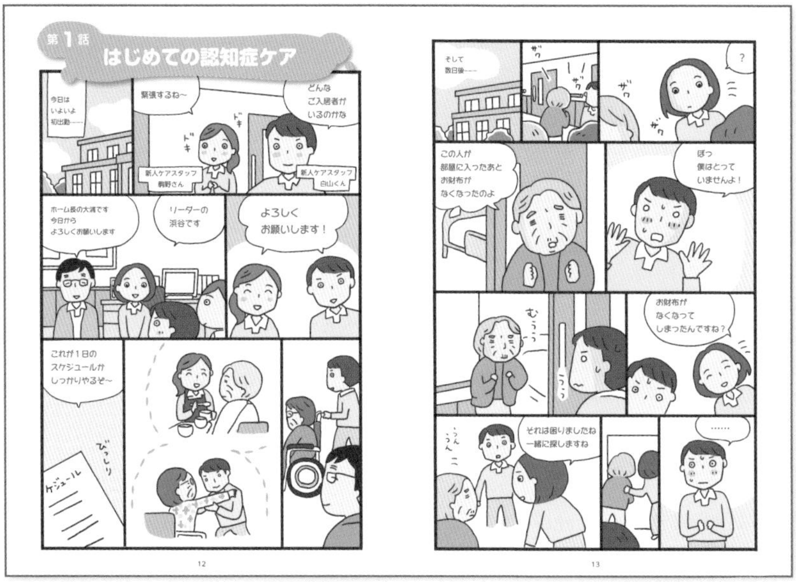

第1話
はじめての認知症ケア
今日は いよいよ 初出勤～
緊張するね～
どんな ご入居者が いるのかな
新人ケアスタッフ 駒野さん
新人ケアスタッフ 白山くん
ホーム長の大浦です 今日から よろしくお願いします
リーダーの 渋谷です
よろしく お願いします！
これが１日の スケジュールか しっかりやるぞ～
びっしり
スケジュール
12
そして 数日後――
?
この人が 部屋に入ったあと お財布が なくなったのよ
ぼっ 僕はとって いませんよ！
お財布が なくなって しまったんですね？
それは困りましたね 一緒に探しますね
……
13

新人ケアスタッフの駒野さん、白山くんの奮闘を通じ、認知症ケアについて学んでいきましょう。

ケース別ケアのポイントと方法

認知症ケアの現場でよく見られるケースをもとに、ケアにあたっての実践的なポイントや方法を解説しています。

そのケースの人の性別・年齢や要介護、生活レベル、既往歴などの基本情報です。

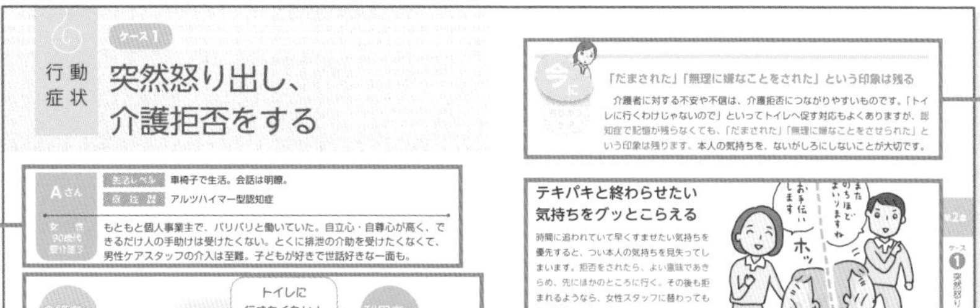

ケース1
行動症状
突然怒り出し、介護拒否をする
Aさん
生活レベル 車椅子で生活。会話は明瞭。
疾患 アルツハイマー型認知症
介護者の目線
トイレに 行きたくない！
利用者の思い
ほかの仕事もあって 時間がないのに 困ったなあ…
男性になぜ恥ずかしい 姿を見られなきゃ いけないの？
いや…でも…
行きたくないって いっているのが 聞こえないの？
女性スタッフがいない 時間だから我慢してよ
無理やり連れて行こうと しないでよ。私を誰だと 思っているの？
78
今に
「だまされた」「無理に嫌なことをされた」という印象は残る
テキパキと終わらせたい 気持ちをグッとこらえる
ホッ
人生に寄り添うケア
大好きな山にやって来られた感動！ 担当スタッフを「仲間」と認めたAさん
79

なぜそのような症状が現れているのか、どう対応するとよいのか。ケアの指針にしましょう。

今、目の前に現れている症状に対応する方法です。まずは、気持ちに寄り添い、症状を治められるようにしましょう。

利用者と介護者の実際のやりとり（中央）を軸に、そのときの介護者の目線（左側）と利用者の思い（右側）を表しています。どのような気持ちのすれ違いが生じているかを知り、利用者の気持ちを察する手がかりにしましょう。

本書の提唱する「人生に寄り添うケア」が、具体的なエピソードでわかります。「人生に寄り添うケア」のカギは、それぞれの利用者の「これまでの人生」にあります。

もくじ

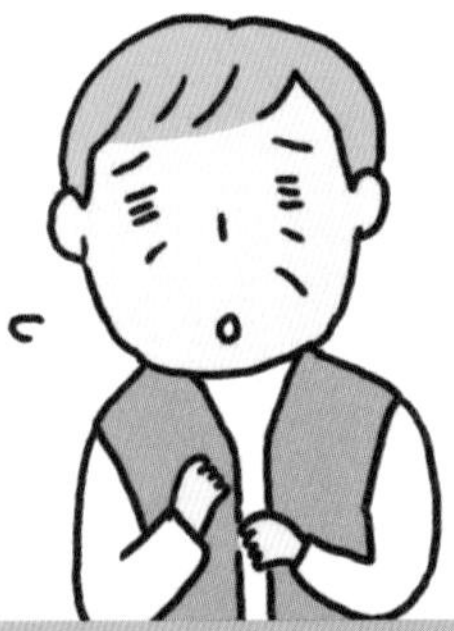

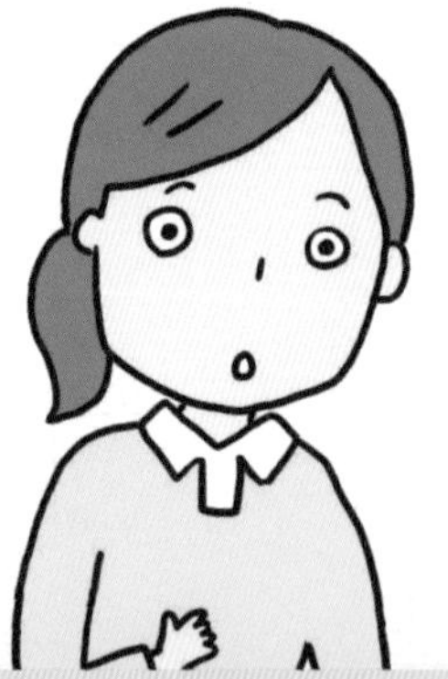

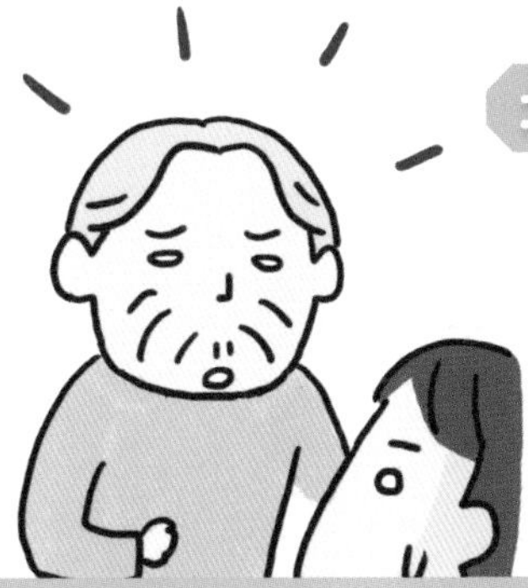

第2章　ケース別 ケアのポイントと方法

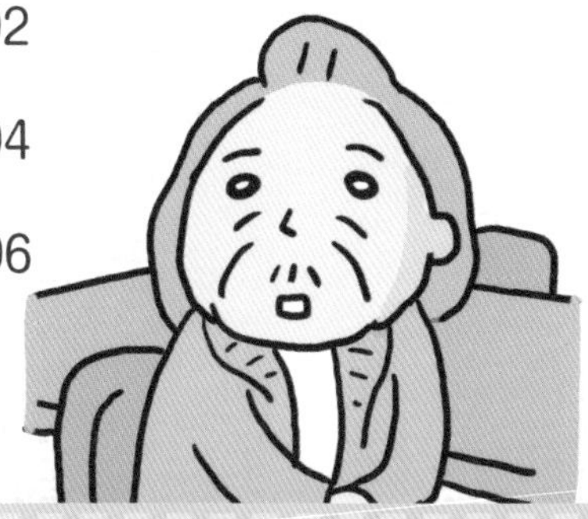

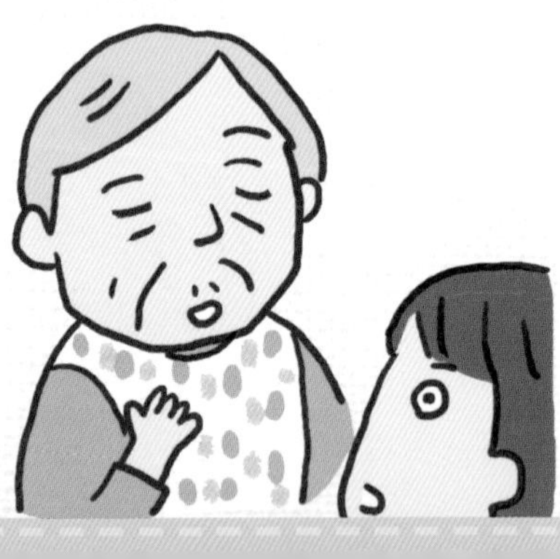

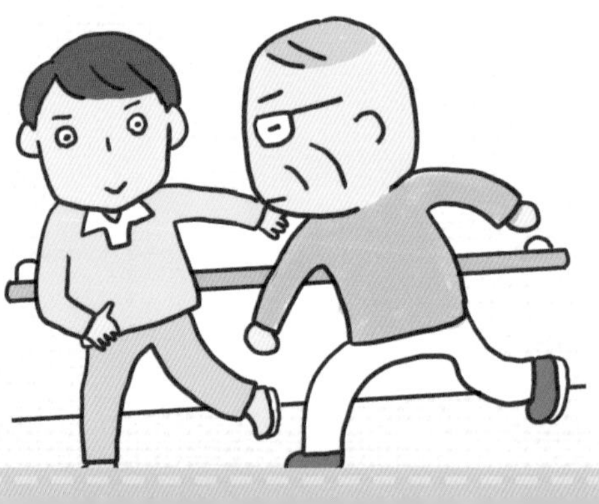

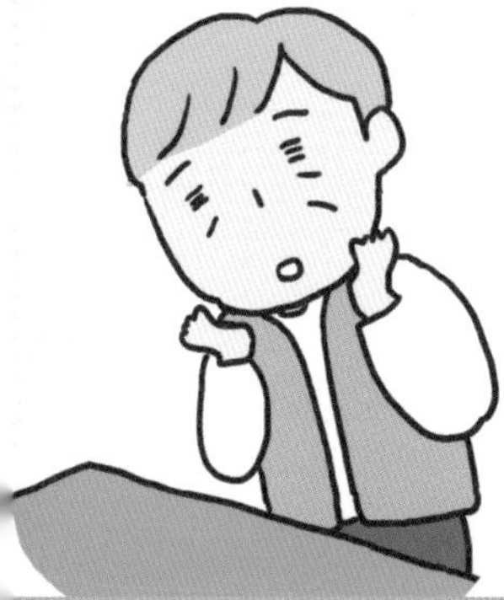

第3章　認知症の基礎知識

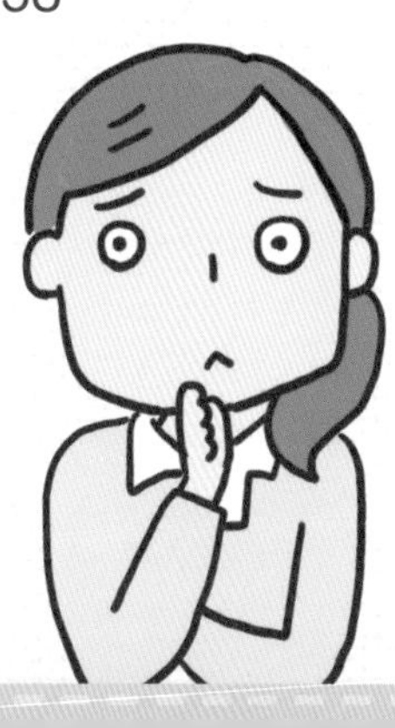

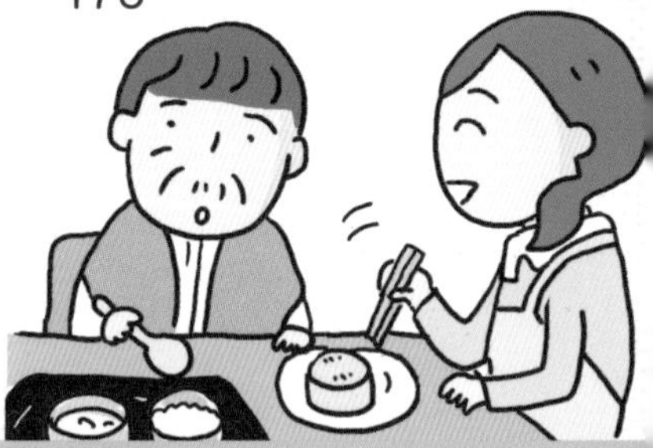

第4章　いかに利用者の人生に寄り添うか

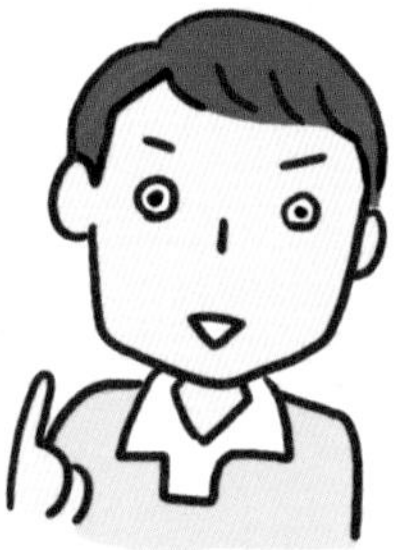

※本書は２０２０年12月末時点の情報に基づき、つくられています。
※本書に登場する各事例は、実際の事例をもとに本書の解説に合わせてアレンジし、再構成したものです。それぞれの方の名前や年齢、性別、既往歴等は基本的にフィクションです。

Prologue
認知症ケアで大事なこと

認知症になると、できないこと、覚えていられないことが増えていきます。それにより困っている点を手助けするとともに、不安を抱える利用者の気持ちにも寄り添っていきましょう。

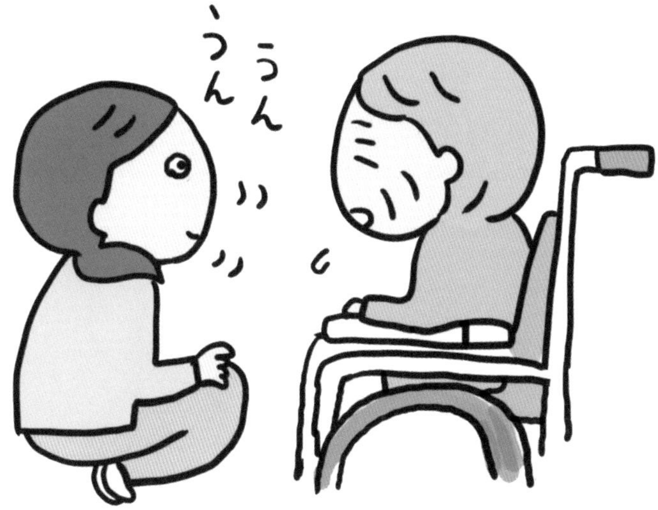

第1話 はじめての認知症ケア

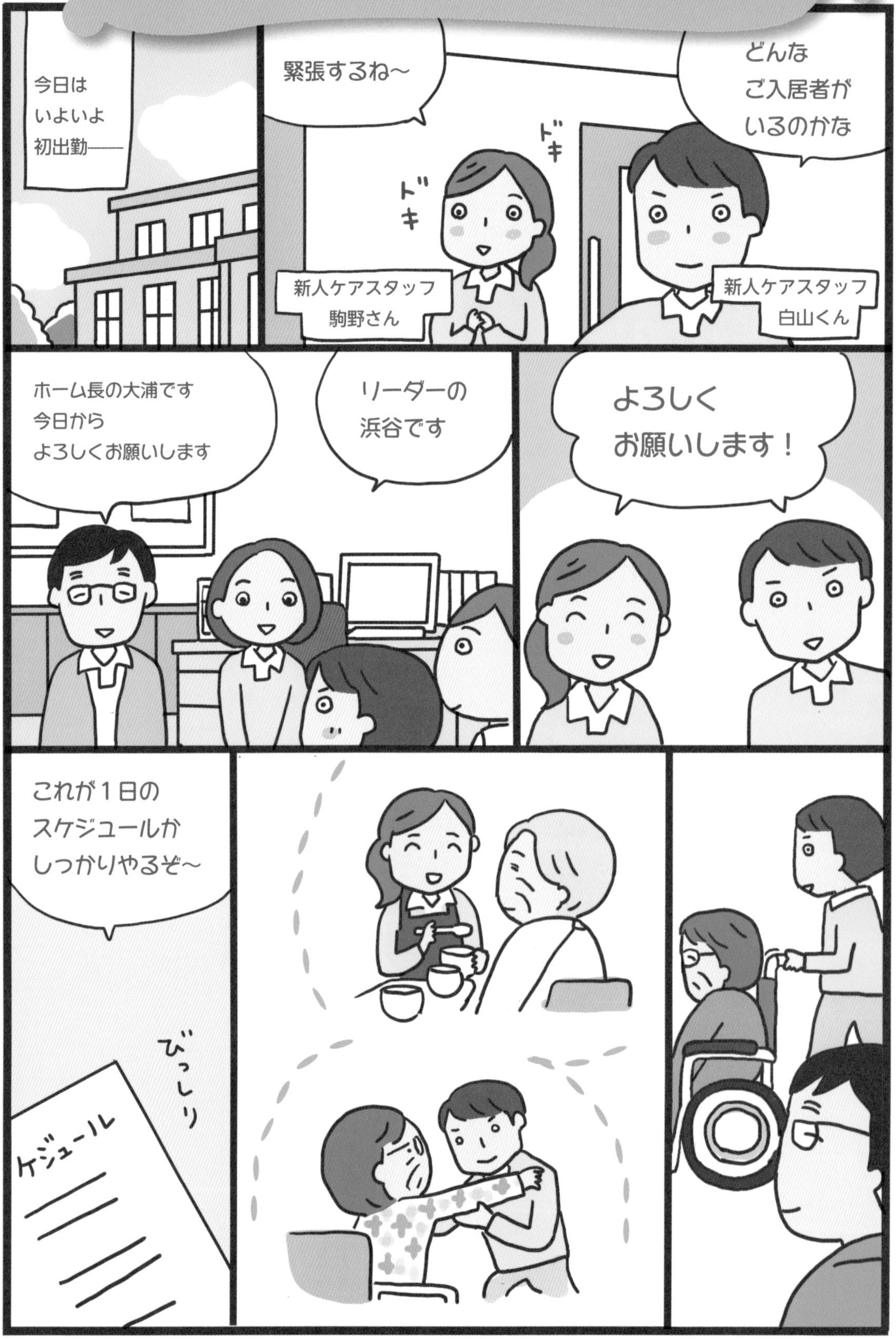
今日は
いよいよ
初出勤——
緊張するね〜
ドキ
ドキ
新人ケアスタッフ
駒野さん
どんな
ご入居者が
いるのかな
新人ケアスタッフ
白山くん
ホーム長の大浦です
今日から
よろしくお願いします
リーダーの
浜谷です
よろしく
お願いします！
これが１日の
スケジュールか
しっかりやるぞ〜
びっしり
ケジュール

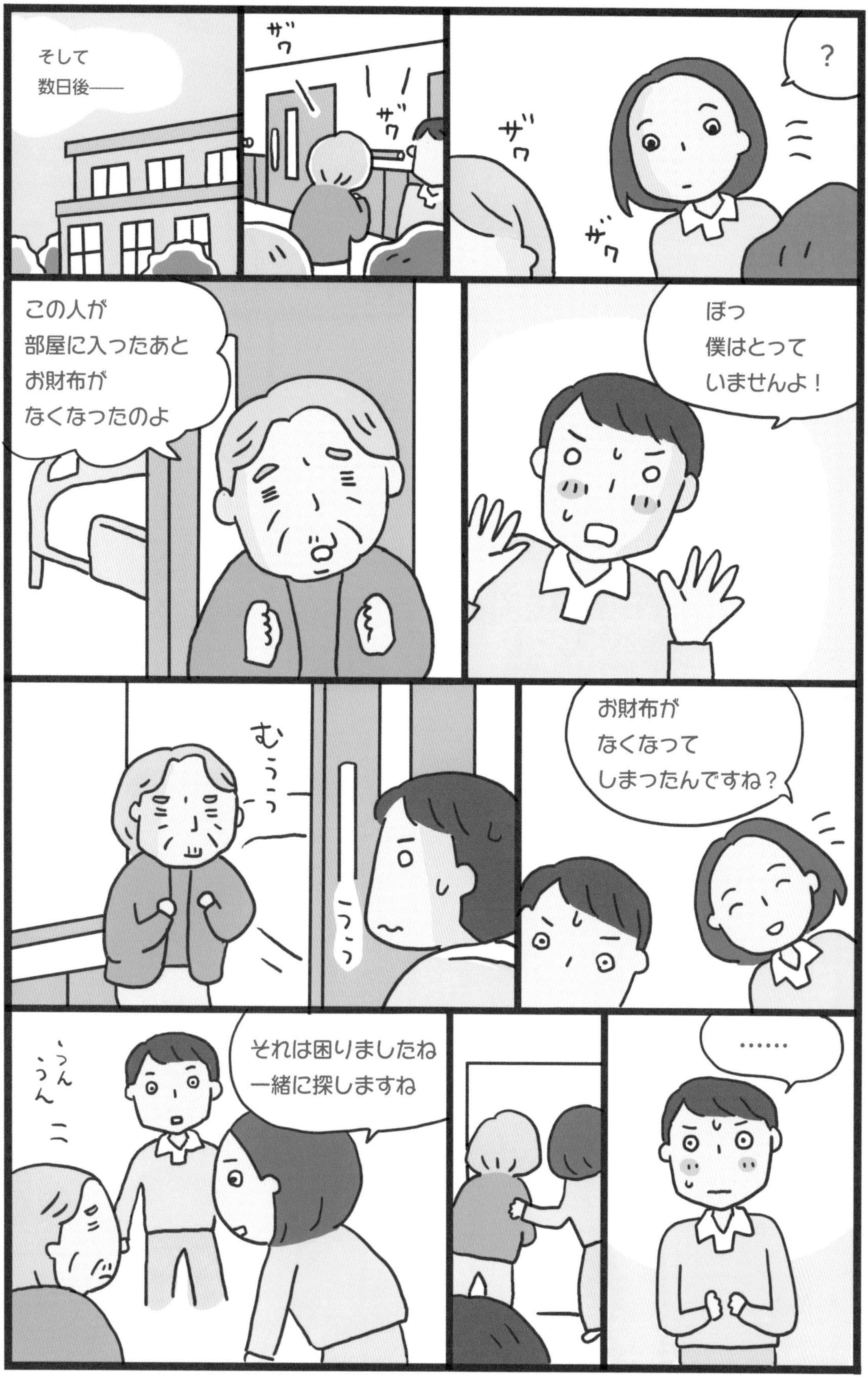
そして
数日後——
ザワ
ザワ
ザワ
ザワ
?
この人が
部屋に入ったあと
お財布が
なくなったのよ
ぼっ
僕はとって
いませんよ！
むぅぅぅ
ぅぅぅ
お財布が
なくなって
しまったんですね？
うん
うん
それは困りましたね
一緒に探しますね
……

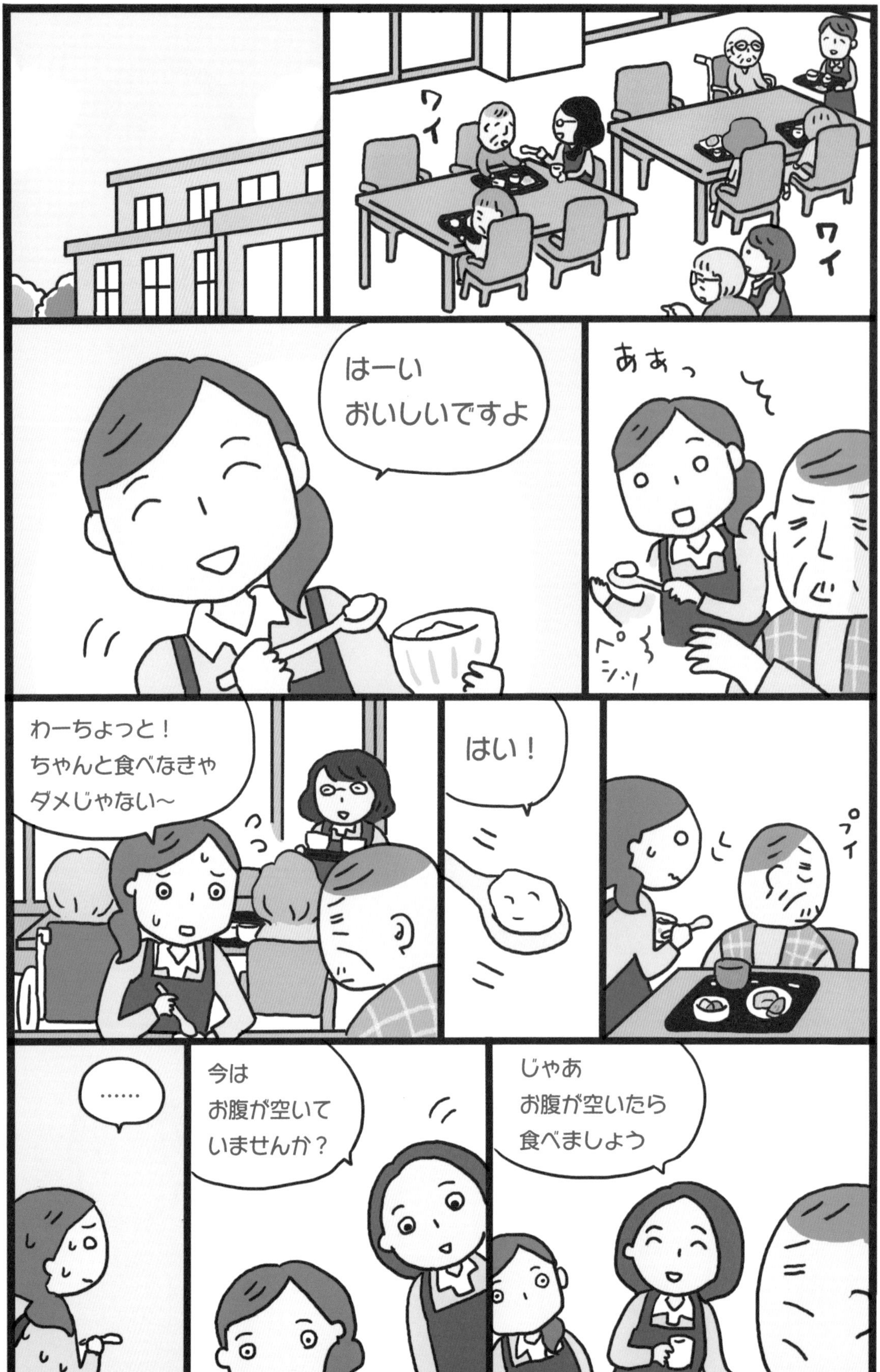
ワイ
ワイ
はーい
おいしいですよ
ああっ
ペシッ
わーちょっと！
ちゃんと食べなきゃ
ダメじゃない～
はい！
プイ
……
今は
お腹が空いて
いませんか？
じゃあ
お腹が空いたら
食べましょう

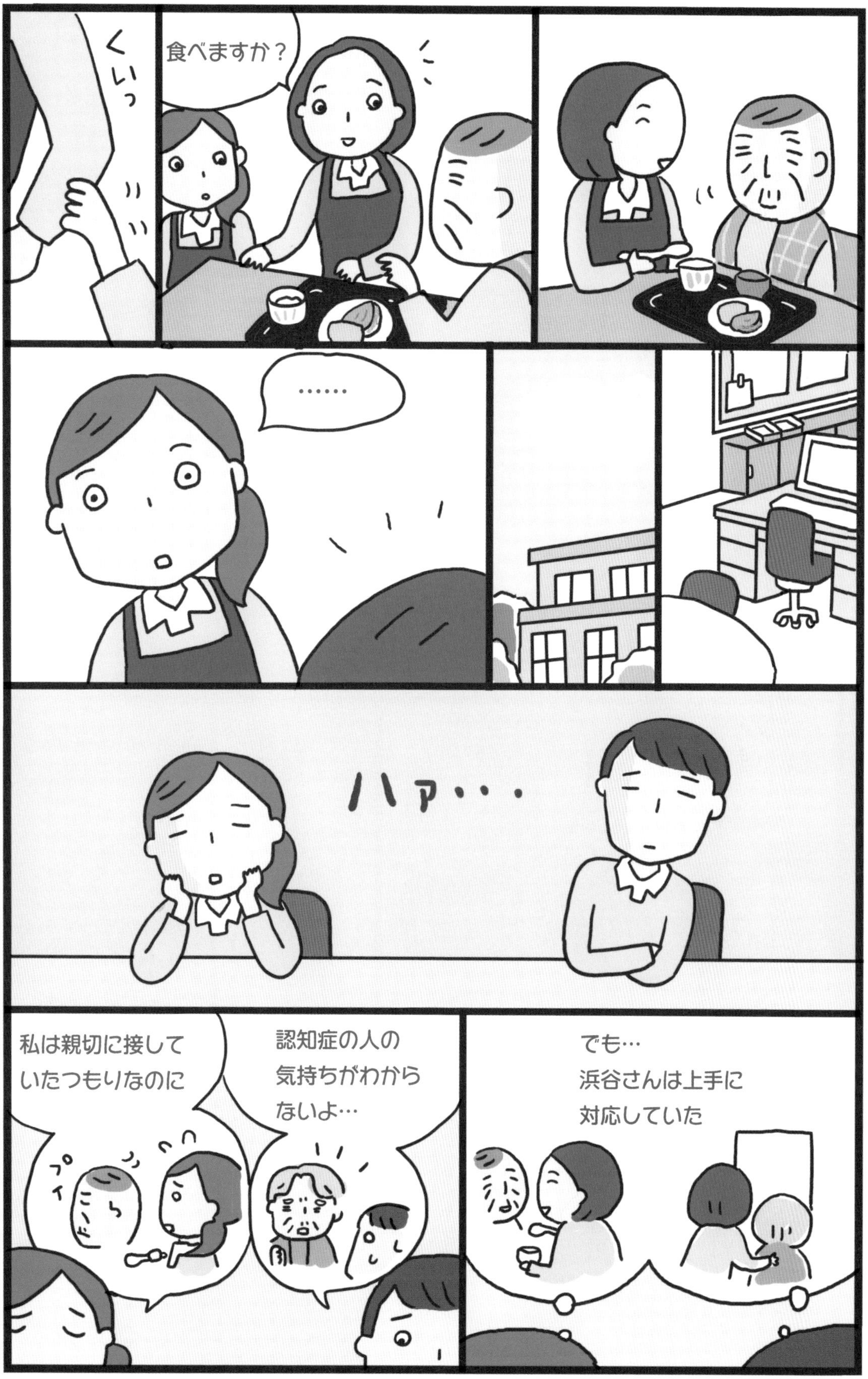
くいっ
食べますか？
……
ハァ…
私は親切に接していたつもりなのに
認知症の人の気持ちがわからないよ…
でも…
浜谷さんは上手に対応していた

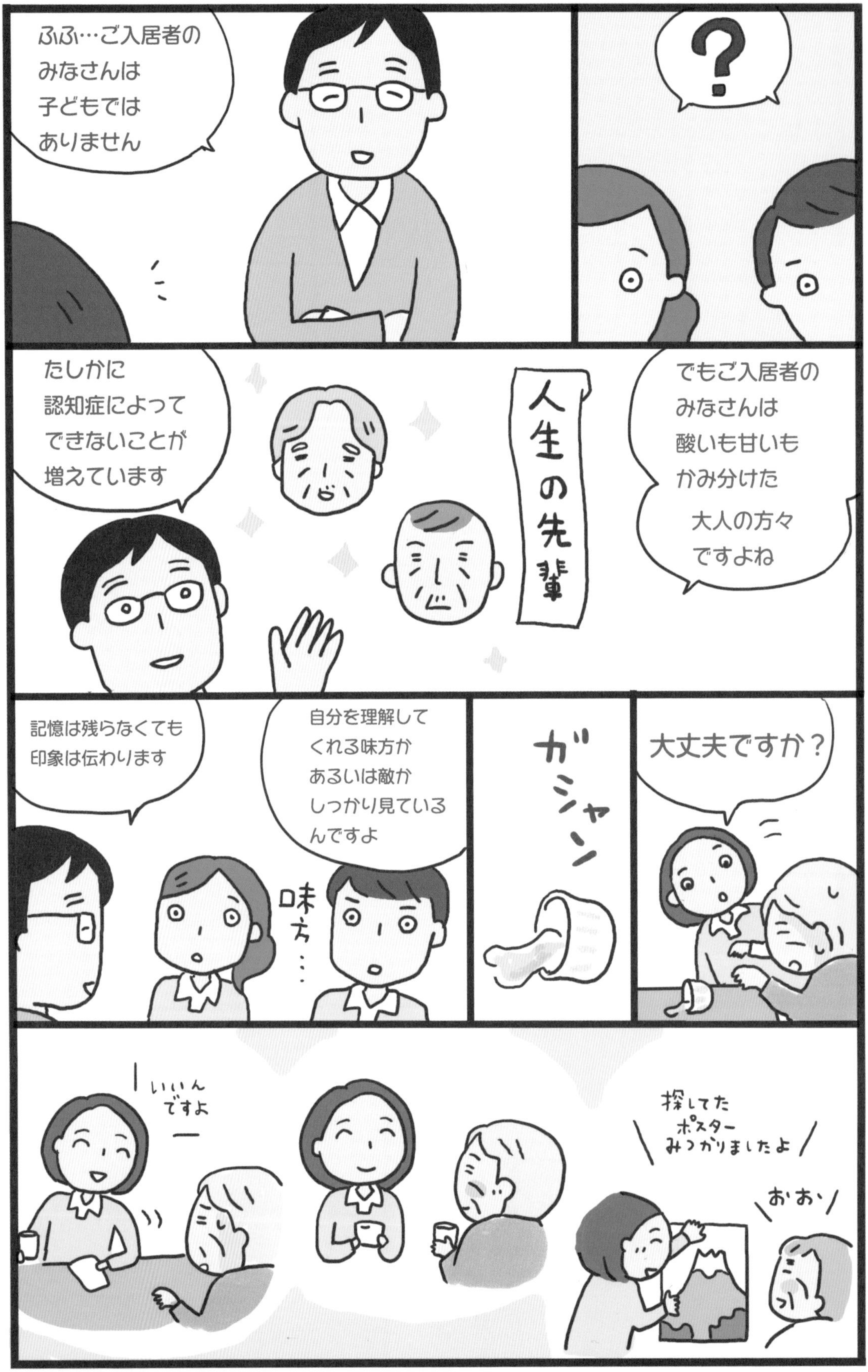
ふふ…ご入居者のみなさんは子どもではありません
?
たしかに認知症によってできないことが増えています
人生の先輩
でもご入居者のみなさんは酸いも甘いもかみ分けた大人の方々ですよね
記憶は残らなくても印象は伝わります
自分を理解してくれる味方かあるいは敵かしっかり見ているんですよ
味方…
ガシャン
大丈夫ですか？
いいんですよ
探してたポスターみつかりましたよ
おお

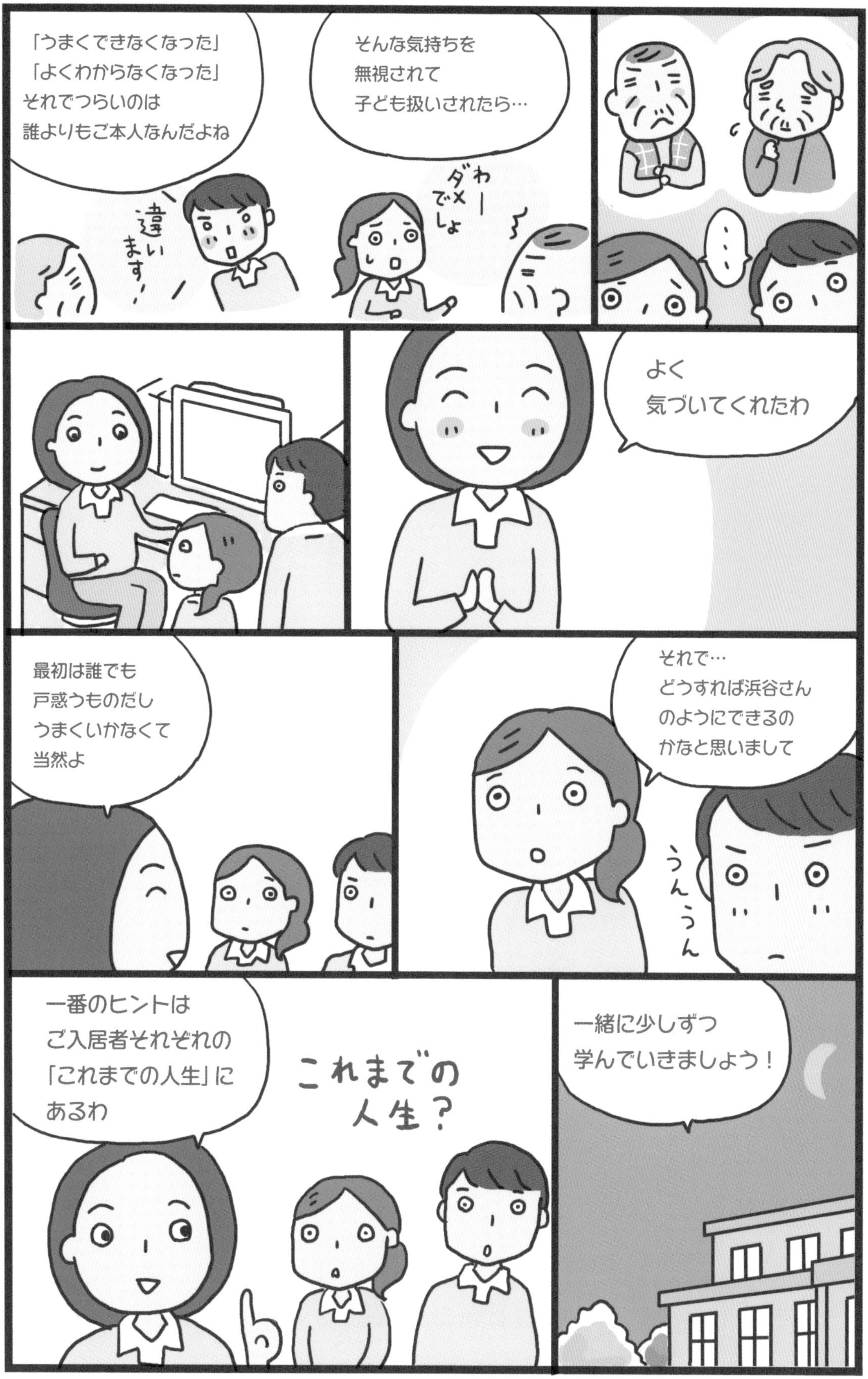
「うまくできなくなった」
「よくわからなくなった」
それでつらいのは
誰よりもご本人なんだよね
違います!
そんな気持ちを
無視されて
子ども扱いされたら…
わーダメでしょ
…
よく
気づいてくれたわ
最初は誰でも
戸惑うものだし
うまくいかなくて
当然よ
それで…
どうすれば浜谷さん
のようにできるの
かなと思いまして
うんうん
一番のヒントは
ご入居者それぞれの
「これまでの人生」に
あるわ
これまでの人生?
一緒に少しずつ
学んでいきましょう!

人として接し、向き合う

認知症の人は、いろいろなことがわからなくなる——けっしてそんなことはありません。実は目の前にいる人の印象を、しっかりと感じとっています。

よい対応、わるい対応はしっかり見抜かれる

認知症の人と聞くと、どんな印象を思い浮かべるでしょうか。すぐに忘れる人、善悪の区別がつかない人、そんなふうに感じるかもしれません。しかし、認知症の人は私たちが考える以上に、いろいろなことを感じとっています。

認知症の方々は、人生の酸いも甘いもかみ分けた大人の人たちです。細かい記憶はとどめておけなくても、人の印象は脳に残ります。自分の思いに共感してもらえたらうれしいし、否定されたら悲しいのは、認知症ではない人と変わりません。

認知症によって「何だか思い出せない」「前と同じようにできない」とくやしく、不安な気持ちになっているのは、誰よりも本人です。だからこそ揺れる本人の気持ちを察して、寄り添っていきましょう。

認知症ケアで何よりも大事なのは、真摯《しんし》に向き合う気持ちなのです。

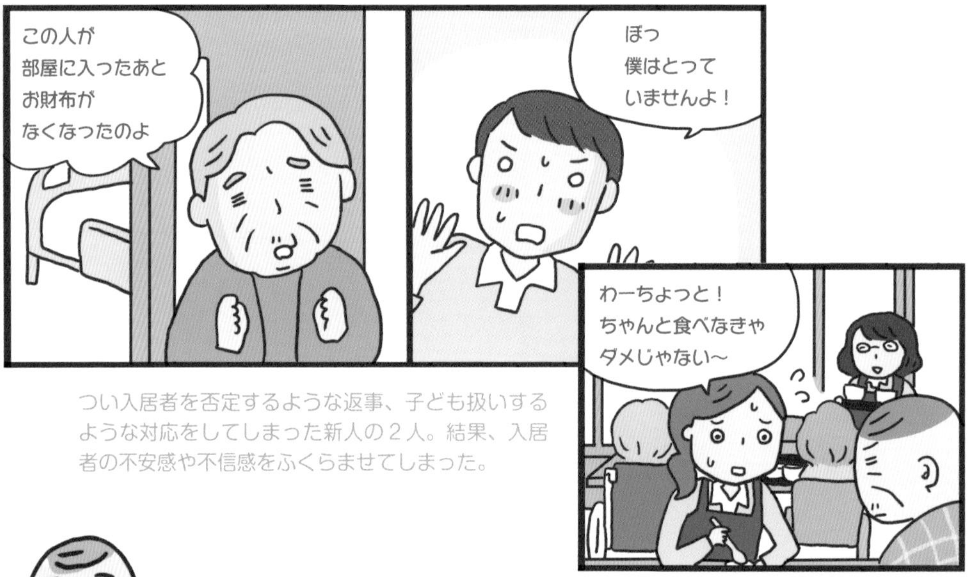
この人が
部屋に入ったあと
お財布が
なくなったのよ
ぼっ
僕はとって
いませんよ！
わーちょっと！
ちゃんと食べなきゃ
ダメじゃない～

つい入居者を否定するような返事、子ども扱いするような対応をしてしまった新人の２人。結果、入居者の不安感や不信感をふくらませてしまった。

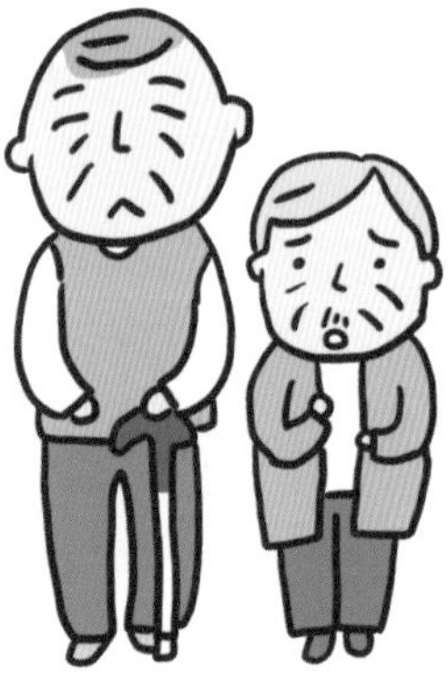

何でも忘れてしまう困った人ではなく
自信を失って動揺しているんです

気持ちに寄り添ったケアを心がけよう！

認知症の人が何か困った言動をとっているとき、その裏には何かしら不安な気持ちがあります。その不安を察し、寄り添えるケアを目指しましょう。

◎ 利用者の気持ちをそのまま受け止める

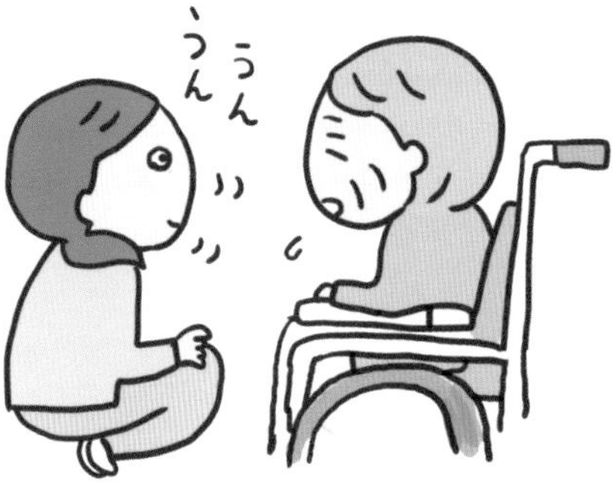
うん
うん

うまく言葉で表現できない利用者の不安な気持ちを、しっかりと受け止める。

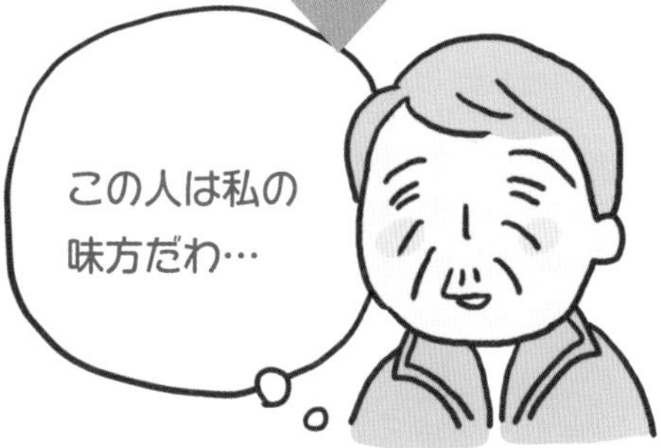
この人は私の
味方だわ…

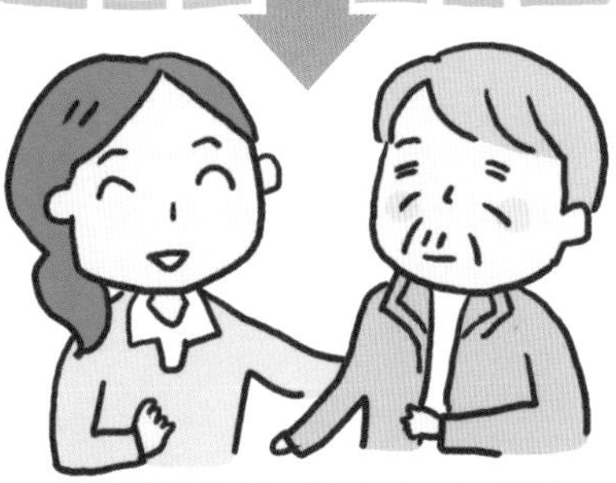

信頼関係を結べたことで、素直に頼ってくれるようになった。

× 利用者よりも自分の気持ちを優先してしまう

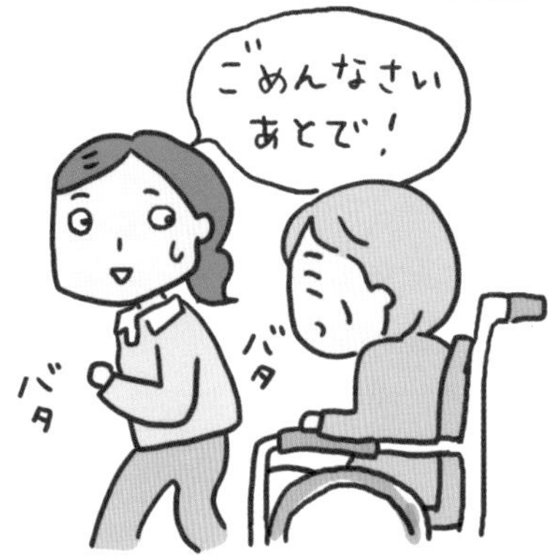
ごめんなさい
あとで！
バタ
バタ

忙しさから利用者への対応を後回しにしてしまった。

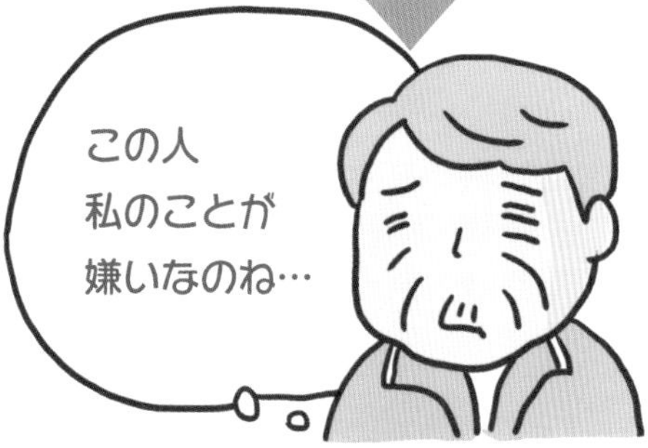
この人
私のことが
嫌いなのね…

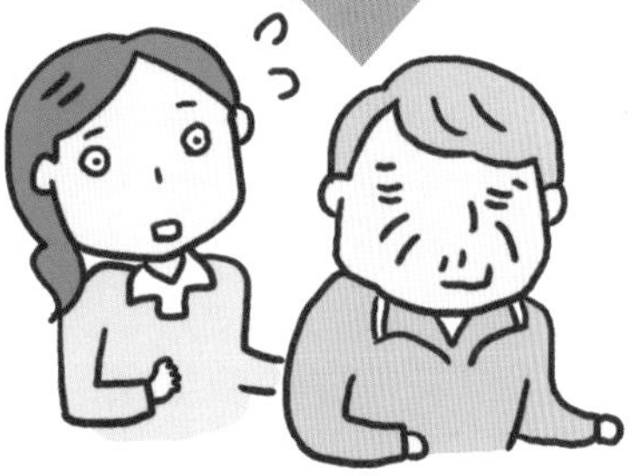

不信感を抱かれて、ケアを拒否されてしまう。

本人の気持ちを尊重し、心に寄り添うケアを意識しましょう！

困難な面をサポートする伴走者を目指そう

介護とは、何もかもすべての面をケアすることではありません。あくまで、生活の主役は本人です。困難な部分をサポートする伴走者として支えていきましょう。

その人の困難になった部分を見極めよう

認知症になると、老化現象として、視力や聴力などの身体機能が落ちていきます。同時に知能に関わる理解力、判断力、倫理観といった認知機能も低下します。

身体感覚がにぶって情報を受けとりにくいうえに、「今は目の前のことに集中して、夜までに家事を片づけよう」など、物事を順序立てて考えるのがむずかしくなるのです。そのため認知症を患《わずら》うと、日常生活が困難になります。

何もかもできないわけではなく、部分的に困難なことが出てくるのです。どんな面で困るかは、同じ認知症でも人によって異なります。介護者はあくまでも「伴走者」だという意識でケアに臨み、困った部分にちょうどよいお手伝いができるように心がけましょう。

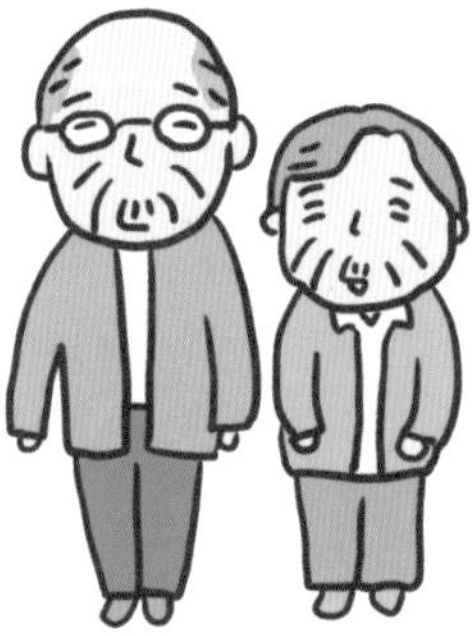

認知症により低下する主な認知機能

- 理解力
- 判断力
- 記憶力
- 計算力
- 言語能力
- 倫理観

こんな不安が増えていく

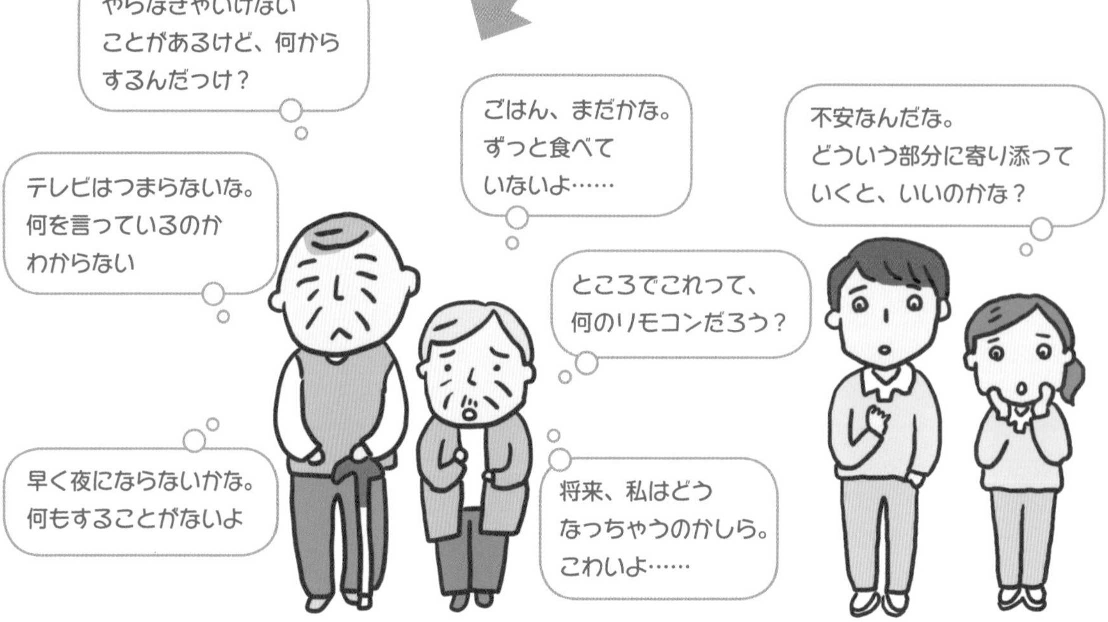

やらなきゃいけないことがあるけど、何からするんだっけ？
テレビはつまらないな。何を言っているのかわからない
早く夜にならないかな。何もすることがないよ
ごはん、まだかな。ずっと食べていないよ……
ところでこれって、何のリモコンだろう？
将来、私はどうなっちゃうのかしら。こわいよ……
不安なんだな。どういう部分に寄り添っていくと、いいのかな？

本人ができずに困っているところにサポートする

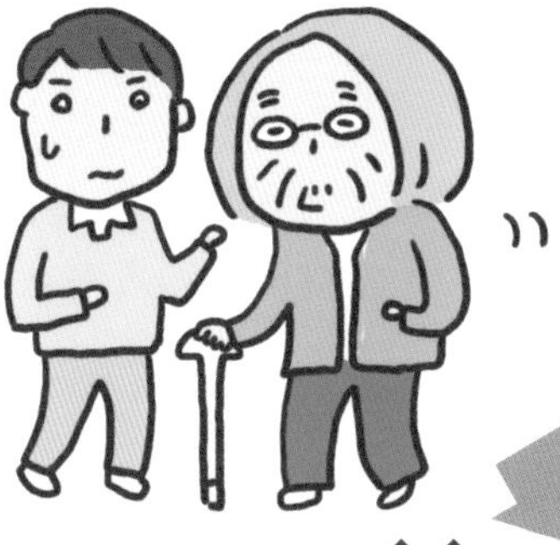

朝食時、ダイニングまでゆっくりと歩く利用者。スタッフはほかの人のケアもあり、とくに忙しい時間帯。
さて、どうする？

◎ 本人の能力に合わせたケア

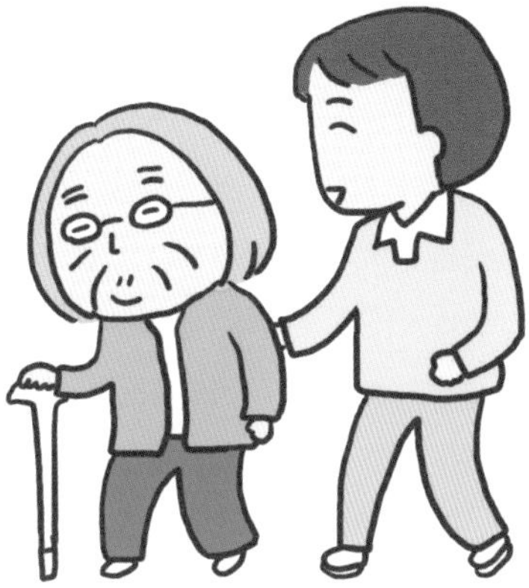

多少時間がかかっても居室からダイニングまで歩いてもらい、それを見守る。

× 手伝いすぎのケア

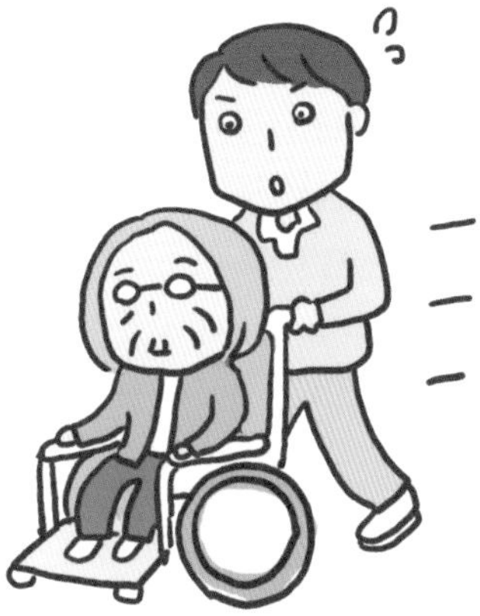

忙しいので居室で車椅子に乗せて、ダイニングまで早く運ぶ。

最終決定は本人に委ねる

人が生きる喜びを感じるのは、やりたいことが実現したとき、達成感を得られたとき、人の役に立てたときなどです。

足が不自由でもまだ歩ける利用者を、車椅子に乗せるのは簡単です。しかし、今ある身体能力をできるだけ伸ばすことで、本人も意欲を保てます。また、不自由なりに頑張って歩いた達成感が脳への刺激となり、症状の進行を遅らせることもあります。

どんな小さなことでも、最終判断は本人に委ねるようにしてみてください。「自分で選択できる自由」は、前向きに生きる意欲につながります。

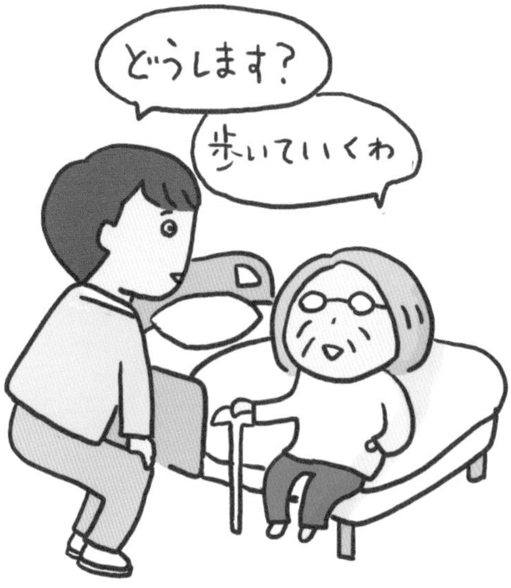
どうします？
歩いていくわ

「これまでの人生」に注目し その人らしい人生の手助けを！

衣食住が満たされれば、それだけでイキイキと過ごせるとはかぎりません。「その人らしい生活」とは何か、その人の「これまでの人生」をヒントに探ってみましょう。

「これまでの人生」に注目し、「今」をより充実させる

今までしてきたことができない生活は、もはやその人らしい生活とはいえないのではないか。その人らしい生活を実現するには、認知症の人にかぎらず、その人の「これまでの人生」へのフォーカスが必要だと考えています。

介護現場は、徘徊や暴言といった認知症の周辺症状（→61～67ページ）にも直面します。経験やスキルを積めば、次第に対応できるようになります。それでも周辺症状の発生する頻度が減らなければ、介護する人の心身が疲弊《ひへい》してしまうこともあります。

そこで、利用者の「これまでの人生」に注目し、大切にしているもの、実現したいことを知り、手助けをする。そのことを担当するケアスタッフ１人ではなく、施設のチーム全員で考える。本書では、利用者の「これまでの人生」に注目するケアの実現を大きなテーマにしています。

「これまでの人生」に注目することで、「今」の生活をよりよいものにでき、結果として周辺症状を減らすこともできるのです。

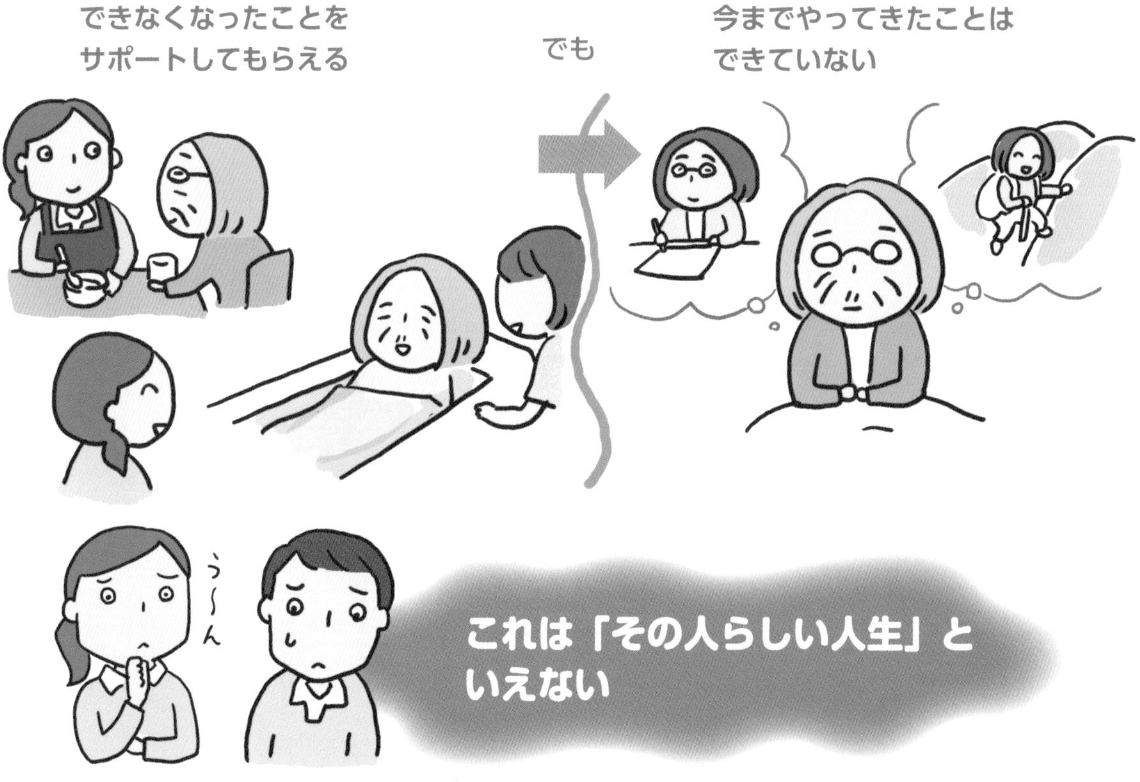
できなくなったことを
サポートしてもらえる
でも
今までやってきたことは
できていない
う～ん
これは「その人らしい人生」と
いえない

「その人らしさ」のヒントは「これまでの人生」にある

利用者のみなさんは、さまざまな人生経験を積んだ大先輩。「これまでの人生」には、その人が大事にしてきたことが詰まっている。

北海道で医療従事者として働いていたときが、もっとも充実し、満ち足りていた。

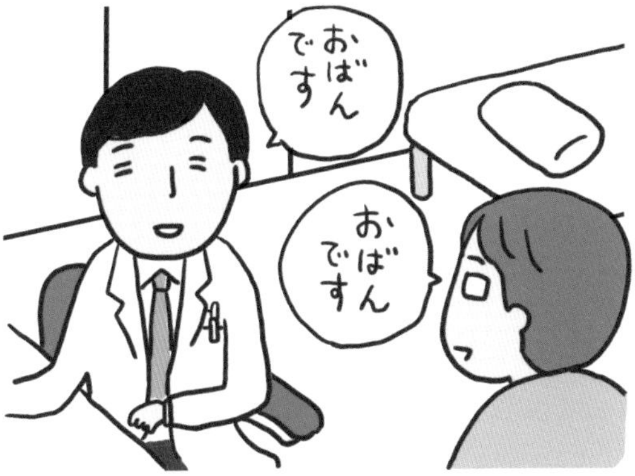

若い頃から本格的な登山を行っていて、山を見るだけで気分が上がる。

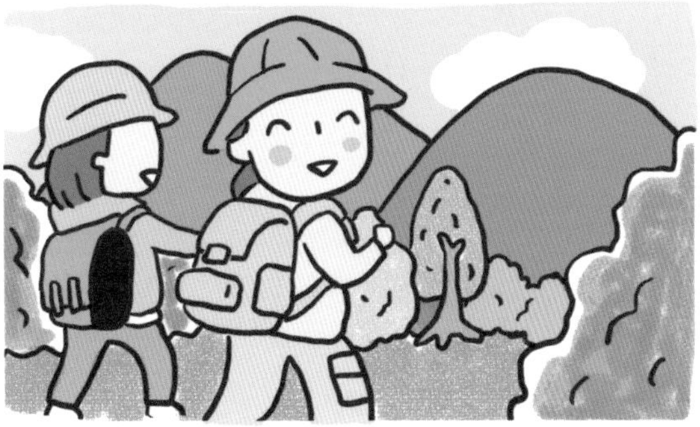

草花が大好きで、近所でも評判のガーデニングの名手だった。

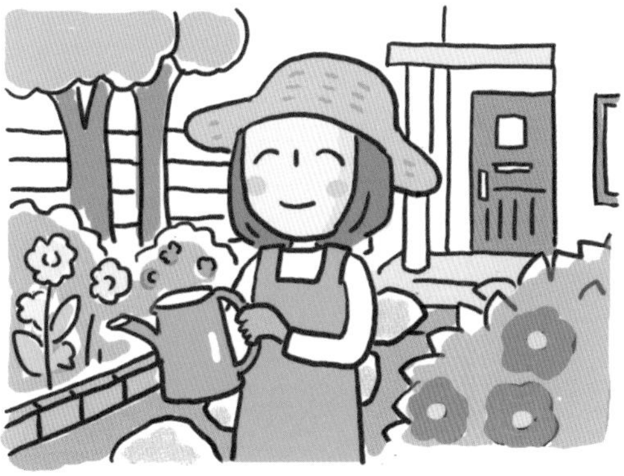

その人が大事にしてきた思いや生きがいの詰まった「これまでの人生」を、一緒にほり起こしてみよう。そこに、自信やよろこび、生きがいにつながる「その人らしさ」があるはず…！

「これまでの人生」をほり起こして得た情報をもとに…

本人の大事なもの、実現したいことの手助けをする

- 北海道で長く生活されていた人に、「おばんです」（北海道弁で「こんばんは」）と挨拶する。
- 足がわるくて大好きだった登山をあきらめていた人に、車椅子で介助し、高尾山にお連れする。
- ガーデニングの名手だった人を中心に、屋上庭園サークルを結成して活動する。

• 本人の満足感が高まり、楽しい時間が増える！
• ケアスタッフとの信頼関係が強くなる！
• 周辺症状（BPSD）が減るケースもある！

家族も含めた 1つのチームになる

1人のケアスタッフができることには、かぎりがあります。家族や多職種と協力関係を築き、よりよいケアを実施できるようにしましょう。

1人ではなく、みんなで利用者の生活を支えていこう

利用者の生活が、よりよいものになってほしい。その願いは家族も、ケアスタッフも同じです。それでも、立場の違いや本人との関わりの深さ、知識の差、はたまた感情的なぶつかり合いから、しばしば家族とケアスタッフが「向き合う関係性」になることも少なくありません。

家族は「向き合う人」ではなく、「同じ方向を見て一緒に協力し合う人」。本人のそばで、もっとも「これまでの人生」を見つめてきたのは家族です。家族との信頼関係が築けていれば、利用者の「これまでの人生」の情報をもらいやすくなり、無用なぶつかり合いも減ります。

家族からの信頼を得るには、まずこちらから積極的に本人の日々の様子や変化などを伝えましょう。「昨日の夜、お母さんは眠れなかったようなので、夜中にスタッフと一緒に施設の中を歩いてみました」などと、いいこともわるいことも率直に伝えるのです。利用者のために、真摯に取り組んでいる姿を家族に伝える。そうやって家族からの信頼を得られると、自然と「ともに利用者本人のために」という協力関係が築かれていきます。

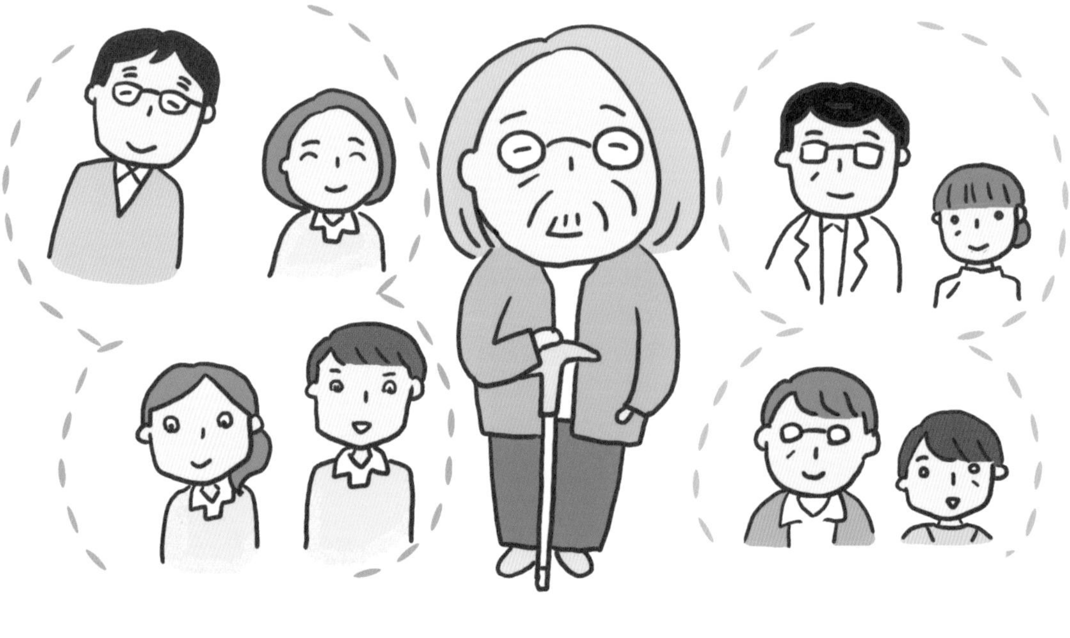

それぞれの役割や技能を把握しておく

施設ではケアスタッフ以外に、医療スタッフやケアマネジャーなど、多職種がともに働いています。ぜひ、横のつながりに目を向けてみましょう。それぞれのプロフェッショナルの強みを活かし、よりよいケアを利用者へ提供するのです。また、リーダーや同僚らとも積極的に情報共有し、経験の差や個々の得意・不得意を補うことも大切です。

多職種との情報共有や意見交換をすると、想像していたよりも多くの知識を得られることに気がつきます。そうして力を合わせて、１人ひとりの利用者を支えていくのです。

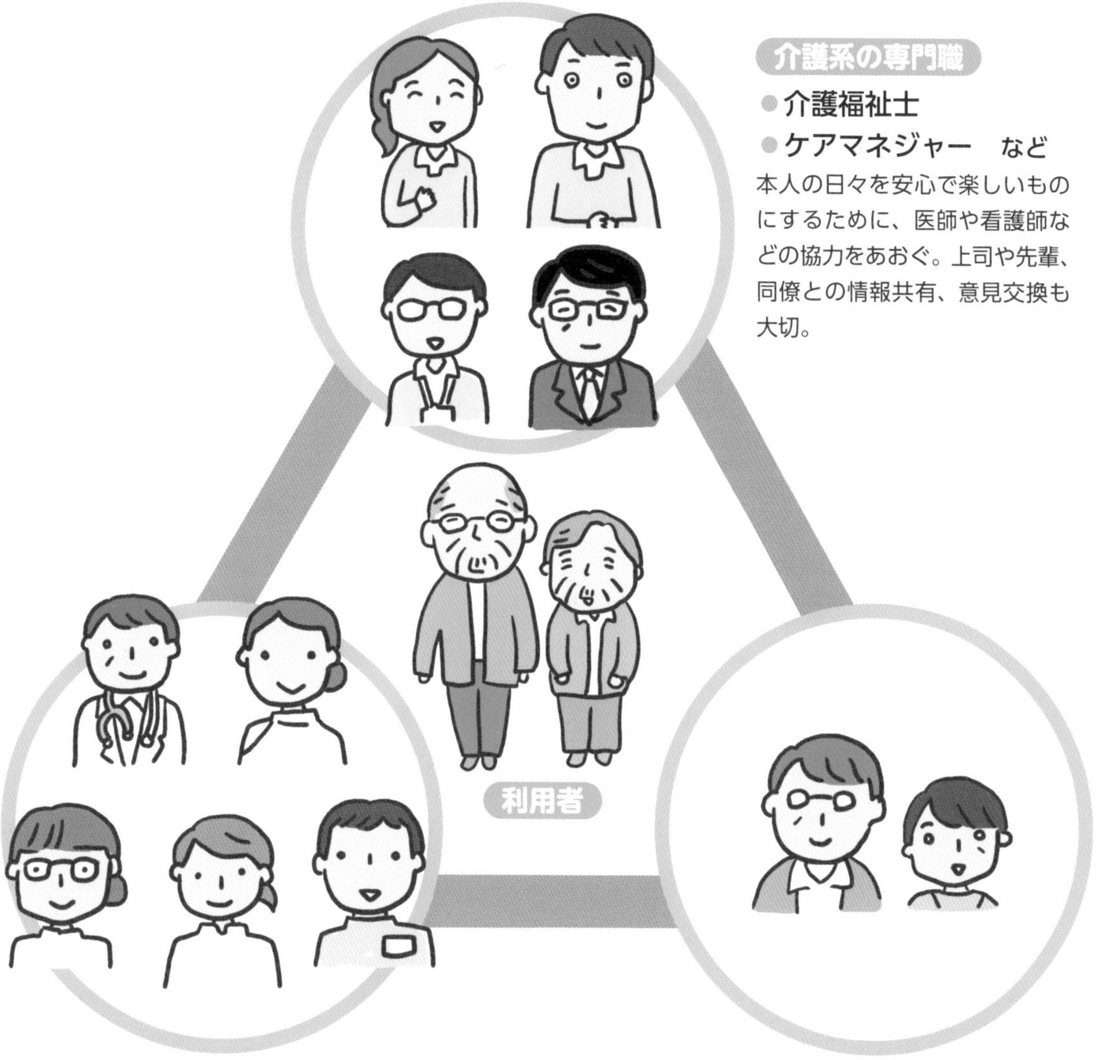

介護系の専門職

- 介護福祉士
- ケアマネジャー　など

本人の日々を安心で楽しいものにするために、医師や看護師などの協力をあおぐ。上司や先輩、同僚との情報共有、意見交換も大切。

医療・リハビリテーション系の専門職

- かかりつけ医
- 看護師
- 訪問歯科医
- 歯科衛生士
- 理学療法士
- 作業療法士
- 言語聴覚士
- 管理栄養士　など

医療・技術面からサポートしてくれる。新たな試みをする際に相談すると、協力してくれることが多い。

家族

ケアスタッフが懸命な姿を見せると、協力したくなるのが家族。利用者の日々の様子を積極的に伝え、生活面で協力をあおぎたい部分を相談しよう。

コラム1

楽しいことをしているときに周辺症状が出る人はあまりいない

社会性をもって人生をかけ抜けてきた証し

認知症ケアの中で、家族の方々からよく聞くエピソードがあります。それは「介護認定調査員さんやヘルパーさんが来ると、突然シャキッとする」というもの。いつもは困りごとが多いのに、よその人が来るときちんと振る舞うというのです。

これは本人が認知症になるまで、社会性をもって人生をかけ抜けてきた証しです。これまで立派な大人として社会生活を営んできたため、よその人が来たらきちんとしようと思うのでしょう。

だからこそ、施設に入居したあとでも、社会性をもって生活できるようにすることが大切です。たとえば、物盗られ妄想の強い認知症の女性に、俳句サークルのとりまとめをお願いしたときのこと。主な役割として、俳句の先生から兼題（句会のお題）と次回の締め切りを聞き、サークル部員に伝えます。締切日になると部員から作品を受けとり、先生に渡して採点を待ちます。こうしたサークルのとりまとめ役を担ったことで、その女性は物盗られ妄想が次第に減っていったのです。部員のみなさんも同様で、「他者と締め切りのある物事をやる」ことで、日々の生活の過ごし方に変化が現れました。散歩中に季語を見つけようと、今まで以上に外出を楽しむようになったのです。

ワクワクした気持ちも周辺症状によい影響を与える

また、食事中に立ち上がるなど徘徊のある入居者さん数名で、東京スカイツリーへ遠足に行ったときのことです。遠足を発表すると、テレビでしか見たことのなかった東京スカイツリーに行けるとあって、みなさん大興奮。いざ東京スカイツリーに行ってみると、徘徊をする人は誰１人いませんでした。話題の観光地にやってきた興奮で全員がご機嫌であったことに加え、公の場所ではきちんとした態度でいなくてはならないという社会性が発揮されたからです。

もともと高い社会性のある方々ですから、好きなこと・楽しいことをするワクワク感があれば周辺症状も現れにくくなる、そんなことを実感したエピソードでした。

第1章

認知症ケアの基本

認知症の症状は、中核症状と周辺症状に分けられます。周辺症状は接し方や環境次第で、治まることもあります。そのカギとなる「今に寄り添うケア」と「人生に寄り添うケア」について、学んでいきましょう。

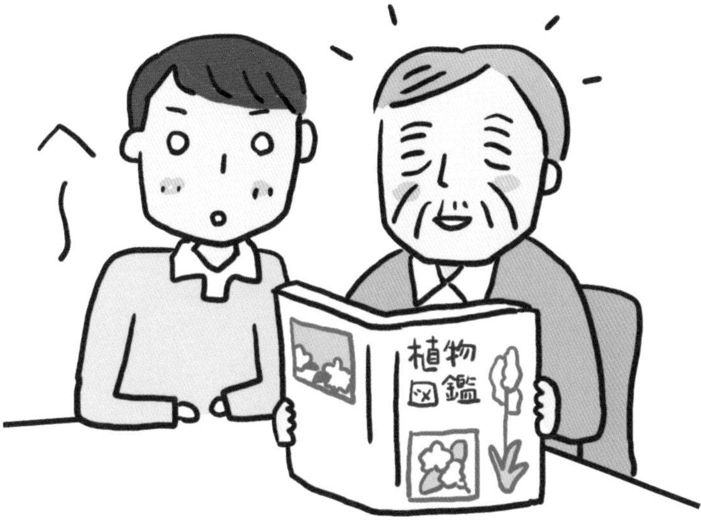

第2話 寄り添うって何だろう

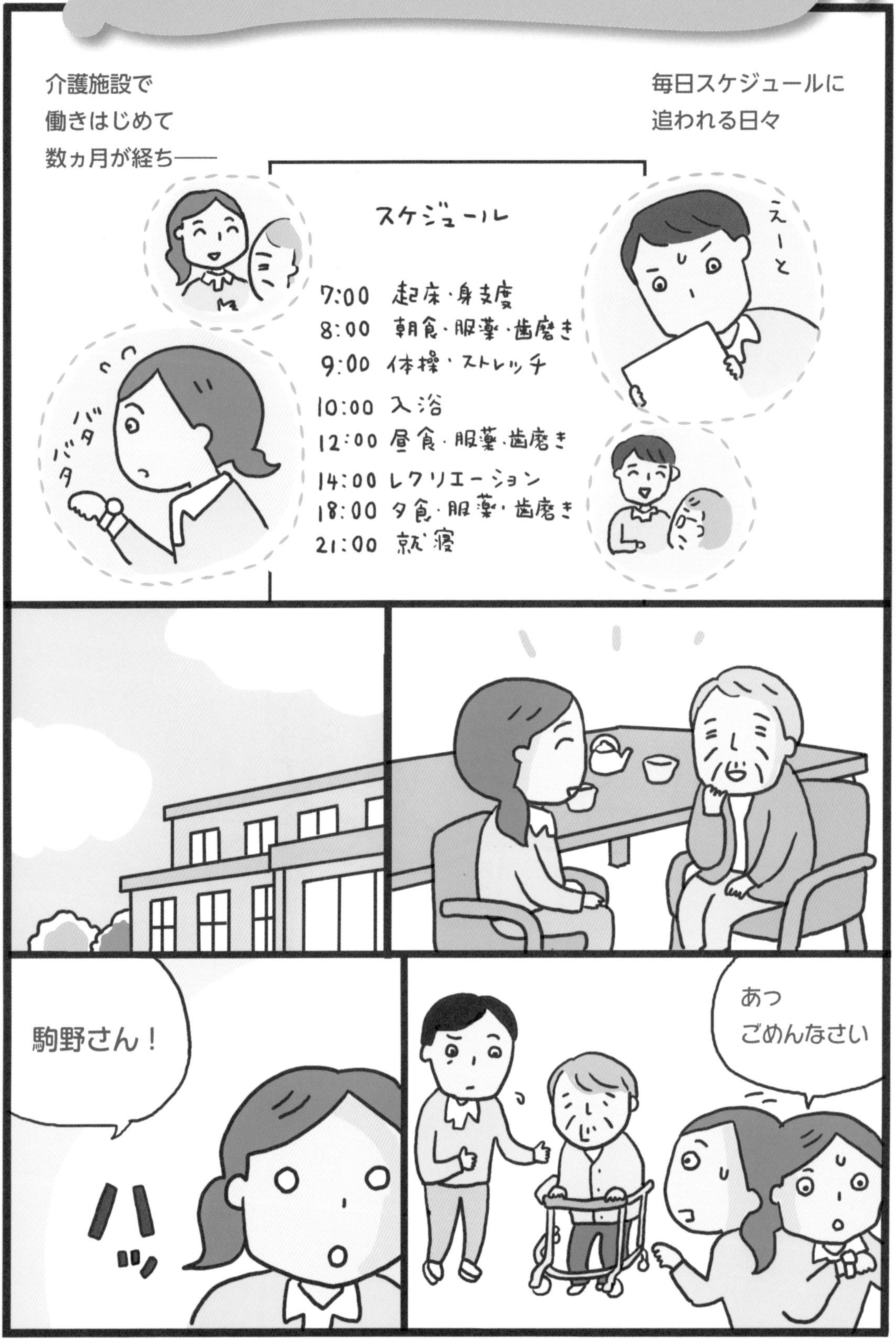

介護施設で
働きはじめて
数ヵ月が経ち——
毎日スケジュールに
追われる日々
スケジュール
7:00 起床・身支度
8:00 朝食・服薬・歯磨き
9:00 体操・ストレッチ
10:00 入浴
12:00 昼食・服薬・歯磨き
14:00 レクリエーション
18:00 夕食・服薬・歯磨き
21:00 就寝
えーと
バタバタ
駒野さん！
ハッ
あっ
ごめんなさい

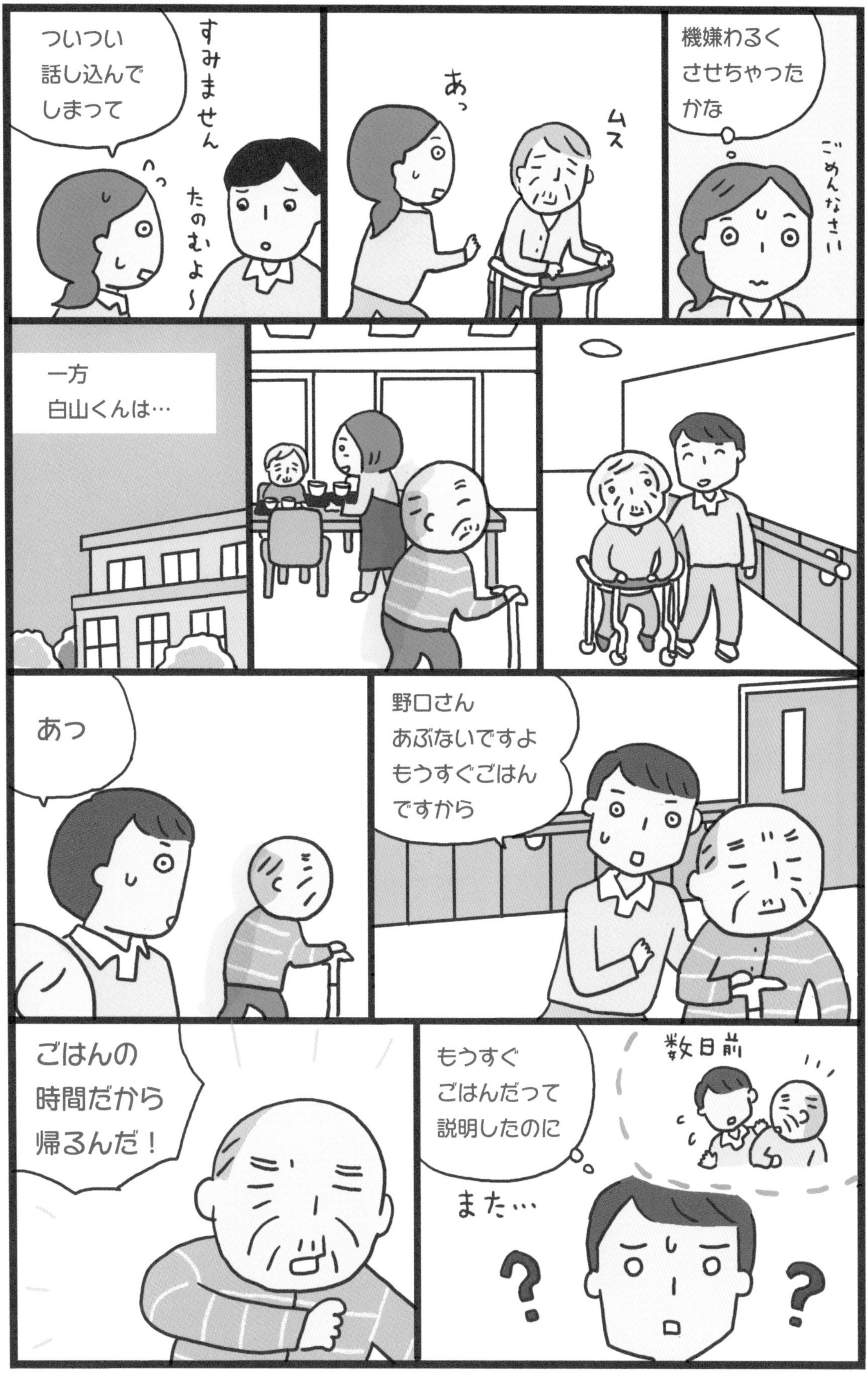
ついつい
話し込んで
しまって
すみません
たのむよ〜
あっ
ムス
機嫌わるく
させちゃった
かな
ごめんなさい
一方
白山くんは…
あっ
野口さん
あぶないですよ
もうすぐごはん
ですから
ごはんの
時間だから
帰るんだ！
もうすぐ
ごはんだって
説明したのに
数日前
また…

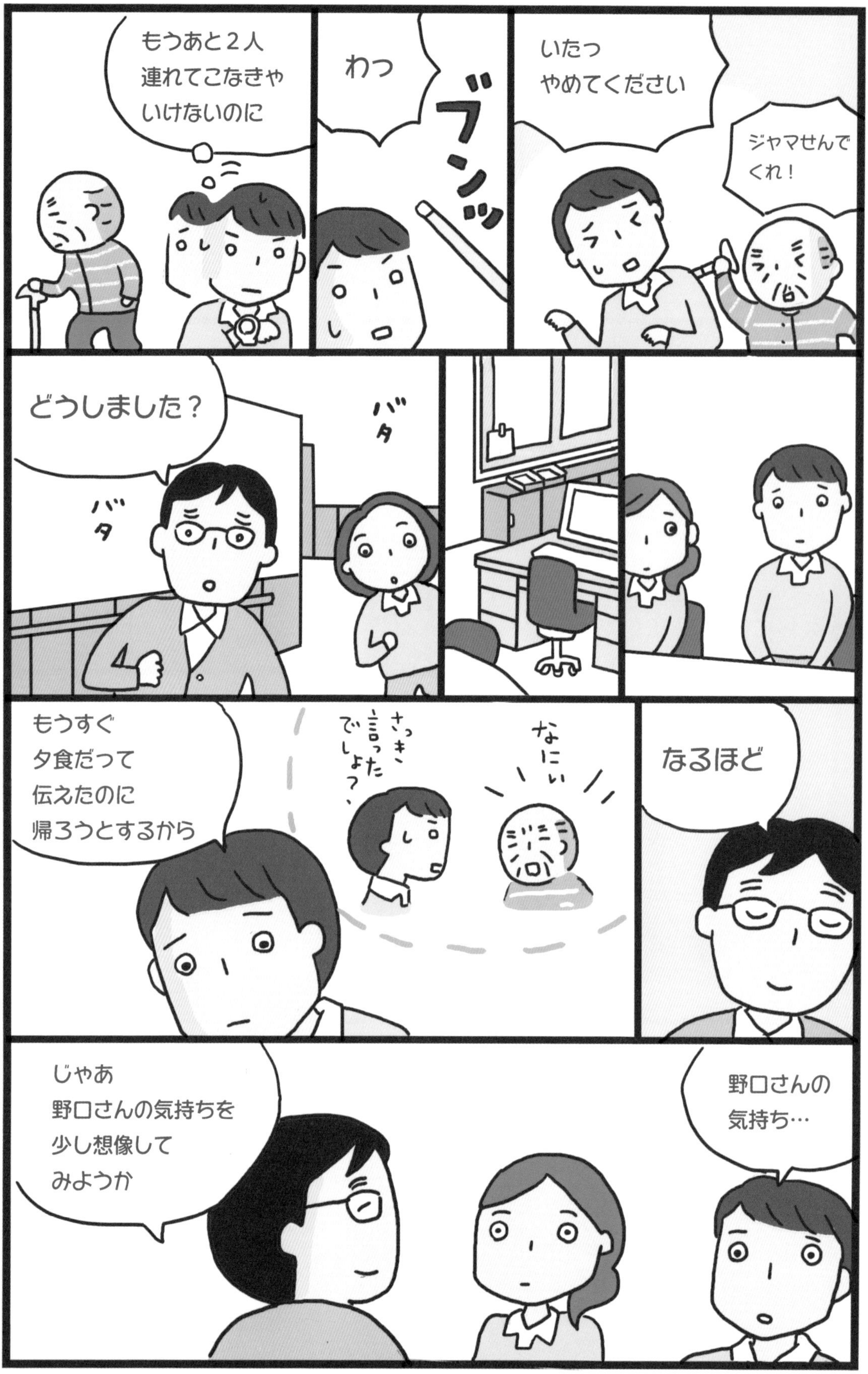
もうあと2人
連れてこなきゃ
いけないのに
わっ
ブンッ
いたっ
やめてください
ジャマせんで
くれ！
どうしました？
バタ
バタ
もうすぐ
夕食だって
伝えたのに
帰ろうとするから
さっき言ったでしょ？
なにぃ
なるほど
じゃあ
野口さんの気持ちを
少し想像して
みようか
野口さんの
気持ち…

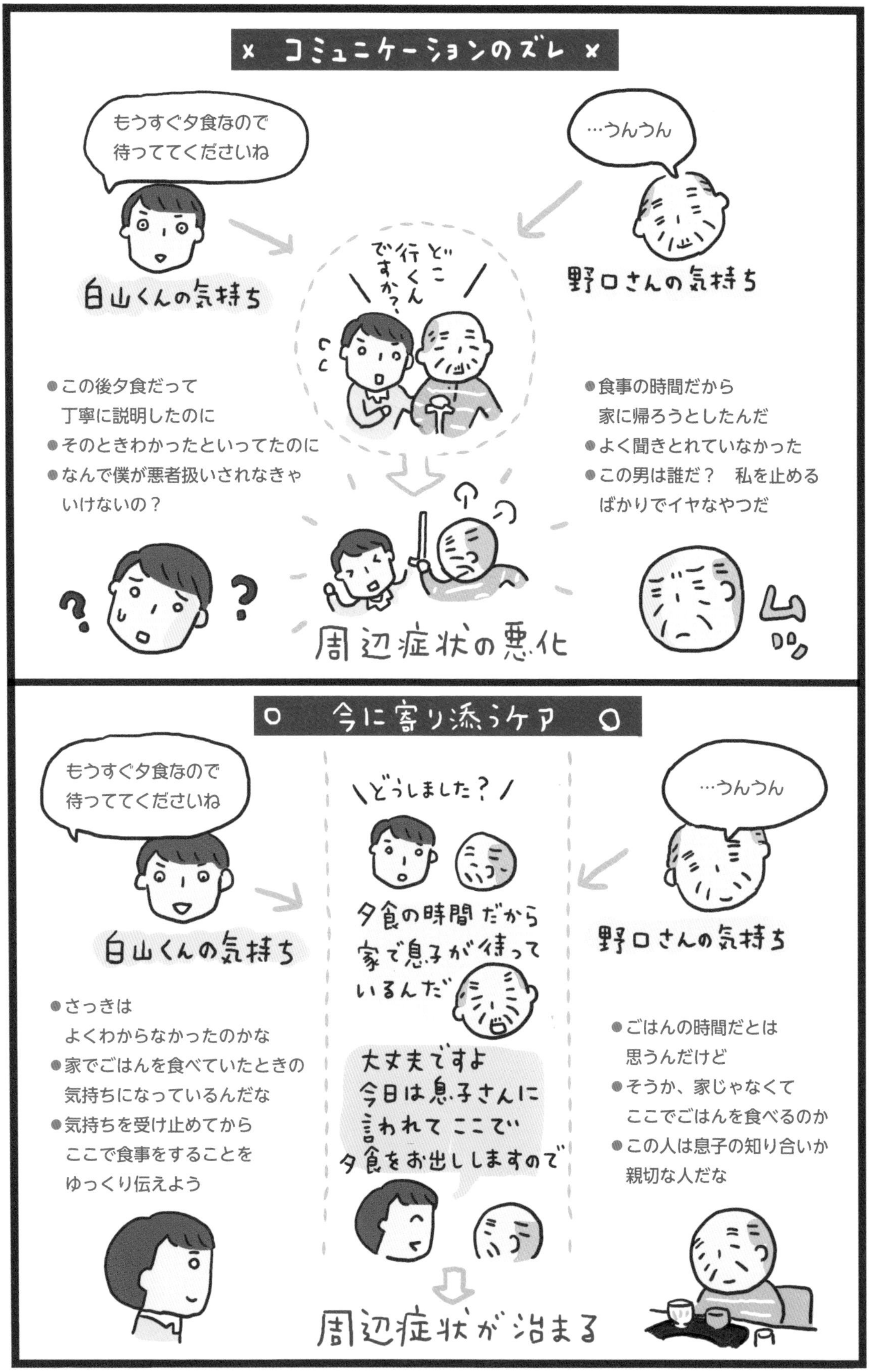

× コミュニケーションのズレ ×
もうすぐ夕食なので
待っててくださいね
…うんうん
白山くんの気持ち
どこ行くんですか？
野口さんの気持ち
●この後夕食だって
丁寧に説明したのに
●そのときわかったといってたのに
●なんで僕が悪者扱いされなきゃ
いけないの？
●食事の時間だから
家に帰ろうとしたんだ
●よく聞きとれていなかった
●この男は誰だ？　私を止める
ばかりでイヤなやつだ
周辺症状の悪化
○ 今に寄り添うケア ○
もうすぐ夕食なので
待っててくださいね
…うんうん
どうしました？
白山くんの気持ち
夕食の時間だから
家で息子が待って
いるんだ
野口さんの気持ち
●さっきは
よくわからなかったのかな
●家でごはんを食べていたときの
気持ちになっているんだな
●気持ちを受け止めてから
ここで食事をすることを
ゆっくり伝えよう
大丈夫ですよ
今日は息子さんに
言われてここで
夕食をお出ししますので
●ごはんの時間だとは
思うんだけど
●そうか、家じゃなくて
ここでごはんを食べるのか
●この人は息子の知り合いか
親切な人だな
周辺症状が治まる

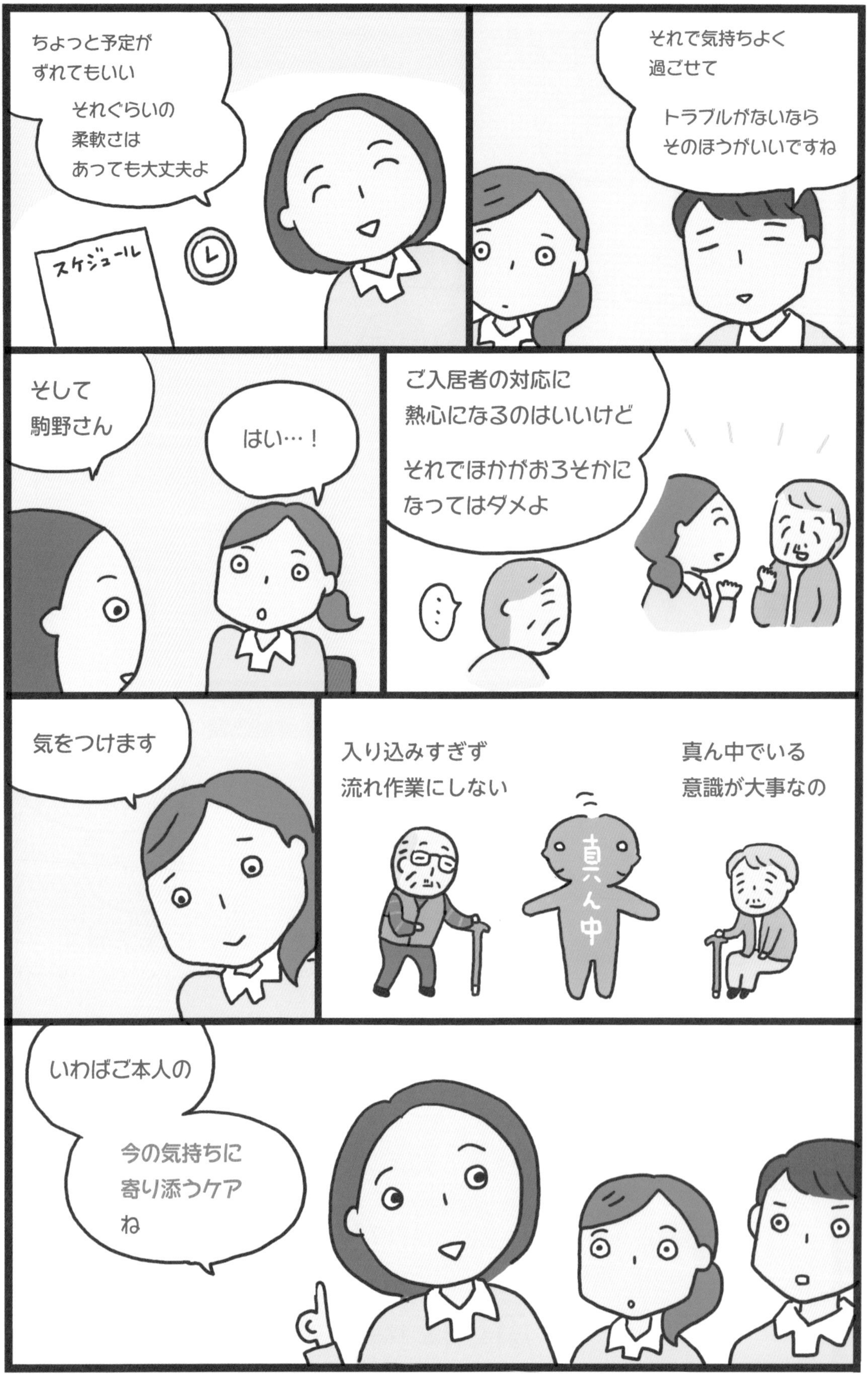
ちょっと予定が
ずれてもいい
それぐらいの
柔軟さは
あっても大丈夫よ
スケジュール
それで気持ちよく
過ごせて
トラブルがないなら
そのほうがいいですね
そして
駒野さん
はい…！
ご入居者の対応に
熱心になるのはいいけど
それでほかがおろそかに
なってはダメよ
…
気をつけます
入り込みすぎず
流れ作業にしない
真ん中でいる
意識が大事なの
真ん中
いわばご本人の
今の気持ちに
寄り添うケア
ね

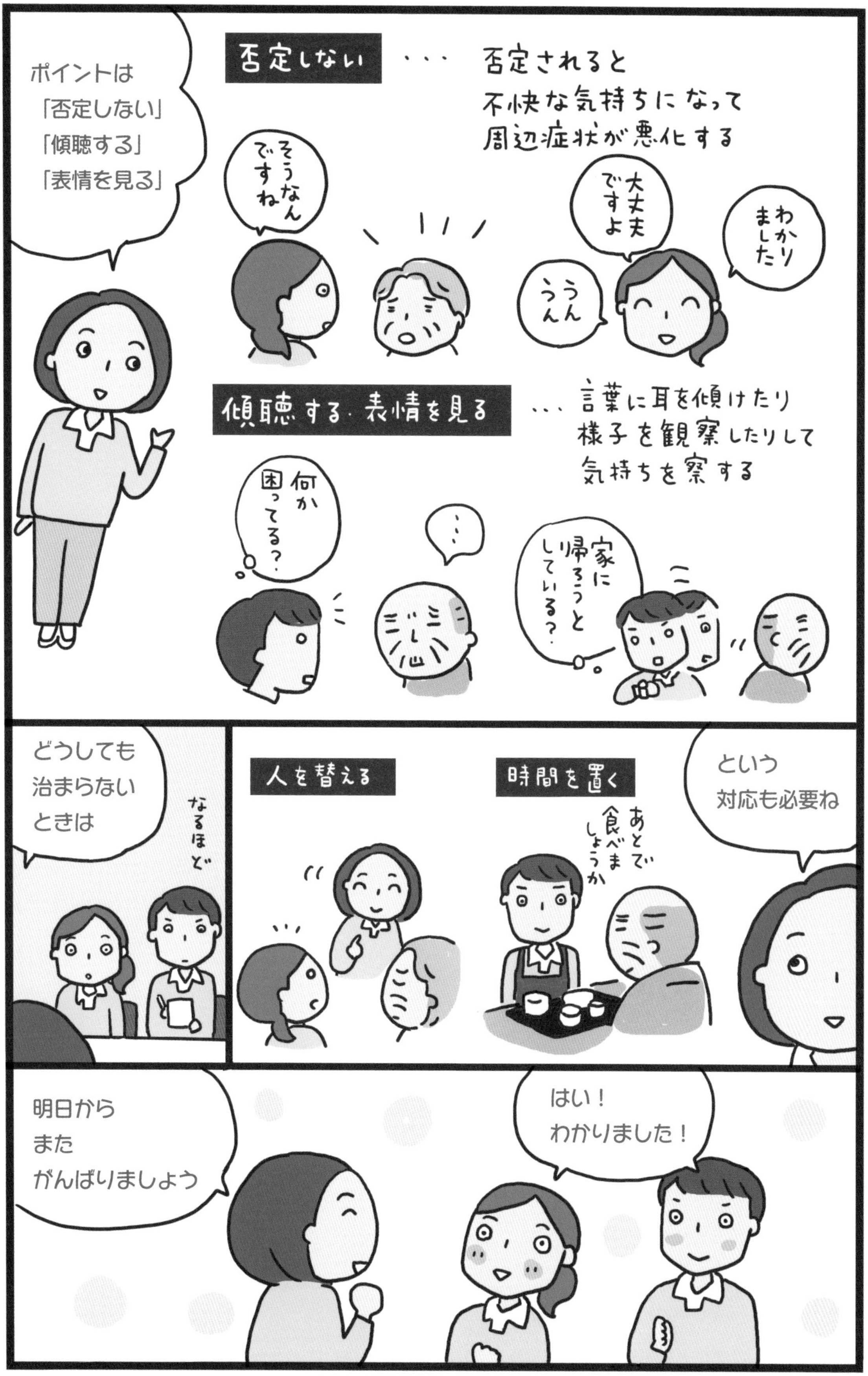
ポイントは「否定しない」「傾聴する」「表情を見る」
否定しない
・・・否定されると不快な気持ちになって周辺症状が悪化する
そうなんですね
大丈夫ですよ
わかりました
うん うん
傾聴する・表情を見る
・・・言葉に耳を傾けたり様子を観察したりして気持ちを察する
何か困ってる？
・・・
家に帰ろうとしている？
どうしても治まらないときは
なるほど
人を替える
時間を置く
あとで食べましょうか
という対応も必要ね
明日からまたがんばりましょう
はい！わかりました！

「思うようにできない」という不安な気持ちに寄り添う

認知症になると、周囲の支えが必要になります。なぜ周囲の支えが必要となるのか、さまざまな側面から理由を見ていきましょう。

自分１人でできないことが増えていく

認知症になると、１人で日常生活を送るのがむずかしくなります。たとえば、台所で料理をするとき、冷蔵庫から適切な材料をとり出せなくなったり、途中で何をつくっているのかわからなくなったりするのです。

このようなことが起きる理由として、大きく２つの理由があります。１つは身体機能の低下、もう１つは認知機能の低下です。

１つめの身体機能の低下は、さまざまな部位で起こります。わかりやすいのは、視力や聴力、足腰などの筋力の低下です。そのほか発汗しにくくなったり、舌をうまく動かせず、食べものをのどに送りにくくなったりします。料理の例ですと、視野がせまくなるため、冷蔵庫の中にある材料が視界に入らなくなり、適切にとり出せなくなるのです。

精神面へのケアが大事になる

２つめの認知機能とは、人間の知的な機能の総称で、物事の理解力や判断力、思考力のほか、言語能力、倫理観などを指します。冒頭の料理の例でいうと、判断力や理解力が薄れたことで、料理の途中で自分が何をしているのかがわからなくなってしまうのです。

身体機能や認知機能の低下によってできないことが増えるのは、こわいことです。施設での生活でいえば、ケアスタッフのことを覚えられなかったり、人の顔をうまく認識できなくなったりするので、いつも知らない誰かに囲まれて生活しているような感覚になります。

認知症ケアのカギは、利用者の恐怖と不安に寄り添うこと。とくに「精神面のケア」を大事にする点が、認知症ケアの大きなポイントなのです。

低下する身体機能と認知機能

身体機能

- 視力の低下、視野がせまくなる
- 聴力の低下　・味覚の低下
- 飲み込む力の低下
- 汗をかきにくい
- 代謝機能の低下
- 筋力の低下　・痛覚の低下
- 危険を察知する感覚の低下

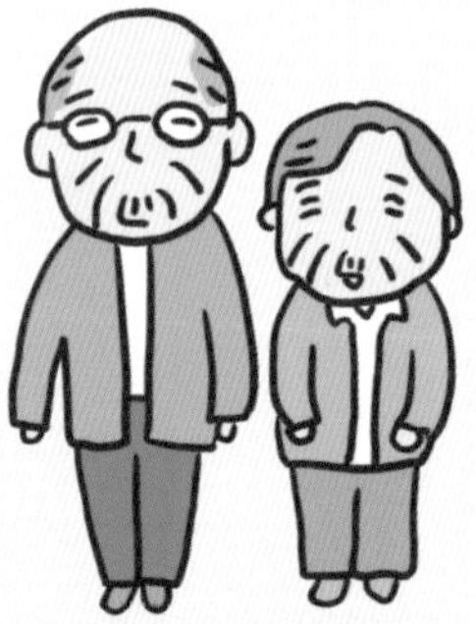

認知機能（人間の知的な機能）

- 理解力
- 記憶力
- 判断力
- 思考力
- 言語能力
- 学習能力
- 倫理観

介護現場はさまざまなジレンマを抱えている

介護現場で抱える課題はさまざまですが、とくに大きいのが次の2つです。1つめは、スケジュールの問題。2つめは、かぎられた優秀なスタッフに組織が依存しやすいことです。

どの施設のケアスタッフもたくさんの業務を抱えており、それを決められたタイムスケジュールの中で行うように求められています。

すると、ときにはスケジュールをこなすことが目的化して、ケアが流れ作業のようになり、利用者の気持ちをおいてけぼりにしてしまうことがあるのです。それにより利用者の不安が増して周辺症状が悪化すると、かえってケアの負担が大きくなるという悪循環につながります。

また、うまく回っているように見える施設が、実は一部の優秀なケアスタッフに支えられているケースは少なくありません。そうした頼りになるケアスタッフが抜けた途端、ケアのチームがうまく回らなくなることがあるのです。

2つの課題はつながっていて、スケジュールありきのケアで満足いくサービスを提供できなくなると、ケアスタッフのモチベーションは低下しやすくなります。すると、多くの人は流れ作業のケアに身を任せてしまうか、介護職を辞めるかの二択になってしまうのです。

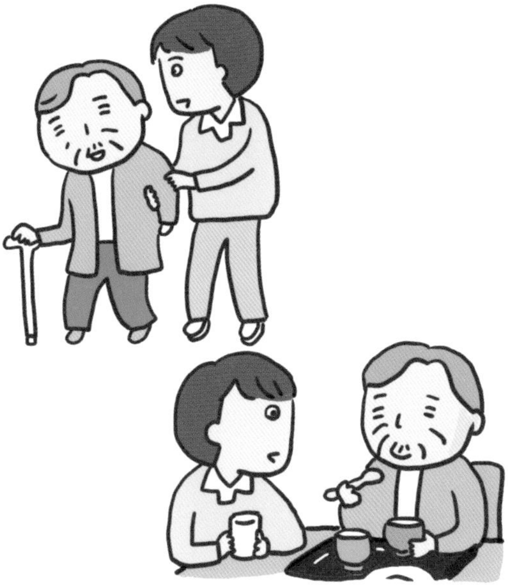

1人ひとりのケアスタッフが抱える業務はとても多い。

タフなスケジュールでも志を失わず、高いサービスを提供し続ける優秀な人もたくさんいます。しかし、施設の問題解決を優秀な人に依存するのではなく、「たとえ誰が抜けてもきちんとケア業務を回せる」「ケアスタッフのモチベーションを維持・向上させる」という形を、組織が整えることが大切なのです。

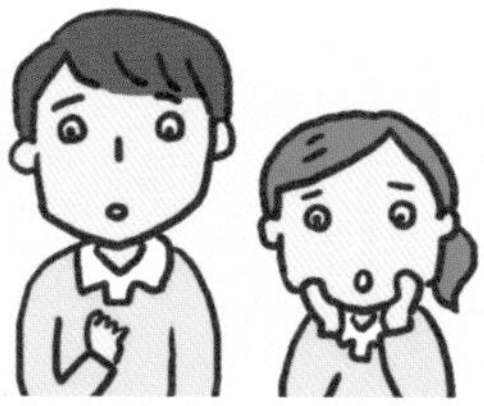

スケジュールありきのケアで満足のいくサービスができない

利用者の不安が増し、周辺症状が悪化する（ケアの負担がさらに増す）

ケアスタッフのモチベーションが低下する

さらなるサービスの悪化、ケアスタッフの離職につながってしまう…！

「大事にされている」実感が利用者の生きる意欲を生む

認知症になると、身体機能も認知機能も低下していきます。利用者の精神面に寄り添うケアをするには、どのようにすればよいのでしょうか。

利用者の生きる意欲が生まれる

認知症の人は、酸いも甘いもかみ分けた人生経験の豊富な大人です。しかし、いざ病気になった瞬間から、衣食住に排泄、入浴といった生活全般の手助けが必要となります。制限された生活を余儀なくされるのは、つらいものです。

これまで自由に好きなものを食べていたのに、施設に入ると大勢の人と一緒に、同じ時間に同じ献立の食事をしなくてはいけません。1人でトイレに行こうとすると、スタッフがついてきます。常に人の助けを借りなくてはいけない毎日です。自尊心が傷つき、次第に生きる意欲も低下してしまいます。

認知症の有無にかかわらず、どんな人でも「自分が大事にされている」と感じるのは、自分の思いを相手がくみとってくれたときです。そのためにケアスタッフは利用者の生活をつぶさに観察し、チームで本人の思いを共有し、対応していくことが重要です。

衣食住などが満たされるだけでなく、「老いてもやりたいことができる」「自分をわかってくれている人がいる」。そう思えると人は心強さが増し、生きる意欲が生まれてきます。

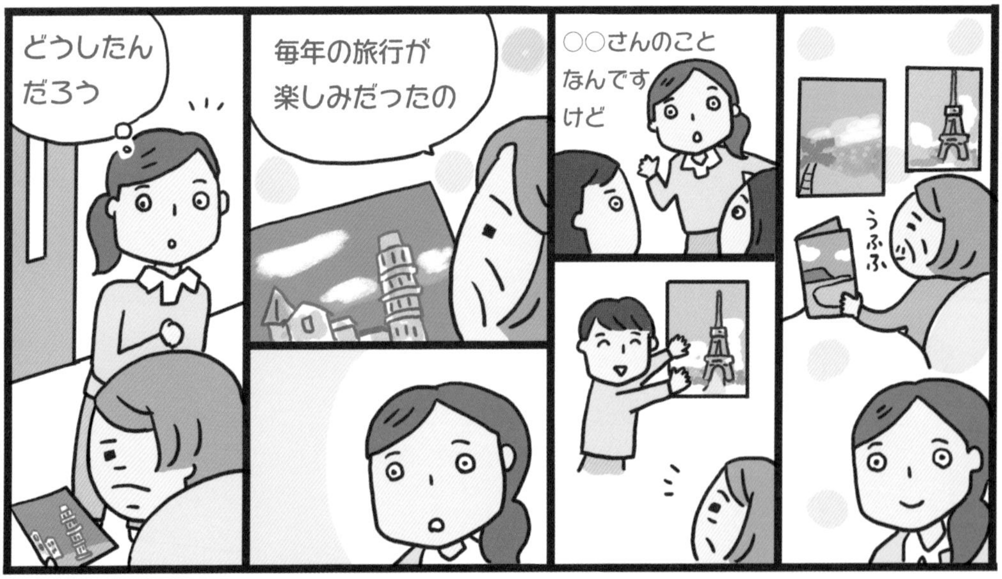
どうしたんだろう
毎年の旅行が楽しみだったの
○○さんのことなんですけど
うふふ

さまざまな観光名所をめぐるのが大好きだった。旅行に行くのがむずかしくなっても、各地の写真やポスターなどを見て楽しむことはできる。現地に行った思い出をふり返るのもいいこと。

「その人らしい人生」を支えていく

施設で「俳句の会」を開催したときのことです。兼題※を出し、締め切りを伝えておけば、認知症の人もきちんと約束を守ろうとします。入居者のみなさんは70代、80代になるまで、長く社会で活躍されてきた人の集まりです。社会での約束事は、きちんと守ろうとします。

「できない人」ではなく、人生の大先輩として接するのです。そうすれば、本人の自尊心が満たされ、「もっとこうしたい」という欲が生まれます。そうしてやる気を引き出し、残りの人生でやりたいことの実現に向けて、必要なことをサポートする。ケアスタッフは利用者にとって、家族の次に詳しい人になり、「その人らしい人生」を1ページでも多くめくれるように支えていく。これが理想の認知症ケアなのです。

※兼題とは、句会などであらかじめ出しておくお題。

利用者のために大事な「真ん中」の感覚

利用者のみなさんを、まんべんなく見られるようにテキパキ仕事をこなしたい。1人ひとりの利用者と、きちんと接していきたい。ケアスタッフはみんな、さまざまな思いをもってケアに臨んでいます。

すると、手際のよい先輩たちに無理に追いつこうとしたり、「2時までにあと5人を終わらせよう」などと時間ばかり気にしたりして、目の前の利用者への対応がおざなりになります。ひどいときには、スケジュール通りにこなせないイライラを、利用者にぶつけてしまうかもしれません。

だからといって、目の前の利用者にとことん寄り添おうと、過剰に時間をかけてしまうのもよくありません。1人のケアに20分かけてしまい、ほかの20人のケアがまったくできなくなれば、ほかの利用者やスタッフに迷惑をかけてしまいます。

業務は早くこなすけど気持ちのまったく入っていないケアも、気持ちを入れすぎて業務を回せないケアもよくありません。1人の利用者に入れ込みすぎず、かといって流れ作業にもしない「真ん中」の感覚をもつことが大切です。

業務は早くこなすけど
気持ちが入っていない

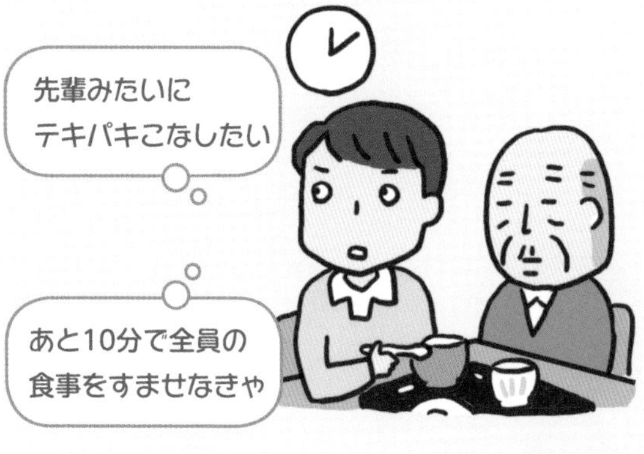

先輩みたいに
テキパキこなしたい
あと10分で全員の
食事をすませなきゃ

利用者の気持ちはおいてけぼり。
不信感が募る。

気持ちを入れすぎて
業務が回せない

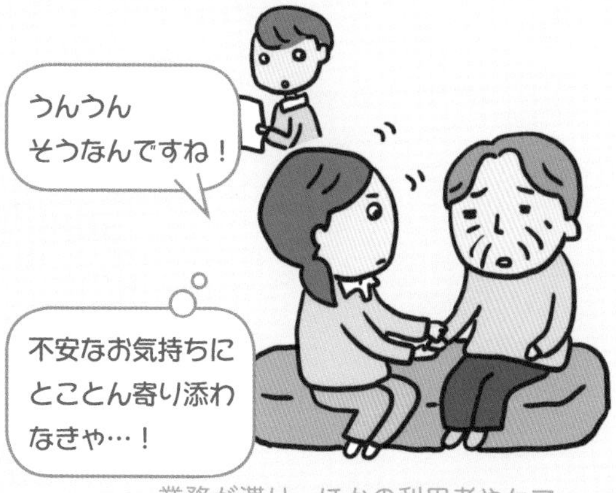

うんうん
そうなんですね！
不安なお気持ちに
とことん寄り添わ
なきゃ…！

業務が滞り、ほかの利用者やケアスタッフに迷惑がかかる。

入れ込みすぎず、流れ作業にもしない
「真ん中」の感覚を目指そう！

介護する人の気持ち、認知症の人の気持ち

介護の現場では、介護者と認知症の人の間でしばしば気持ちのすれ違いが起きます。お互いに感じる気持ちを確認していきましょう。

「どうしよう」「本当に忘れちゃうんだ！」――介護者の気持ち

介護の現場に入ると、おどろきがたくさんあります。会話もできるし、こちらの話も理解しているように見えていたのに、２分前とまったく同じことを聞かれる。そんなときに感じるのは、「ああ、本当に認知症になると忘れてしまうんだ！」ということ。そんな場面に出くわすと、「認知症はこわい」という感想より、素直なおどろきのほうが大きいと思います。

ときには、利用者から理不尽な言葉をかけられて傷つくこともあるでしょう。そのためにイラ立ってしまうこともあるかもしれません。でも大丈夫です。そういった感情は誰でもわき起こるもので、どんな介護士でも必ず通る道です。

利用者のみなさんの気持ちもありますから、介護の仕事は決まりきったようには進みません。実際に自分がおどろいたこと、腹が立ったこと、動揺したことを忘れないでください。利用者から理不尽とも思える言動を受けたとしても、その裏には利用者なりの気持ちがあります。まずは、その気持ちを理解することが大切です。

認知症の人に対する介護者の思い

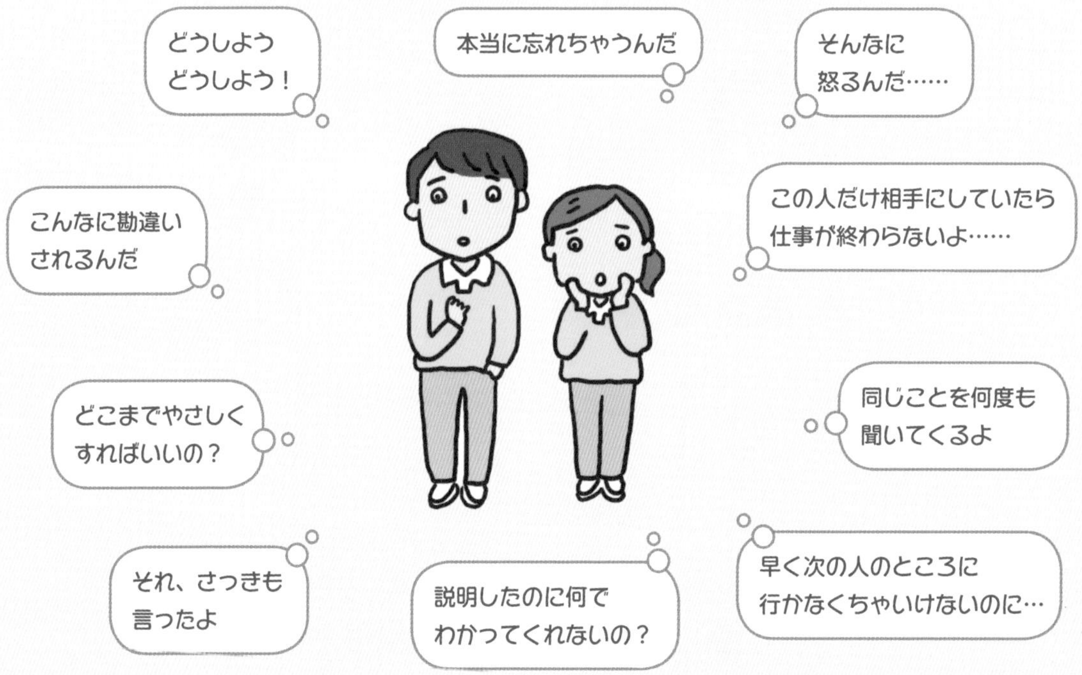
どうしよう
どうしよう！
本当に忘れちゃうんだ
そんなに
怒るんだ……
こんなに勘違い
されるんだ
この人だけ相手にしていたら
仕事が終わらないよ……
どこまでやさしく
すればいいの？
同じことを何度も
聞いてくるよ
それ、さっきも
言ったよ
説明したのに何で
わかってくれないの？
早く次の人のところに
行かなくちゃいけないのに…

「ここはどこ？」「どうしたらいいの？」——利用者の気持ち

認知症になると、脳の編集機能が弱まります。どんな約束事があって、なぜこの場にいるのかなど、場や状況に応じて自分を俯瞰《ふかん》で見ることができなくなるのです。

そんなときに、なじみの薄いケアスタッフから声をかけられたら、利用者は「誰だ、あの人は？」「この人は敵なのか、味方なのか？」と不審に感じます。ただでさえ病気や老化で不安を感じているところに、一緒に生活するケアスタッフのことがよく理解できないわけです。こわい気持ちが余計に募《つの》るのは、自然なことでしょう。

そのほか、衰えを感じてもまだまだ人の役に立ちたい気持ちもありますし、社会性を失いたくない気持ちもあります。ここまで立派に生きてきたのだから、人にお世話をされる筋合いはないという強いプライドもあります。

そうした「人としての尊厳を失いたくない」という強い気持ちをくみとってみましょう。

認知症になって不安になる利用者の気持ち

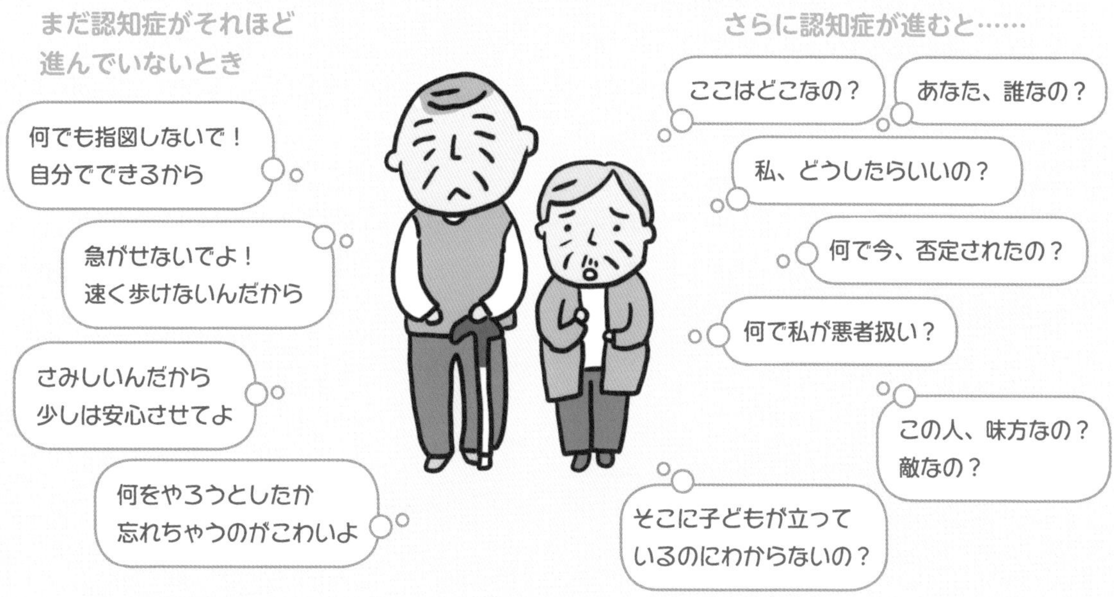
まだ認知症がそれほど
進んでいないとき
何でも指図しないで！
自分でできるから
急がせないでよ！
速く歩けないんだから
さみしいんだから
少しは安心させてよ
何をやろうとしたか
忘れちゃうのがこわいよ
さらに認知症が進むと……
ここはどこなの？
あなた、誰なの？
私、どうしたらいいの？
何で今、否定されたの？
何で私が悪者扱い？
この人、味方なの？
敵なの？
そこに子どもが立って
いるのにわからないの？

家族にもさまざまな思いがある

家族とのやりとりで直面するのは、認知機能が落ちてきた利用者の状況を理解する施設側と、その状況がわからない家族の間に生じるギャップです。家族の「わからない」には、「受け入れられない」と「理解できない」の2種類があります。

このギャップを埋めるうえで大切なのは、利用者のよいこともわるいことも率直に家族へ伝えることです。家族はこちらが想像するよりも、利用者の変化に傷ついています。ですから、同じことを伝えるのでも、「お母さん、全然ものが覚えられないんですよ」ではなく、「やはり物忘れは、以前よりは多くなってきていますね」と言葉づかいやニュアンスを柔らかくするのがポイントです。それだけで、家族を安心させることができます。

認知症ケアのカギは周辺症状への対応にある

中核症状と周辺症状のうち、ケアによって改善が見られるのは周辺症状のほうです。症状改善のため、まずは利用者の気持ちに目を向けてみましょう。

不安がとりのぞかれると周辺症状はよくなっていく

認知症の症状は、中核症状と周辺症状の２つに分けられます。

中核症状とは、脳に不具合や障害が起きて現れるものです。よく知られるのは、過去に経験した出来事やエピソードを忘れてしまう記憶障害でしょう。そのほか、時間や空間、人物を把握できなくなる見当識障害などがあります（くわしくは58〜60ページ）。認知症になった人は誰でも、何らかの中核症状が垣間見られます。

今のところ、中核症状が治る見込みはありません。それほど脳には謎が多く、解明されていない部分が多いのです。

周辺症状とは、中核症状に伴って起きるものです。周辺症状は英語の頭文字をとってBPSD（Behavioral and Psychological Symptoms of Dementia）ともいい、行動面の症状と心理面の症状があります。

行動面の症状として、徘徊《はいかい》や暴言・暴力があります。また、気力の低下が目立つ無為、無反応といった症状もあります。心理面の症状の代表例は抑うつ、妄想、幻視などです。

認知症ケアで状態が改善するのは、周辺症状です。ケアスタッフが対応を誤り、利用者の不安を増大させてしまうと周辺症状はひどくなります。反対に、不安や不信感が生活からとりのぞかれれば、周辺症状はよくなっていく可能性が十分あります。認知症ケアのカギは、周辺症状への対応にあるのです。

認知症の症状は中核症状と周辺症状の２つ

中核症状

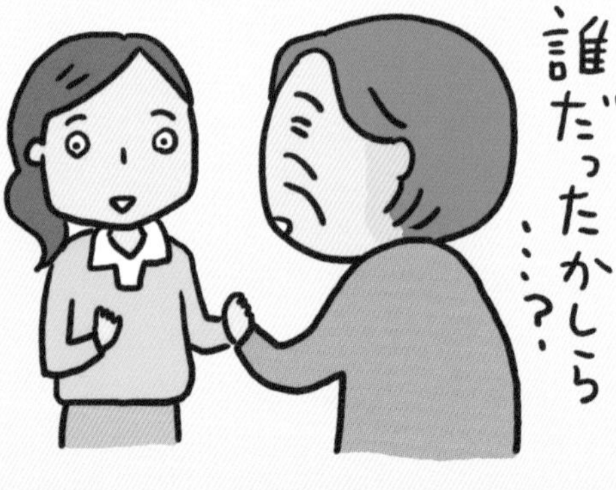

認知症の進行中、誰にでも見られる。記憶障害、見当識障害、理解力・判断力障害、順序立てて行動できなくなる実行機能障害などがある。

周辺症状（BPSD）

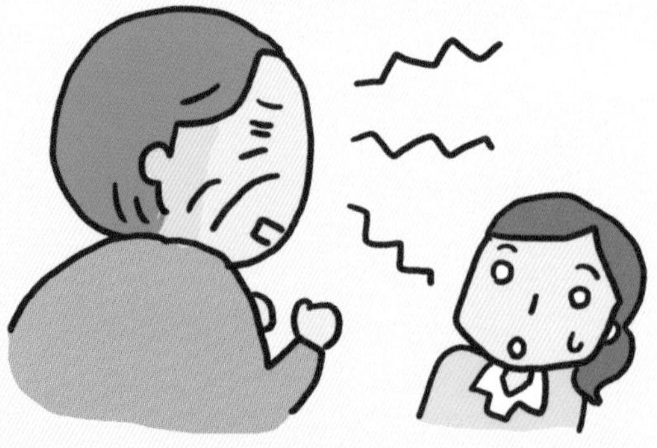

人によって症状の現れ方が変わる。暴言や徘徊、無反応といった行動症状や、妄想や幻視、抑うつといった心理症状がある。

その場しのぎの対応ではうまくいかない

不安が強く徘徊（周辺症状）をやめられない人に、スタッフがいくら「夜遅いから、もう寝ましょう」といっても、なかなか止めることはできません。この場合、本人は自分の置かれている状況が理解できない見当識障害（中核症状）であるため、「夜だから寝ましょう」との説得をされても、なだめすかされても、なかなか落ち着くことができないのです。その場しのぎの対応では、うまくいきません。

利用者が徘徊をやめられない理由の１つは、漠然《ばくぜん》とした不安を感じているからです。その利用者の気持ちに目を向けないと、「この人は私の不安をわかってくれない人」という印象が残り、周辺症状のさらなる悪化につながります。

周辺症状が悪化するのは、介護者と利用者の間に気持ちのすれ違いがあるためです。周辺症状が現れたとき、まずはその裏側にある利用者の不安な気持ちに目を向けてみましょう。

介護者と利用者の間に気持ちのすれ違いがあると…

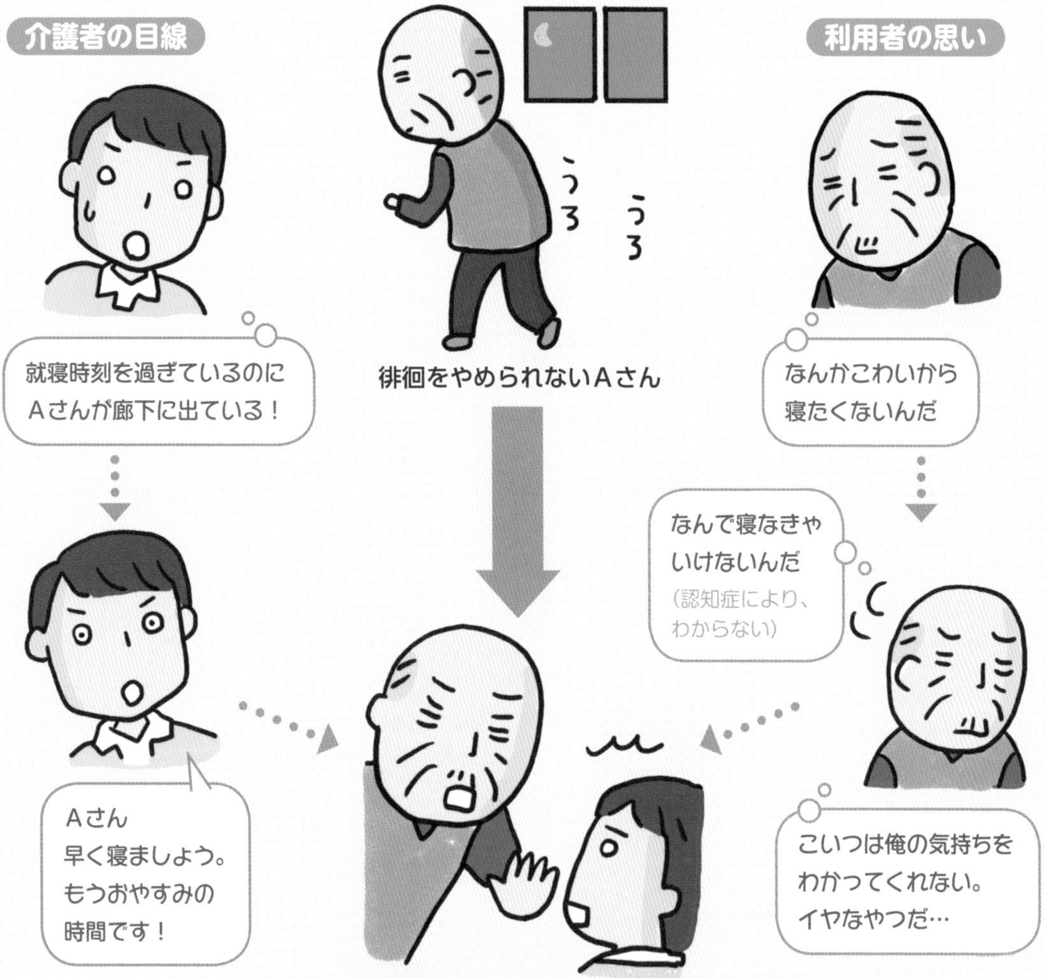
介護者の目線
利用者の思い
うろ
うろ
徘徊をやめられないAさん
就寝時刻を過ぎているのに
Aさんが廊下に出ている！
なんかこわいから
寝たくないんだ
なんで寝なきゃ
いけないんだ
(認知症により、
わからない)
Aさん
早く寝ましょう。
もうおやすみの
時間です！
こいつは俺の気持ちを
わかってくれない。
イヤなやつだ…

- 周辺症状の悪化につながる。
- 介護拒否につながることもある。

「今に寄り添うケア」で
目の前の周辺症状に対応する

介護をするにあたって、利用者本人の気持ちに即したケアが大切です。利用者の現在の心の動きに寄り添ったケアをしていきましょう。

本人の困っているポイントをケアする

認知症の人は「あれも、これもできない」と思いがちですが、認知症のとくに初期は「できないことがまだらにある」といった具合です。ですので、本人ができることはそのままやってもらい、１人で行うのがむずかしい部分のお手伝いをしていきましょう。

たとえば、本人の自尊心に強く関わる排泄介助の場合、利用者がゆっくりでも、介助なしで用を足せるなら、仕上げだけスタッフがお手伝いするようにします。そうすれば本人の自信につながりますし、何より身体機能の低下を抑えることができます。

しかし、実際には「スケジュールが押している」などの理由から、本人の行動をじっと待つよりも、つい「介助してしまったほうが早い」となりがちです。こうした「過介助（助けすぎの介助）」をしてしまうと、利用者の身体能力や自信、やる気を奪いかねません。また、「助けすぎの介助」はケアスタッフの負担増加にもつながります。

本人のやる気を促し、できることはそのまま続けてもらい、困難な部分ごとにケアするのが大切なのです。

「助けすぎの介助」を見直してみよう

例

✕	ケア時間を短縮するために、利用者が歩けるにもかかわらず車椅子に乗せる	➡	○	時間がかかっても、歩行介助をして、本人の足で歩いてもらう
✕	本人にスプーンをもたせず、スタッフが全介助し、20 分で食事をすませる	➡	○	食事時間を超えても、声かけしながら本人のペースで食事してもらう
✕	失禁への対処が面倒なので、本人が尿意を感じられる状態でも、おむつをはかせる	➡	○	尿意を感じられるので、失敗時の備えをしてリハビリパンツを使う
✕	トイレを手早く済ませたくて、本人の下着をスタッフが下ろす	➡	○	利用者が自分で下着を下ろすのを待つ
✕	みがき残しが出るからと、スタッフが最初から最後まで利用者の歯みがきをする	➡	○	自分でできるかぎりみがいてもらい、スタッフが仕上げをして完了させる

「毎回が初対面」という気持ちで接する

私たちはふだん初対面の人と接する際、誤解を招かないように笑顔で応対したり、声のトーンを上げて話したりすることがあります。実はこのやり方は、認知症ケアでも有効です。

認知症の人は新しい記憶の蓄積がむずかしいため、「毎回が初対面」という気持ちで接するとよいのです。

さらに場の空気や他者の表情を察する感度もにぶっているので、やや大げさに表現をして、より伝わりやすくするとよいでしょう。笑顔を見せたり、ふだんよりも感情を乗せて話したりして、相手に安心感を与えるのです。

記憶は残らなくても、印象は残ります。こうしたくり返しにより、「この人はなんだかいい人」「この人は私の味方」と感じてくれるようになり、介護に入りやすくなります。

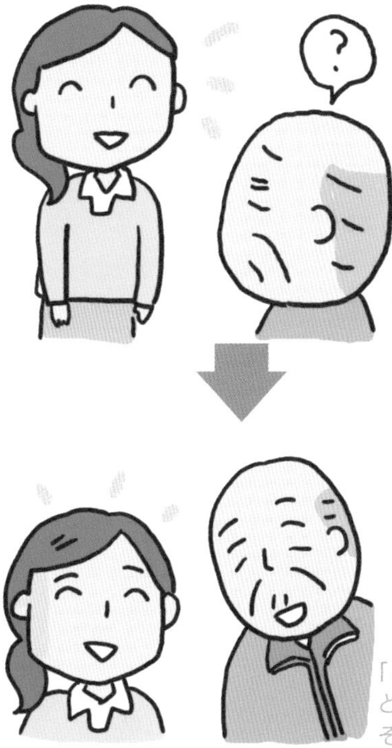
?

笑顔や前向きな感情を、よりハッキリと見せる。

「この人はいい人」という印象は残り、その後の介護に入りやすくなる。

身につけておきたい基本対応

ふだんのケアはもちろん、周辺症状が現れたときに心がけたい基本対応です。経験を積む中で、少しずつ身につけていきましょう。

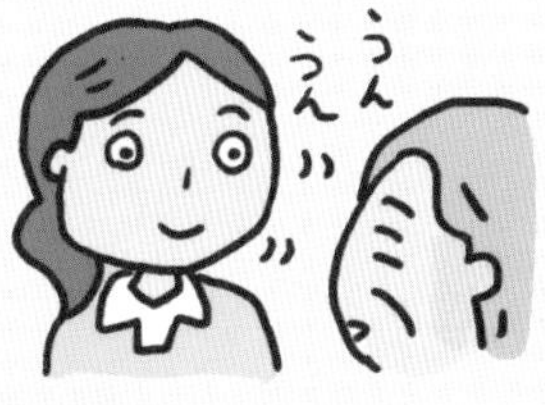
うん
うん

傾聴する

本人の話に耳を傾けて、肯定的な気持ちでじっくりと話を聞く。

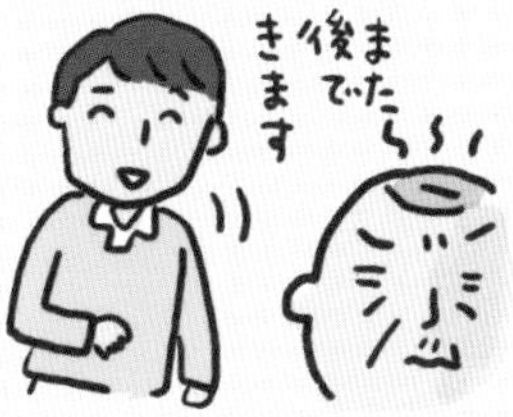
また後できます

時間を置く

ケアの続行がむずかしそうなら、その場で解決しようとせずに時間を置く。

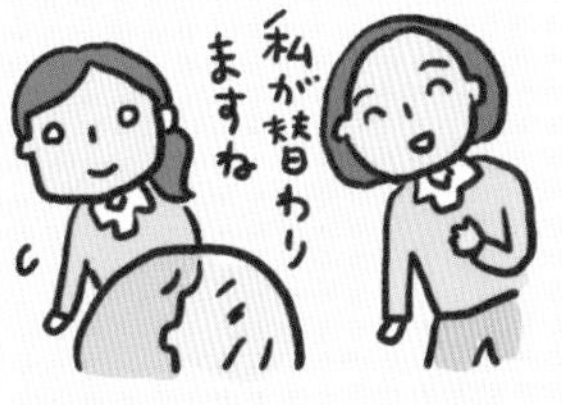
私が替わりますね

人を替える

どうしても本人の気持ちが収まらないなら、無理せず対応する人を替える。

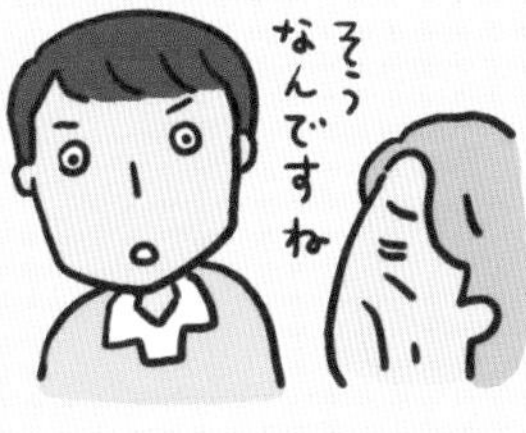
そうなんですね

否定しない

話の内容が事実と違っていたとしても、本人の主張を最後まで聞く。

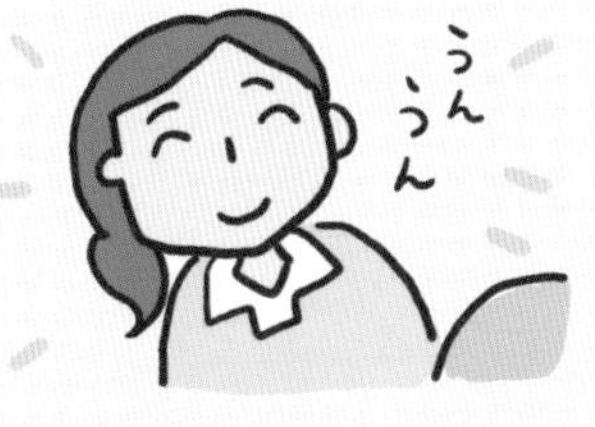
うん
うん

表情を見せる

こちらの気持ちをわかってもらうために、表情を見せて安心してもらう。

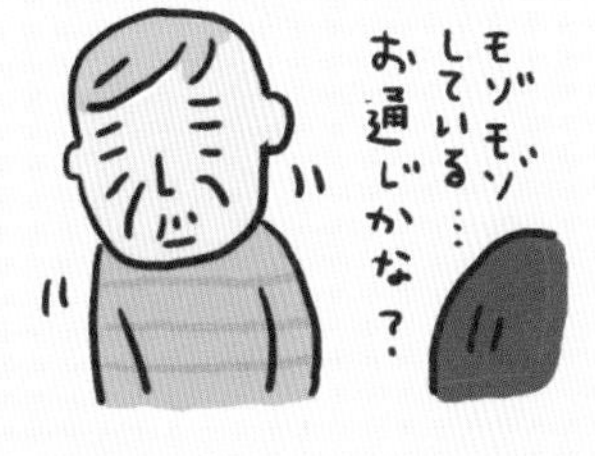
モゾモゾ
している…
お通じかな？

目でコミュニケーションをとる

「モゾモゾしているのでお通じかな？」など、仕草から情報を得る。

目の前の周辺症状は「今に寄り添うケア」で対応する

周辺症状は介護者の対応や環境の調整などで、ある程度は治めることができます。ポイントは、利用者の「今」の気持ちに寄り添うことです。

たとえば、先ほどの徘徊の例であれば、「早く寝ましょう」というのではなく、本人の不安な気持ちに寄り添い、「一緒に歩きましょうか」などと声をかけるのです。本人が安心を得られれば、徘徊の時間が短くなることもありますし、翌日の夜は徘徊せずにすんなりと寝ることもあります。

本書では、これを「今に寄り添うケア」と呼びます。

「今に寄り添うケア」で利用者が安心を得られると…

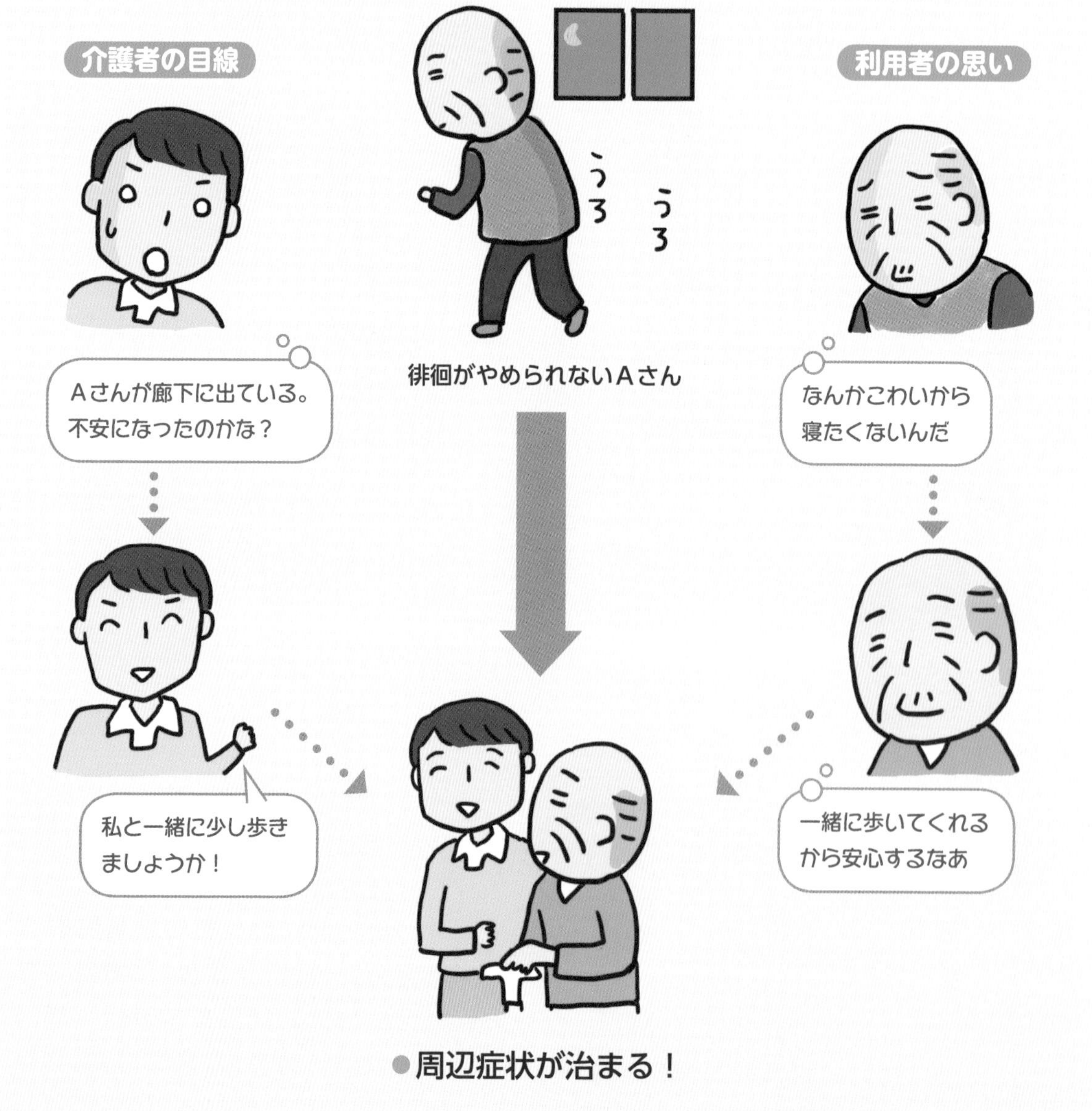
介護者の目線
利用者の思い
うろ
うろ
徘徊がやめられないAさん
Aさんが廊下に出ている。不安になったのかな？
なんかこわいから寝たくないんだ
私と一緒に少し歩きましょうか！
一緒に歩いてくれるから安心するなあ
●周辺症状が治まる！

「今に寄り添うケア」だけでは限界がある

ただし、「今に寄り添うケア」だけで周辺症状がなくなるかというと、そうでもありません。

大きな理由は、利用者がそれまでの人生で大事にした部分や、誇り高い人間として生きてきた自尊心へケアが届いていないからです。人は「衣食住」が満たされると、次に「こうしたい」「ここに行きたい」など、自分のやりがいや欲を満たしたくなります。それがかなわないと感じると不安になり、再び周辺症状が現れてしまうのです。

「今に寄り添うケア」で、一時的には周辺症状を治めることができます。しかし、何度も症状が出てしまえば、本人はもちろん、介護する側の負担もなかなか減りません。

では、どのようにその人の大事な部分へケアを届けるのか、次のページから見ていきましょう。

人それぞれ大事にしてきた「捨てられないもの」がある

認知症を患《わずら》った井田さん（仮名）という利用者がいました。紳士的な態度が印象的な方で、スタッフの目からは問題なく過ごしているように見えました。

しかし井田さんの観察を続けていると、居室にこもりがちで、どうもあまり楽しくなさそうなのです。

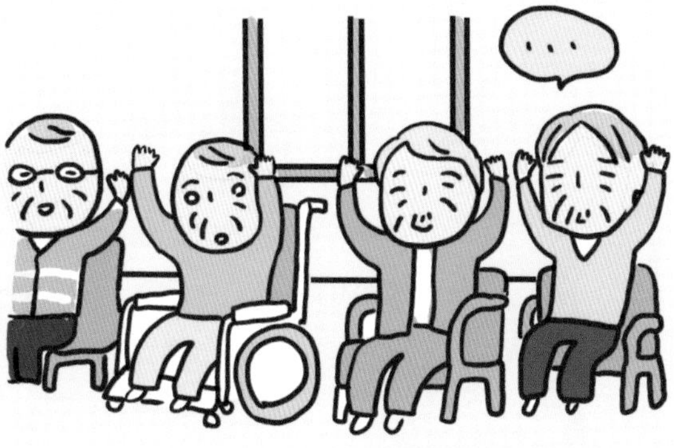

井田さんは博識で、外出のたびに草花の名前をいつもスタッフに教えてくれました。職員は「よっぽど植物が好きなのだろう」と植物図鑑をもって井田さんの部屋に入っていくと、井田さんは大よろこび。スタッフに堰《せき》を切ったように植物の説明をはじめました。井田さんは、本当は誰かに自分のもっている知識を教えたかったのです。

童謡を歌ったり、大勢で体操をしたりする日常は、成熟した大人である井田さんにとっては「子どもだまし」のように感じられたのかもしれません。

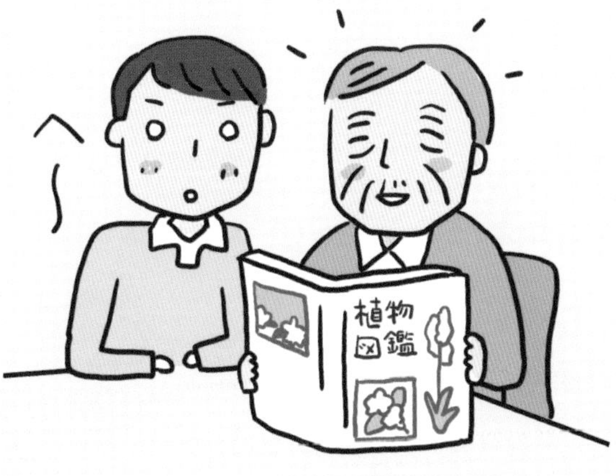

井田さんは生活面で問題がなさそうに見えても、心の中では「もう生きがいを見出すことはできないのか」という不安がくすぶっていたのです。スタッフがそんな自分の気持ちを理解してくれているとわかってからは、居室で1人ボーッとすることがなくなっていきました。

老いとは、自分の大事な何かを、残念ながら手放さざるを得ない状態ともいえます。元気に歩いていた人が歩けなくなることは、歩くことを捨てるような残酷な側面があります。

それでも、捨てられないものもあるはずです。捨てられないものは、人によって違います。人によってちょっとずつ違う捨てられない何かを、ケアをしながら一緒に探していきましょう。

第3話
大切なヒントは「これまでの人生」にある

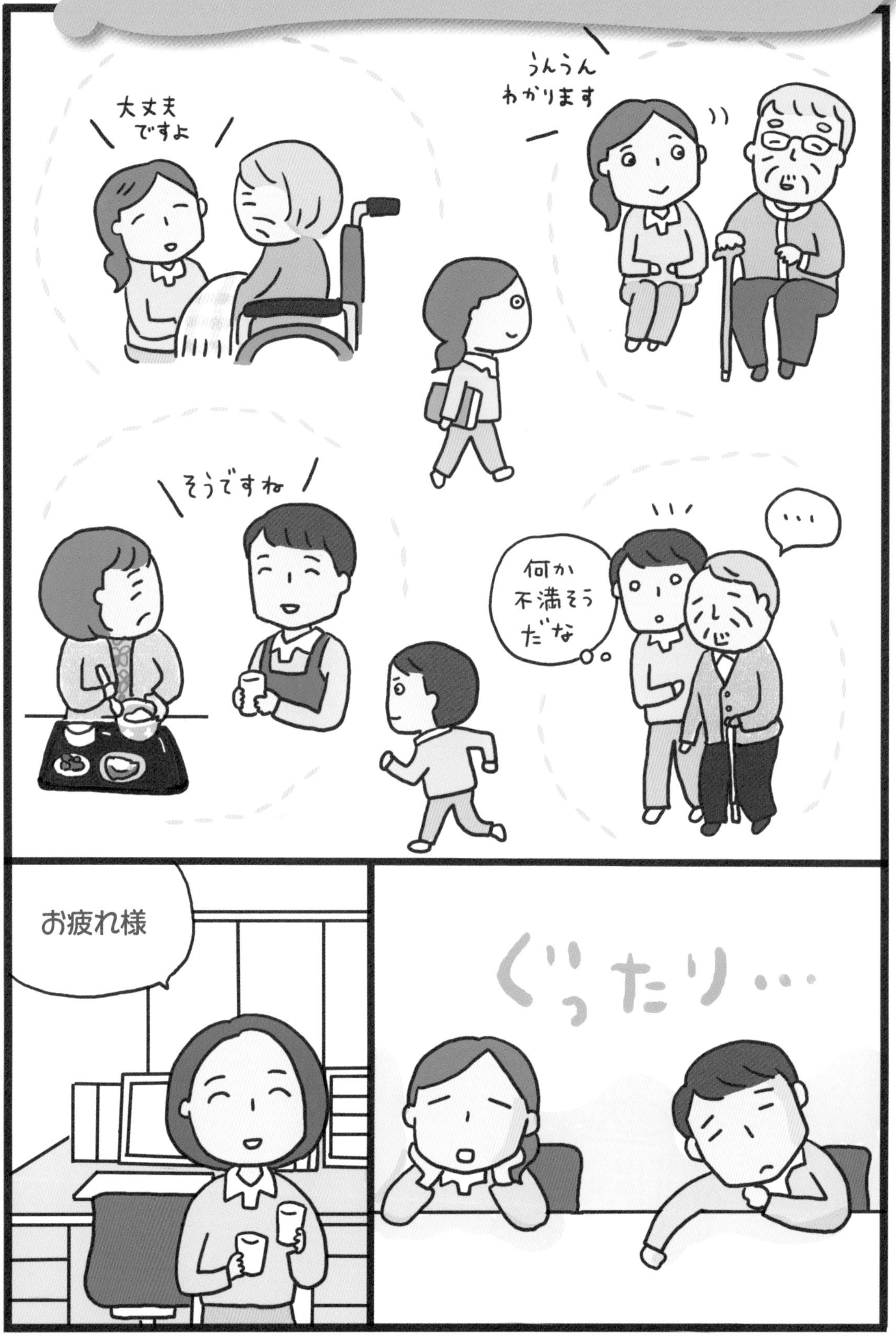

大丈夫ですよ
うんうん わかります
そうですね
何か不満そうだな
…
お疲れ様
ぐったり…

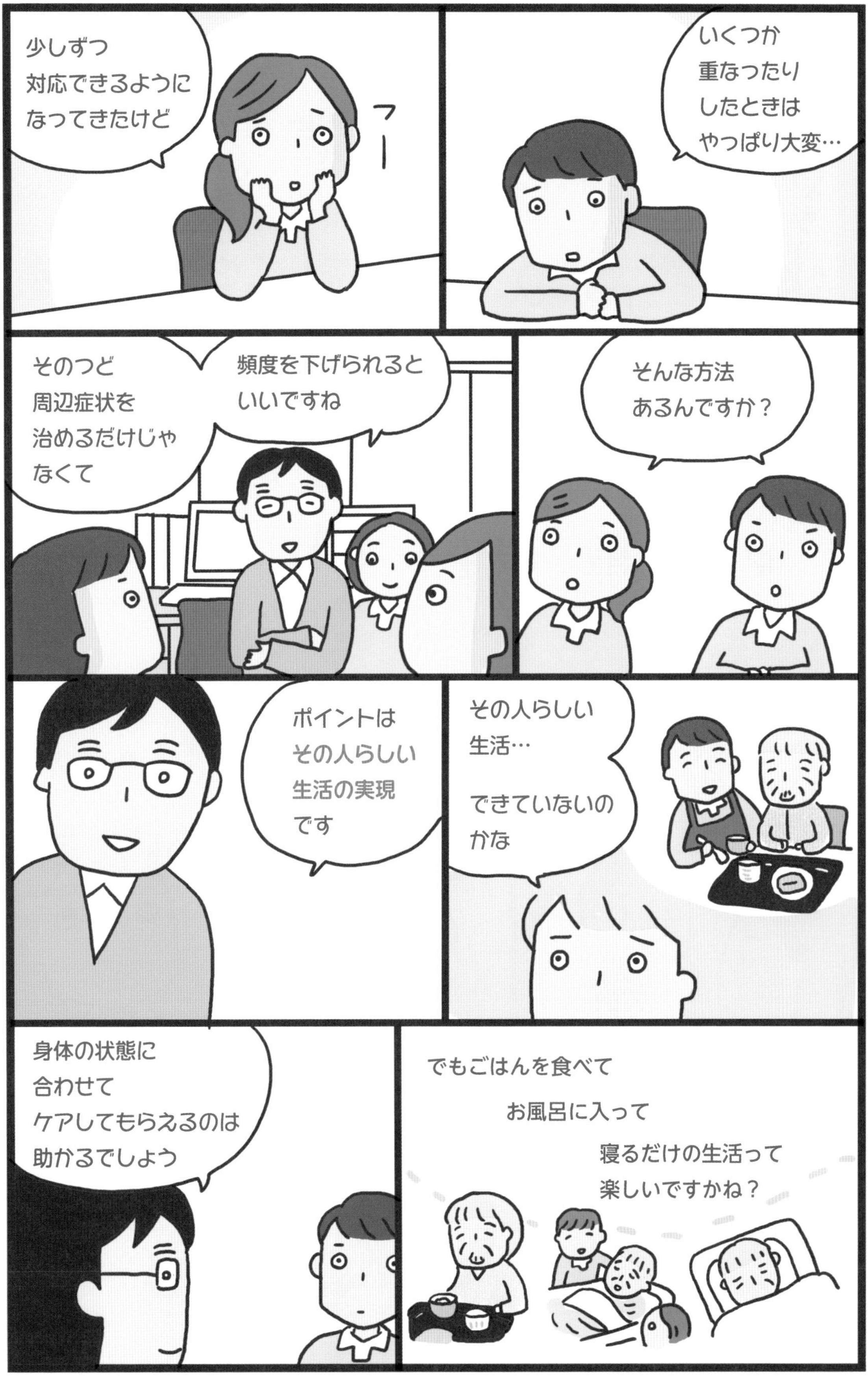
少しずつ対応できるようになってきたけど
フー
いくつか重なったりしたときはやっぱり大変…
そのつど周辺症状を治めるだけじゃなくて
頻度を下げられるといいですね
そんな方法あるんですか？
ポイントはその人らしい生活の実現です
その人らしい生活…
できていないのかな
身体の状態に合わせてケアしてもらえるのは助かるでしょう
でもごはんを食べて
お風呂に入って
寝るだけの生活って楽しいですかね？

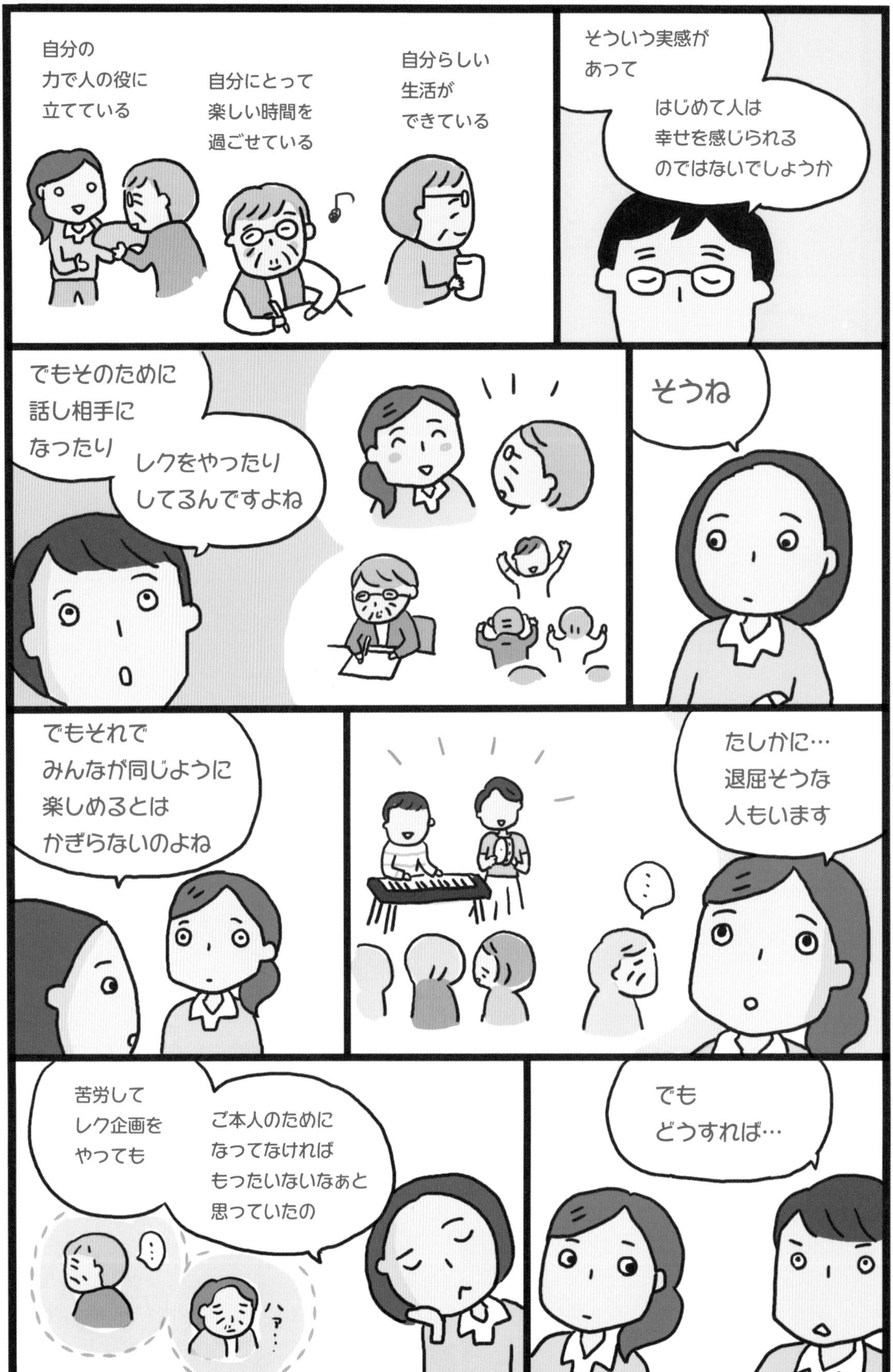
自分の力で人の役に立てている
自分にとって楽しい時間を過ごせている
自分らしい生活ができている
そういう実感があって
はじめて人は幸せを感じられるのではないでしょうか
でもそのために話し相手になったり
レクをやったりしてるんですよね
そうね
でもそれでみんなが同じように楽しめるとはかぎらないのよね
…
たしかに…退屈そうな人もいます
苦労してレク企画をやっても
ご本人のためになってなければもったいないなぁと思っていたの
…
ハァ…
でもどうすれば…

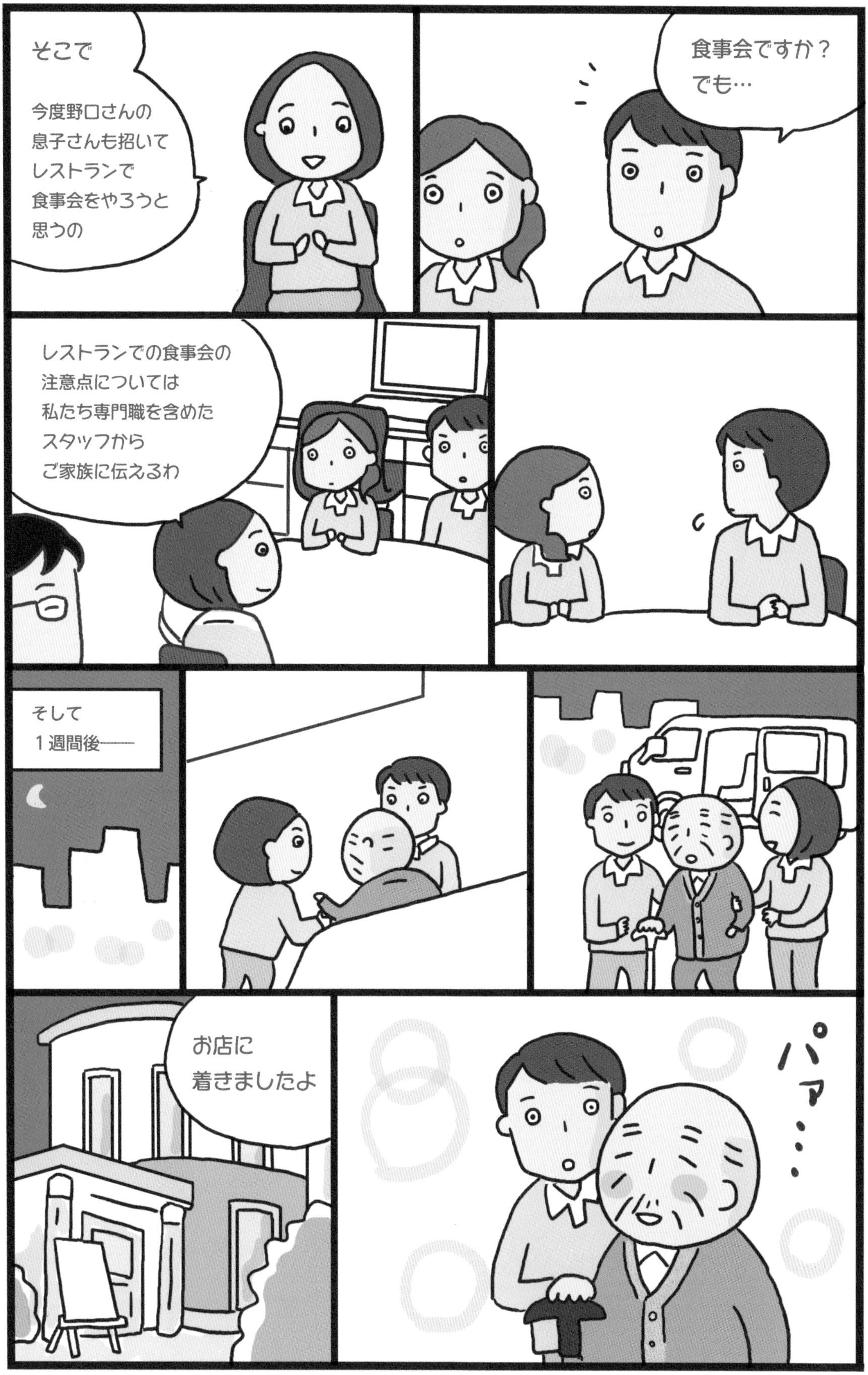
そこで 今度野口さんの息子さんも招いてレストランで食事会をやろうと思うの
食事会ですか？ でも…
レストランでの食事会の注意点については私たち専門職を含めたスタッフからご家族に伝えるわ
そして １週間後──
お店に着きましたよ
パア…

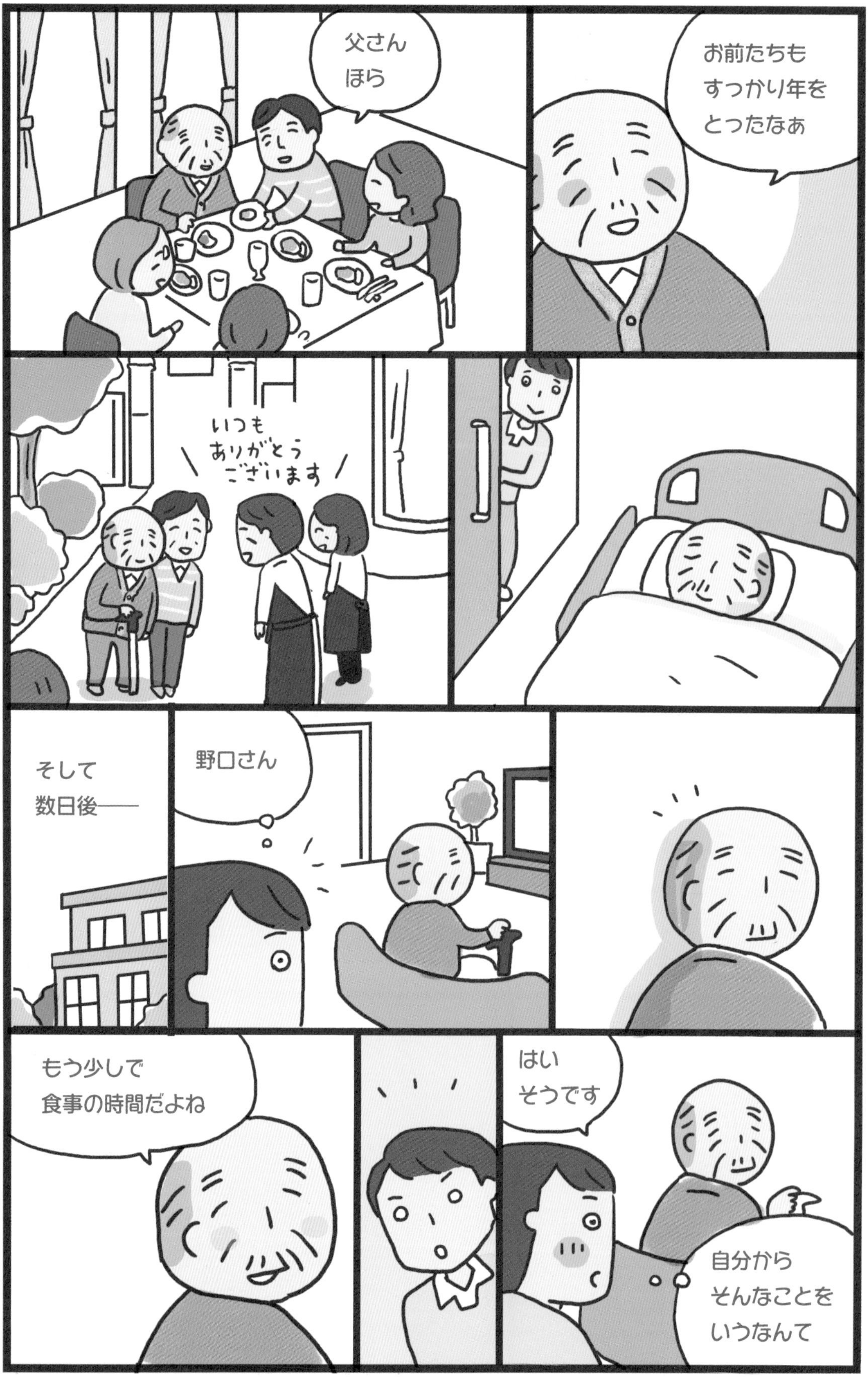
父さんほら
お前たちもすっかり年をとったなぁ
いつもありがとうございます
そして数日後――
野口さん
もう少しで食事の時間だよね
はいそうです
自分からそんなことをいうなんて

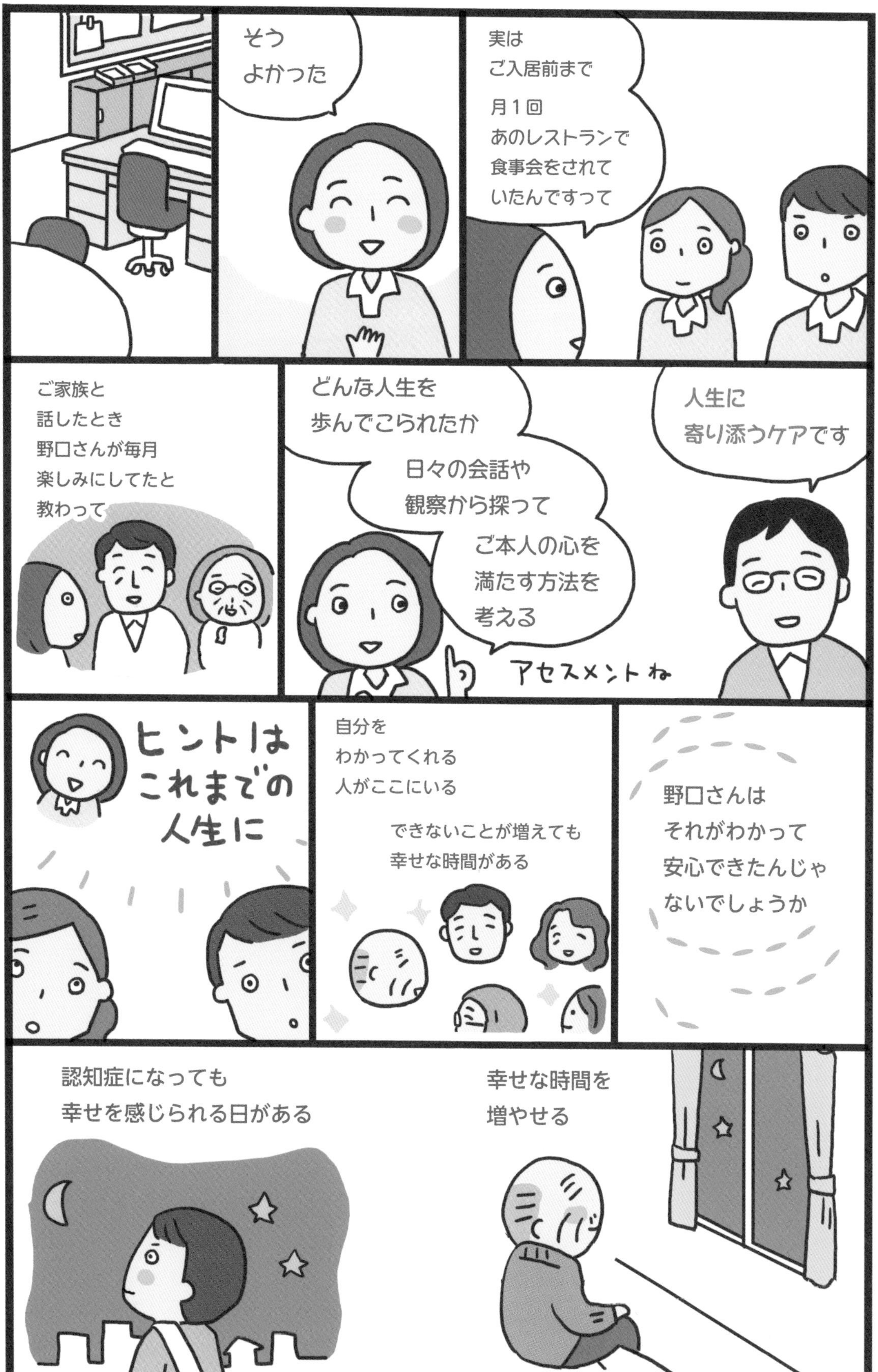

そう
よかった
実は
ご入居前まで
月１回
あのレストランで
食事会をされて
いたんですって
ご家族と
話したとき
野口さんが毎月
楽しみにしてたと
教わって
どんな人生を
歩んでこられたか
日々の会話や
観察から探って
ご本人の心を
満たす方法を
考える
アセスメントね
人生に
寄り添うケアです
ヒントは
これまでの
人生に
自分を
わかってくれる
人がここにいる
できないことが増えても
幸せな時間がある
野口さんは
それがわかって
安心できたんじゃ
ないでしょうか
認知症になっても
幸せを感じられる日がある
幸せな時間を
増やせる

その人らしさにアプローチする「人生に寄り添うケア」

いかにその人が人生で大事にしてきたものに寄り添うか、そのカギは「これまでの人生」にあります。その人の人生を見つめてみましょう。

本当の「その人らしさ」とは何だろう

本当の意味でその人に合ったケアをするには、その人の人生を見つめる必要があります。その人らしさとは、「これまでの人生」そのものです。

たとえば、気むずかしく見えていた入居者の須藤さん（仮名）が元開業医と知ると、須藤さんが誇り高い人生を送ってきたと想像できます。長年、「先生」と呼ばれてきた人が介護施設に入るのは、気持ちの面でも大変でしょう。誇りを大事にしたまま施設で生活してもらうにはどうしたらいいだろう。このように、本人が大切にしてきたことに寄り添ってケアを考えるのです。

「これまでの人生」を見つめると、その人に対する思いが変わっていきます。思いが変われば、接し方が変わります。接し方が変われば、信頼関係につながります。よい循環が生まれ、もっとその人らしさに寄り添えるようになるのです。

今だけを見る

介護者から見た印象・思い

・気むずかしい人
・介護に入りにくい…

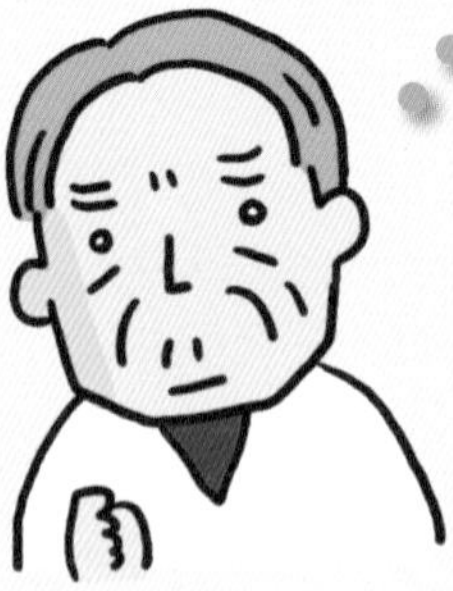

「これまでの人生」も見る

本人が大事にしてきたもの

・元開業医。
・高い専門知識を活かし、町の人たちに頼られ、貢献してきたことが誇り。

↑

「これまでの人生」を尊重し、アプローチ！

ヒントは利用者の「これまでの人生」にかくされている

元開業医の須藤さんは、施設に入居した当初から幻視（→63ページ）の症状が多く、いろいろな人が敵に見えるようでした。とくにスーツを着た人は銀行員に見えるようで、何かの用事のためにスーツを着たスタッフを見ると「おい！その金、どうしたんだ！」といきなり腕をつかむことがありました。

スタッフ同士で話し合うと、須藤さんはどうやら自分の財産に関する不安を抱えているようだとわかりました。「銀行員が自分のお金を勝手に運用しているのではないか」「我が家が人手にわたっているのではないか」「自分の財産を家族が無断で使い込んでしまっているのではないか」。須藤さんは次々と湧き上がる不安で頭がいっぱいになり、それでスーツを着た人を見ると声を荒らげたり、怒ったりしていたのです。

そこでスタッフは須藤さんに、開業医として自信に満ちていた頃の話をたくさんしてもらうようにしました。また、休日にはよくゴルフに行っていたそうで、「早くゴルフに連れていってくださいよ」とスタッフがいうと、「俺なんか、もう回れないよ」と照れ笑いを浮かべてくれました。施設のスタッフは自分の誇りを大事にしてくれる人たちであり、安心して生活できる場所だとわかり、笑顔も増えていったのです。

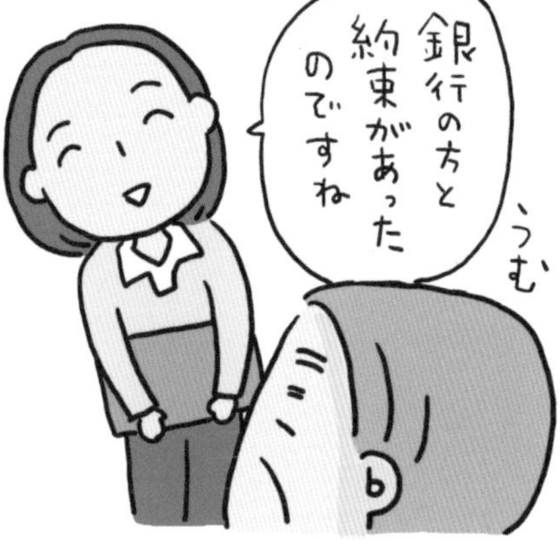
銀行の方と約束があったのですね
うむ

日々の関わりの中で何が不安なのか、何を大事にしたいと思っているのか探り、アプローチのヒントを得る。

みんなにとって幸せな時間が増えていく

さらにスタッフは、須藤さんの「財産、とくに自宅が無事かどうか」という不安を軽くできないかと考え、「自宅で家族とお昼ごはんを食べる」という計画を立てました。奥さんと娘さんにも相談して了承を得て、医師・看護師の指導も受けて実現しました。

自宅での家族団らんを体験してから、明らかに須藤さんの様子が変わりました。かつての険しい表情が和らぎ、穏やかな顔つきで過ごすことが増えたのです。自分の不安をわかってくれて、自分がやりたいことを手伝ってくれる人たちがいる――そのことがわかり、心から安心できたのでしょう。幻視などの周辺症状が現れる頻度も、減っていきました。

周辺症状が減れば、介護の負担が減るので、それだけでも大きな効果です。さらに須藤さんが見違えるほど明るい表情を見せてくれるようになり、ケアスタッフの日々のモチベーションも上がりました。「こんなに素敵な笑顔を見せてくれるなら、もっと力になろう！」と日常のケアの質も高まっていったのです。過去を見つめてアプローチする「人生に寄り添うケア」には、そのような可能性が詰まっています。

ちなみに須藤さんのエピソードはマンガ第４話（→70ページ）、第２章のケース12（→100ページ）でも紹介しています。

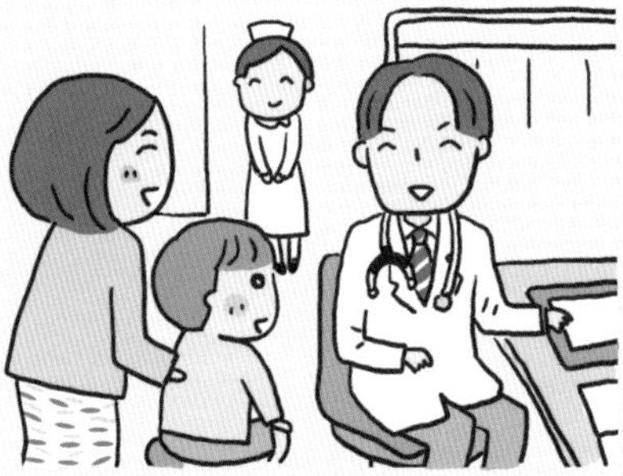

・開業医時代の話をたくさんうかがい、須藤さんの誇りを大事にする。
・得意だったゴルフを、今の須藤さんができる形でやれるように支える。
・自宅で家族団らんを行い、財産は無事かという須藤さんの不安を解消する。

❶これまでの日常生活で当たり前にやっていたこと

❷本人が大事にしてきた生きがい・こだわりが満たされるようにケアスタッフがお手伝いする

⬇

これまでの人生を見つめ、利用者の今とこれからを支える**“人生に寄り添うケア”**

「人生に寄り添うケア」を実現させるアセスメント

利用者の人生を知るためには、丁寧な生活歴のアセスメントが必要です。本人から、家族から、日々の関わりの中から、その人の人生を探ってみましょう。

「この人は何を大事にしてきたのか」という意識で接する

「その人らしい人生」を実現させるには、その人の「これまでの人生」に注目することが不可欠です。そのために大切なのが、生活歴のアセスメントです。利用者の思いや生活における課題を会話などから引き出し、どのようなケアが必要なのかを判断するために行われます。

利用者との会話が可能であれば、まず本人から過去の話を聞きます。次に、家族の話に耳を傾けます。本人や家族からのヒアリングだけで必要な情報をすべて聞きとるのはむずかしいでしょう。あとは、ケアスタッフが利用者の日常生活の様子をつぶさに観察するなど、日々の関わりの中で情報を集めていきます。

人生に寄り添うヒントは、本人の中に必ずあります。「この人が大事にしてきたことは何だろう」と意識しながら関わってみましょう。

「人生に寄り添うケア」の流れ

①生活歴のアセスメント

↓

②プランの立案
　プラン内容を本人・家族に確認

↓

③下見・下調べ

↓

④実施

↓

⑤振り返り　評価

アセスメントで得た情報はスタッフ間のカンファレンスで共有し、どのようなアプローチが有効か検討していく。くわしい流れは、190ページで解説する。

アセスメントの項目例

一般的な身体・介護に関する項目

- 移動（屋外移動、屋内移動など）
- 起居動作
- 食事動作（食事形態、水分摂取など）
- 排泄（日中、夜間、便意、オムツ）
- 入浴（頻度、介助、方法）
- 更衣・整容
- 既往歴、現病歴
- 視力、聴力、発語、理解力、嚥下
- 認知症状

など

一歩踏み込むための生活歴に関する項目

- 幼少期の住まいのつくり、地域の風習
- 子どもの頃、好きだった遊び
- 学生時代の思い出、夢中になっていたこと
- 現役時代の職業、思い出
- 結婚のなれ初め、結婚記念日の過ごし方
- 余暇の過ごし方、趣味
- 友人関係
- 好きな音楽、食べもの、
- これからの人生への願望

など

「人生に寄り添うケア」のプラン例

「お国の言葉」で挨拶

気むずかしく、介護拒否もあった男性。長く暮らしていた北海道弁の「おばんです（こんばんは）」と挨拶してから会話に入るようにした。

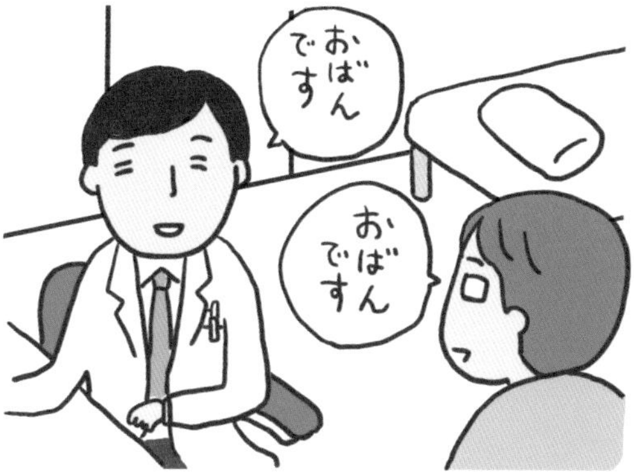

↓

「何で知っているの！」とよろこび、笑顔に。怒ったり、暴れたりする回数が減った。

行きつけのファミレスで食事会

食事に対する認知機能が落ちていた女性。入居前はあるファミレスに毎日のように通っていたことがわかり、そのファミレスでの食事会を開催。

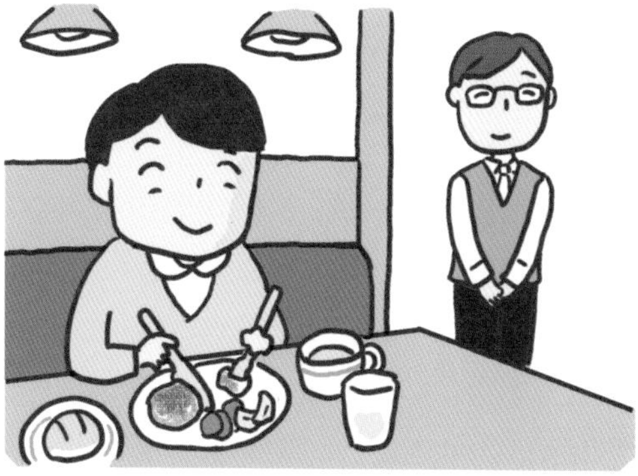

↓

慣れ親しんだファミレスでの食事に大満足。食べる楽しみを思い出し、施設での食事もきちんと食べるようになった。

大好きな「富士山」に囲まれる

居室に１人でいると、よく大声を出していた女性。家族から「山梨県生まれで富士山が好き」と聞き、居室に富士山の写真やポスターを貼る。

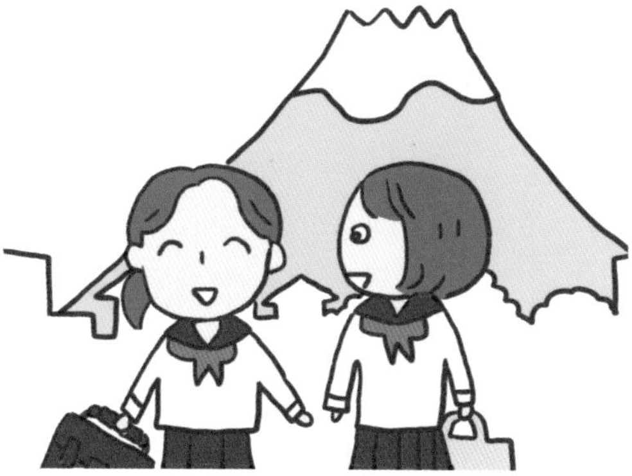

↓

不安そうだった表情が穏やかになり、たくさんの富士山を見てニコニコと過ごす時間が増えた。

高校時代の校歌で気分が上向き

生きる意欲を失いつつあった女性。一番楽しかったのは女子高生時代と知り、動画サイトで見つけたその方の母校の校歌を聞かせた。

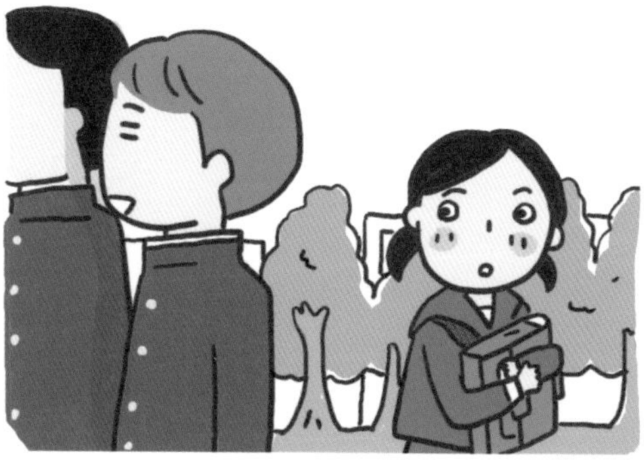

↓

当時を思い出したのか、うれし泣き。「死にたい」と吐露する回数が減っていった。

そもそも認知症ってどんな病気だろう

認知症には、脳神経細胞が変性して起きるものと、脳梗塞などの病気由来のものがあります。ここでは、脳神経細胞の変性によるものをとり上げます。

脳神経細胞の障害により、認知機能が低下する

認知症になるとき、脳はどのような状態になっているのか見ていきましょう。脳は主に神経細胞で構成されています。この神経細胞が変性し、脳の機能が低下する状態が引き起こされるのが認知症です。

脳は記憶力や判断力、理解力、言語能力、倫理観などを司る認知機能を担っています。認知機能が、何らかの原因によって低下し続けると、「ついさっき起きた出来事を忘れる」「今の日時や場所がわからなくなる」など、日常生活に支障が現れるようになります。認知機能の低下は、認知症による身体機能の低下や老化現象とも重なって、拍車をかけて進んでいきます。

身体機能が低下すると、認知機能はさらに低下し、やる気にも影響を与えます。人と会うこともおっくうになり、さらに意欲が低下していくのです。

身体機能と認知機能は、どちらかが低下すると、もう片方も低下していきます。2つの機能が連動して、認知症は悪化していくのです。

老化や認知症により、さまざまな身体機能が低下する

視覚　視力や目の調整機能が低下し、視野がせまくなる。
➡テレビを観たがらなくなったり、物にぶつかりやすくなったりする。

聴覚　聞こえる音域がせまくなり、高い声が聴こえなくなる。
➡声をかけても無反応だったり、生返事をしたりする。人と会話をしなくなる。

感知機能
暑さや寒さに対して鈍感になり、汗をかきにくくなる。
➡汗をかきにくいことから、手足が冷たかったり、寒がったりする。トイレに行きたがらなくなる。

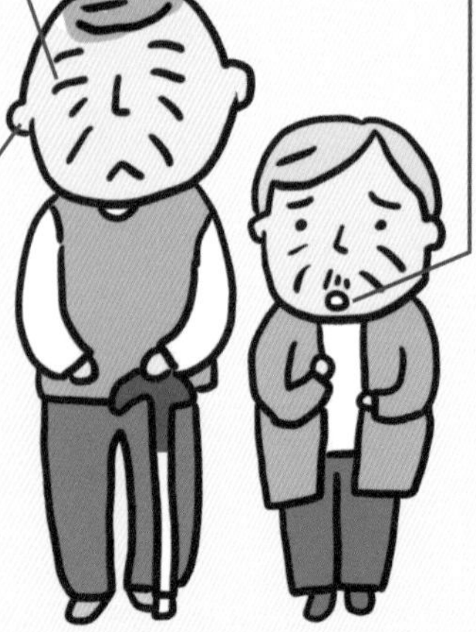

味覚　味覚がにぶくなり、濃い味を好むようになる。
➡「味がしない」「おいしくない」と訴える。味覚障害が生じることも。

痛覚　痛みを感じにくくなる。
➡歩く速度が遅くなったり、姿勢が不自然になったりする。気がつかないうちに骨折していることも。

代謝　1日に必要なエネルギー量と食事量が減る。
➡体重が1年に3キロ以上減ったり、風邪を引きやすくなったりする。

筋力　身体の筋肉量が減り、筋力が衰える。
➡歩行がつらくなり、座っている時間が増える。外出したがらなくなる。

脳神経細胞の変性による認知症は大きく分けて３つある

脳神経細胞の変性によって症状が出る認知症には、主に①アルツハイマー型認知症、②レビー小体型認知症、③前頭側頭葉変性症の３つがあります。

①アルツハイマー型認知症は、認知症全体の約半数を占めます。脳に特殊なたんぱく質が増えることで、記憶を司る海馬《かいば》を中心に、側頭葉から脳の広い範囲に萎縮《いしゅく》が見られます。

②レビー小体型認知症の患者数は、全体の約２割。レビー小体という異常なたんぱく質のかたまりが、脳幹《のうかん》や大脳皮質《だいのうひしつ》に出現するものです。幻視やパーキンソン病の症状が出ることで知られています。

③前頭側頭葉変性症は、脳の前頭葉や側頭葉から萎縮がはじまります。万引きをしたり、言葉の意味がわからなくなったりします。

脳神経細胞の変性による３つの認知症

	アルツハイマー型	レビー小体型	前頭側頭葉変性症
原 因	脳に特殊なたんぱく質が増え、脳が萎縮を起こす。	レビー小体という異常なたんぱく質のかたまりが、脳幹や大脳皮質にできる。	脳の前頭葉や側頭葉から、萎縮が始まる。
特 徴	ごく最近の出来事を覚えることができない。身体機能が低下し、転倒しやすくなる。	パーキンソン病のように筋肉がこわばり、体がかたくなる。見えるはずのないものが見える（幻視）。	平然と万引きをする、行列に横入りをするなど、非常識な行動、反社会的な行動が目立つようになる。
障害される脳の部位	記憶を司る海馬、側頭葉、知覚や体性感覚を司る頭頂葉。	頭頂葉や、視覚・視野を司る後頭葉。	運動や感情、意欲のコントロールを司る前頭葉、側頭葉。

何かしらの病気が原因で発症する認知症もある

脳梗塞や脳出血など別の病気や症状が原因で発症する認知症を、脳血管性認知症といいます。脳内のどの部分の血管が詰まったかで、症状が異なるのが特徴です。脳血管性認知症のほか、すでに挙げたアルツハイマー型認知症、レビー小体型認知症、前頭側頭葉変性症を含めた４大認知症が、認知症全体の９割を占めます。

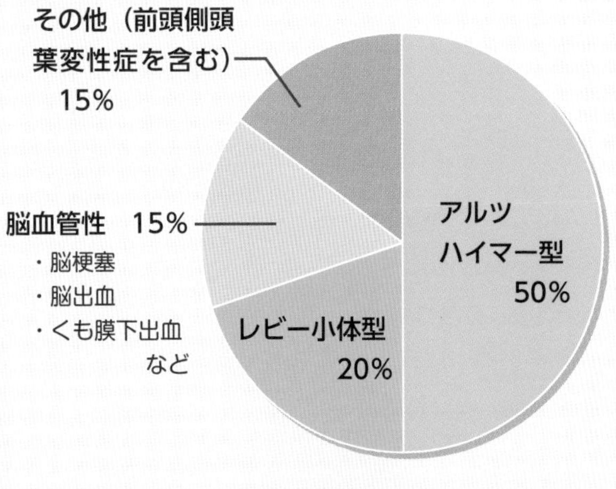

（レビー小体型認知症サポートネットワークHPをもとに編集部が作成）

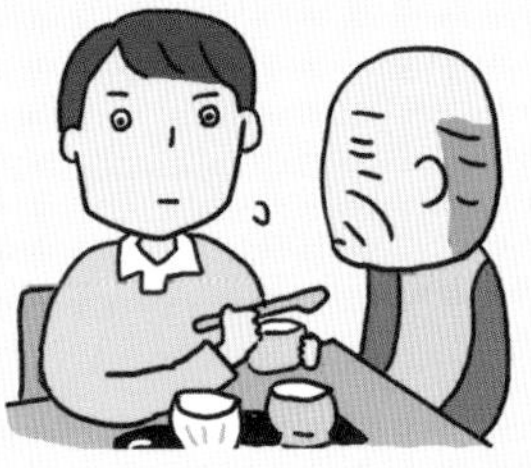

認知症になると現れる さまざまな症状を知る

認知症になると、中核症状と周辺症状が現れます。それぞれどんな困りごとが生じるのか、ほり下げていきましょう。

症状は中核症状と周辺症状に分けられる

認知症が進行するにつれ現れるのが、中核症状と周辺症状です。中核症状は、すべての利用者に必ず現れます。

中核症状には、記憶障害のほか、自分が今どこで何をしているのかがわからなくなる見当識障害、実行機能障害、失認、失行、失語などがあります。周辺症状は、中核症状に付随して現れるもので、人によって現れ方が異なります。認知症ケアで大変なのが、周辺症状です。

周辺症状は、行動症状と心理症状の２つに大きく分けられます。行動症状は徘徊や多動、暴言や暴力、無為、無反応、不潔行為などです。心理症状には、抑うつ、不安、焦燥、幻覚、妄想などがあります。

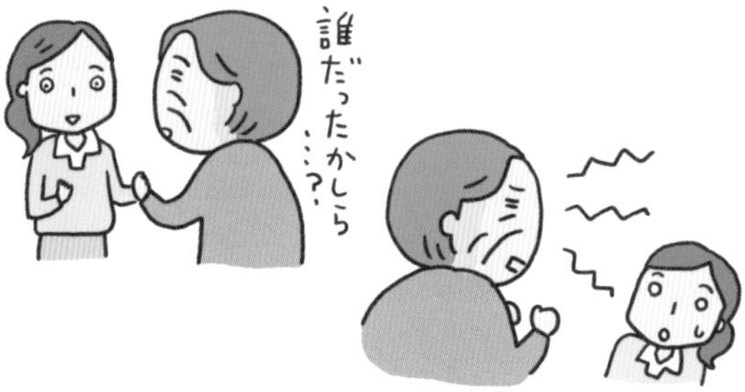
誰だったかしら…？

中核症状① 記憶障害

特徴 記憶障害は、認知症の代表的な中核症状です。記憶とは、物事を覚え、それをとどめ、必要なときに引き出すという３つの過程からなります。記憶障害はこの３つのうち、いずれかが阻害されるものです。

記憶障害が起こると、数分前の出来事を忘れてしまったり、自分の過去の体験をうまく言葉に言い表せなくなったりします。認知症の初期では、本人に忘れている自覚があり、何かを忘れているが、それが何かを思い出せず、とてももどかしい気持ちになります。

ケアのポイント 忘れたこと、思い出せないことを責めないようにしましょう。スタッフの言うことは理解できているのですが、記憶にとどめられません。何かトラブルがあった際は、本人の腑《ふ》に落ちるように状況を説明しながら、ゆっくりと確認していきましょう。

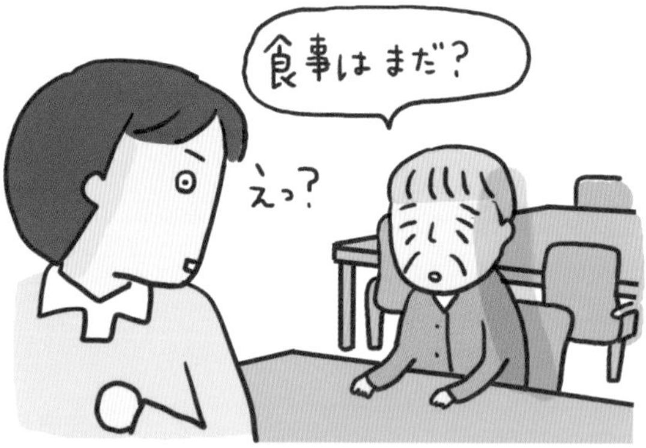
食事はまだ？
えっ？

よくある症状

- ２～３分前に言われたことを「聞いていない」と言う
- 同じ話を何度もくり返す
- 食事をしたことを忘れる
- 日にちをよく間違える
- 人や物の名前を思い出せない
- 話をしているうちに、何の話かわからなくなる

など

中核症状② 見当識障害

特徴 見当識障害は、自分の置かれている状況が端的に理解できないものです。「今、どこにいるのか」「となりにいる人は誰なのか」「今日は何月何日なのか」といったことを把握する能力が低下していきます。

見当識障害が起きると、自分のそばにいる人が誰かわからなくなるため、不安やうつにつながりやすくなります。また外出時に、ときと場合に合わせた行動ができなくなるため、人間関係にも亀裂が生じやすくなります。

ケアのポイント まずは本人の心に寄り添い、小さな不安でも解消できるように心がけましょう。そして、生活している場所が安心安全であると実感してもらえるよう、常に心に働きかけてみましょう。魚の小骨をとりのぞくように、不安の種をとりのぞくのです。

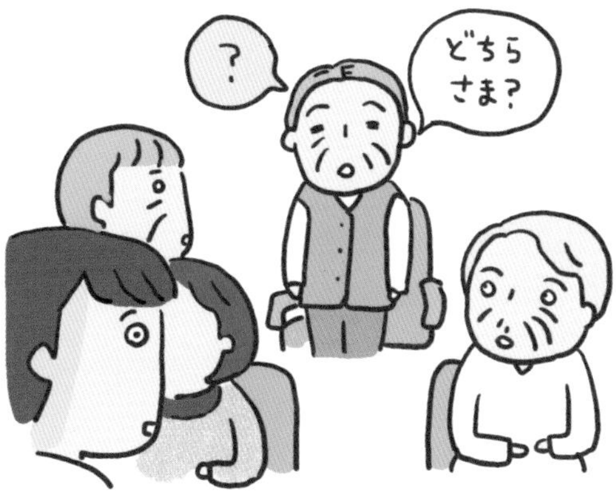
?
どちらさま?

よくある症状

- 自宅の方向がわからなくなり、帰れなくなる
- 映画館で映画を観ていることを忘れ、立ち上がってしまう
- 家族や親しい人物を認識できなくなる
- 今日は何月何日なのかがわからない
- 鏡に映った自分を把握できない
- 講演の最中など静かにするべき場所で、大声で話してしまう

など

中核症状③ 理解力・判断力障害

特徴 自分がしようとしていたことがよい行動なのかわるい行動なのか、善悪の判断がつかなくなるなどは理解力・判断力障害の1例です。

ほかにも「買い物に出かけて、お金を払わずに出てきてしまった」「買い物時、物が足りなくなる不安にかられ、いつも同じ商品をたくさん購入してしまう」などが挙げられます。また、「部屋をキレイにしなくてはいけないと焦るものの、掃除を最後まで完遂できない」といったことも起きます。

ケアのポイント これらは不安からくるものが多く、本人もひどく混乱しています。居室の物が増えた場合、「本当に必要なのは何個ですか？」などと必ず本人に確認してみましょう。本人に確認せず、だまって物をもち去ると、「私のもち物が盗まれた」とさらに不安が大きくなり、周辺症状の悪化につながります。

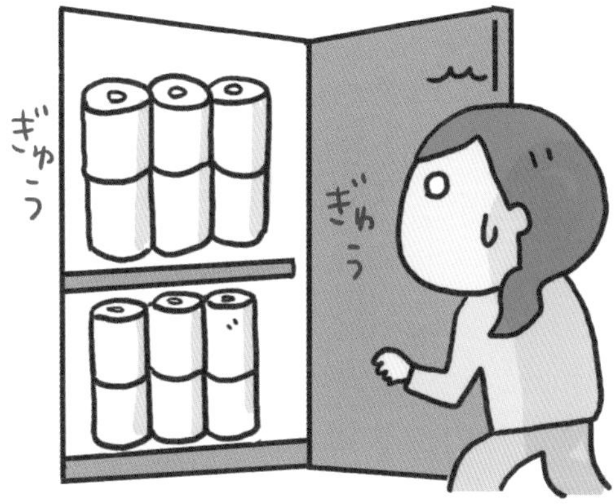
ぎゅう
ぎゅう

よくある症状

- 買い物に行った際、お金を払わず出てきてしまう
- お金を湯水のように使ってしまう
- 内容を理解できないのに、印鑑を押して保証人になってしまう
- 銀行のATMや駅の券売機で操作ができなくなる
- 駅の自動改札の通り方がわからなくなる
- 季節に応じた服装ができなくなる
- 料理を最後までつくることができなくなる

など

中核症状④ 実行機能障害

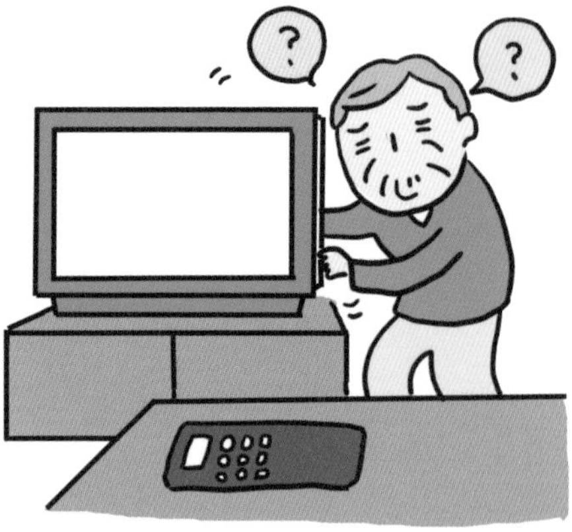

特徴 無意識のうちにしていた行動ができなくなるのが、実行機能障害です。人は物事を行う際に、無意識に４つの行動計画を立てます。１つめは、頭の中で具体的な道筋とゴールを設定します。次は手順を考え、最適な行動を選択。そして、突発事項に対応しながら、ゴールに向けて計画を実行します。最後に、現時点での進ちょくを考慮し、より効率的な手順で進めます。

実行機能障害が起こると、この４段階での作業ができなくなります。それにより生活能力が低下し、日常での困りごとが増えていくのです。

具体的には、テレビを観るとき、リモコンのどのボタンを押せばテレビがつくのかがわからなくなるなどがあります。

ケアのポイント 簡単な動作ができないショックはひとしおです。本人を否定することなく、寄り添う気持ちで行動を見守りましょう。

よくある症状

- 野菜を切っているのに、その先の料理の仕方がわからなくなる
- 買い物に行くたびに、必ず大事な何かを買い忘れる
- 洗濯機の動かし方がわからなくなり、洗濯物がたまる
- レストランで何を頼んでいいのかわからなくなり、人と同じメニューを頼む
- 部屋の片づけ方がわからなくなり、とりあえずティッシュでくるむ　など

中核症状⑤ 失認・失行・失語

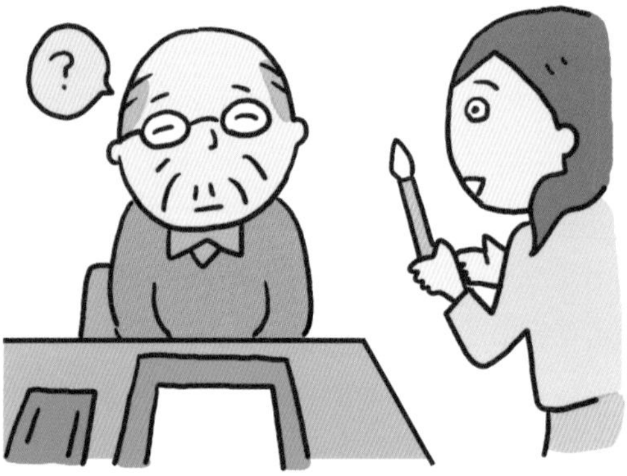

特徴 失認は目や耳に問題がなく、対象を捉えられるにもかかわらず、それを認識できないことをいいます。たとえば、歯ブラシを手にしても、何のブラシだったのかがわからなくなるのです。

失行は、手足や感覚の麻痺《まひ》がなくとも、人から言われた行動や、身につけた動作ができなくなるものです。洋服の着脱や、積み木を積むなどの達成感のある行動に難があります。

失語は、会話に関する器官に障害がないのに、単語や言い回しが出てこなくなったり、言葉の意味がわからなくなったりします。「利き手はどっち？」と聞いて、「利き手」の意味自体が理解できなくなったりするのです。

ケアのポイント 間違いを正すのではなく、必要に応じて手助けするつもりで、ケアをするとよいでしょう。

よくある症状

- 筆を見せても、それが習字で使うものだとわからない（失認）
- 「指で OK の形をつくって」といっても、言われた通りの動作ができない（失行）
- 人の発言をくり返してしまう（失語）
- 我が子の顔を見ても、誰だかわからない（失認）
- うがいをする際、水を口に含んでも吐き出すことができない（失行）
- 話すときに言葉がうまく出てこない（失語）

など

周辺症状① 怒りやすい

特徴 行動症状の代表格です。認知症の初期は、ふだんは穏やかな人も急に怒り出すことがあります。物忘れなど認知症の進行により、的確な状況判断がむずかしくなった不安やおそれから、ささいなことで本人の心がイラ立ってしまうからです。

よくあるのは、食事の準備中に「いつまで食事を待たせるんだ！」と怒る例。これは脳機能の低下により、自身の感情を抑える力も弱くなっており、一度怒り出すと止まらなくなるからです。また、レビー小体型認知症では、幻視・幻覚があるため、恐怖を感じて、怒りが暴力などの激しい行動に結びつきやすくなります。前頭側頭型認知症は、まるで人格が変わったかのように怒りっぽくなることがあります。

ケアのポイント 怒りが収まるまで時間を置く、別のスタッフに替えるなどの対応をしてみましょう。

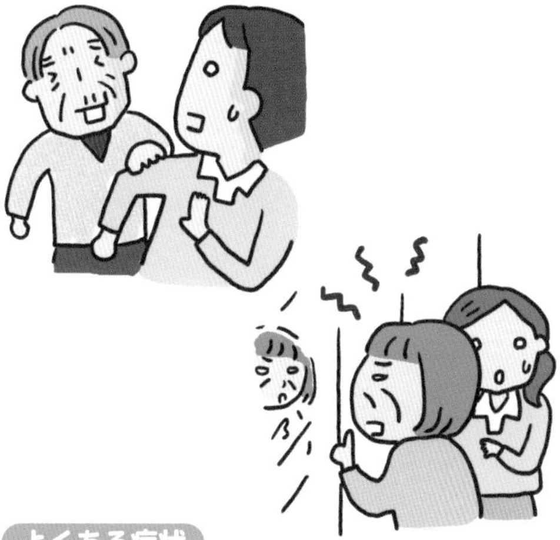

よくある症状

- お店で食事が出てくるのが遅いと、急に怒り出す
- 友だち同士の会話で、自分の要求が通らないと訴え続ける
- 一度怒り出すと、なだめられても耳を貸さない
- 街中ですれ違いざまに肩が触れると、怒鳴る
- 人が変わったかのように、怒りを爆発させる

など

周辺症状② 暴言・暴力

特徴 暴言・暴力は、介護者をひどく悩ませる周辺症状の１つです。

認知症では、前述のように怒りやすい状況になることがよくあります。自分の思い通りにならないイラ立ち、被害妄想、ケアの不快感などが相まって、暴力・暴言につながってしまうのです。

よくあるのは、介護者が着替えのときに身体をさわろうとすると、利用者が恐怖を感じ、手を払いのけること。愛情があるにもかかわらず、家族の悪口を言ったり、汚い言葉遣いでののしったりすることもあります。しかし、本人には、相手を傷つけようという意図はありません。

ケアのポイント イヤなことをされた印象が残らないように、暴言・暴力が出たらいい意味であきらめ、本人の気持ちをないがしろにしないようにしましょう。

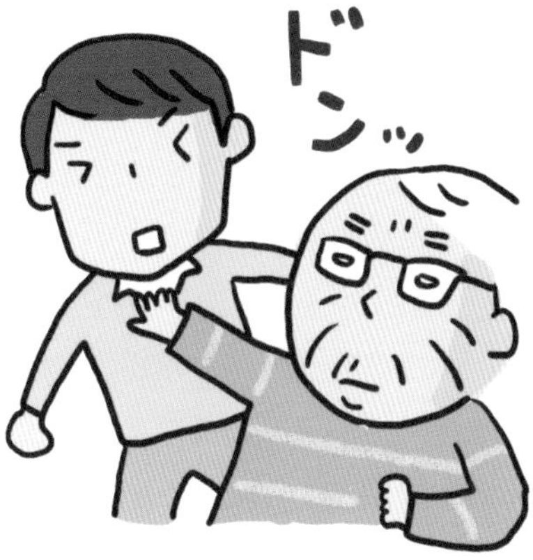

よくある症状

- 介護者に「うるせえ、バカヤロウ！」などと怒鳴る
- 身体にふれようとすると、介護者を突き飛ばす
- 目の前の人に物を投げつけたり、蹴飛ばしたりする
- 介護者に甘えているのか、外に出て大きな声で悪口を言う

など

周辺症状③　介護抵抗

特徴　介護抵抗は、介護をきっぱりと拒否するので、介護者をかなり悩ませます。衛生面に関わるものに、排泄ケアや口腔ケア、入浴ケアの拒否が挙げられます。排泄ケアの拒否は、排泄の失敗を理解できない、おむつをつけると自尊心が傷つくなどが理由で起こります。口腔ケアと入浴ケアは、それら自体がおっくうである、裸になることが理解できないなどで拒まれることが多いです。

そのほか介護者が大変なのは、食事を拒否されることです。食事への意欲の低下、ストレスなどから起きますが、食事は健康状態に直結するため、注意深い観察が必要です。

ケアのポイント　介護抵抗が起きるのは自然なことですが、スタッフへの不信感から介護拒否につながることは避けたいところです。本人をだまして行為を促すようなことは決して行わないようにしましょう。

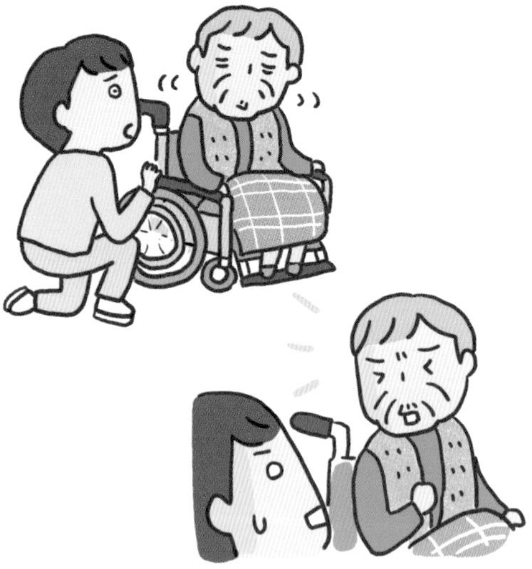

よくある症状

- 介護者が着替えを手伝おうとすると拒否する
- 歯みがきなどの口腔ケアを拒否する
- 脱衣所まで行っても、入浴に抵抗する
- 食べ物を口もとまで運んでも、口を開けない
- 排泄ケアを拒む　など

周辺症状④　徘徊

特徴　徘徊は代表的な周辺症状で、「あてもなく歩き回る」ことです。転倒や疲労などへの注意が必要で、介護者は見守りなどで本人の安全や健康に気を配らなくてはいけません。

徘徊の背景には、いくつかの原因があります。1つめは、自分の居場所がわからなくなる見当識障害、2つめは記憶障害、3つめは判断力障害です。ほかに不安や緊張などが挙げられます。

代表的な例は、「会社員時代のように、出社しようとして、道に迷う」などです。レビー小体型認知症では、幻視により、本人だけが見える何かに誘発されて歩き回ることもあります。

ケアのポイント　徘徊を無理にやめさせると、本人のストレスが余計に増します。スタッフが一緒に歩いてみるなどして、利用者の漠然とした不安をとりのぞくようにしましょう。

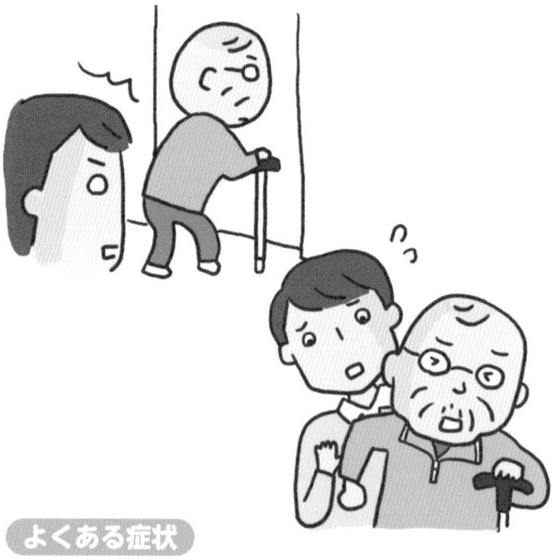

よくある症状

- 施設から外出して、実家に帰ろうとする
- 物の置き場所がわからなくなって、探し続ける
- 何かしらの出来事で気分が高揚し、歩き回る
- 目的があって歩き始めたのに、次にすべき行動がわからなくなり、歩き回る
- すでに定年退職しているのに、会社に行こうとする　など

周辺症状⑤ 常同行動

特徴 常同行動は、前頭側頭型認知症に多く見られます。具体的には、何度も同じコースを歩き続ける「周回」や、いつも決まった時間に同じ行動をとる「時刻表的生活」などがあります。

常同行動が出ると、同じ手順をくり返すようになります。そのほか手を叩くなどの単純動作をくり返したり、落ち着きがなく動き続けたりします。「周回」は徘徊と似ていますが、道に迷わずに、必ず同じ場所にもどってきます。

話にまとまりがないまま、ずっと誰かに向けて話しているなどの常同行動もあります。まわりからの刺激にすぐに反応するため、となりの部屋や遠くの物音に返事をすることもあります。

ケアのポイント 過剰に動いたり、話したりすることで、落ち着きをとりもどしているのかもしれません。本人の行動を制することなく、安全に配慮して温かく見守りましょう。

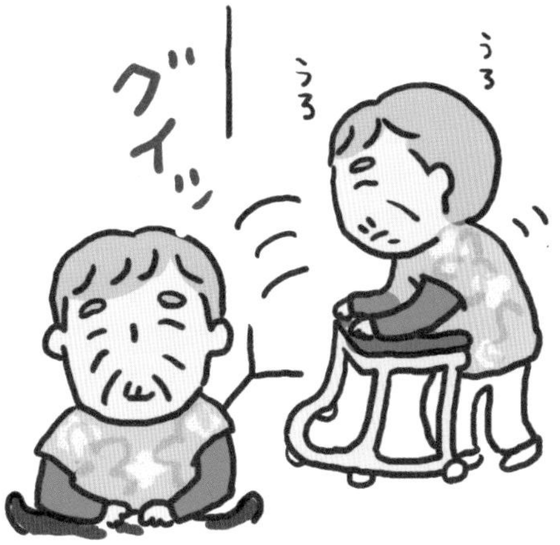

よくある症状

- 落ち着きがなく、ずっとそわそわしている
- 話し出すと止まらなくなる
- 話しているうちに内容がわからなくなり、同じ話題を何度もくり返す
- 誰もいなくても、1人で長く話している
- となりの部屋の声にも返事をする　など

周辺症状⑥ 幻覚・妄想

特徴 幻覚には、実際に存在しないものが見える幻視と、あるはずのない音が聞こえる幻聴があります。多いのは幻視で、レビー小体型認知症では８割の人に見られます。

幻視で特徴的なのは、人が見えるというもの。「部屋の角に若い女の人が立っている」と本人は訴えますが、実際には誰もいません。

妄想は、主に記憶障害から起こります。たとえば、どこかに置き忘れた物を、「盗まれた」と思い込みます。犯人にされてしまうのは、介護者など本人の身近にいる人が多いです。

ケアのポイント 幻覚も妄想も、本人の不安が具体的に形となって現れたものといえます。いったん本人の言い分を受け止め、落ち着いたら徐々に話題をそらしていきましょう。

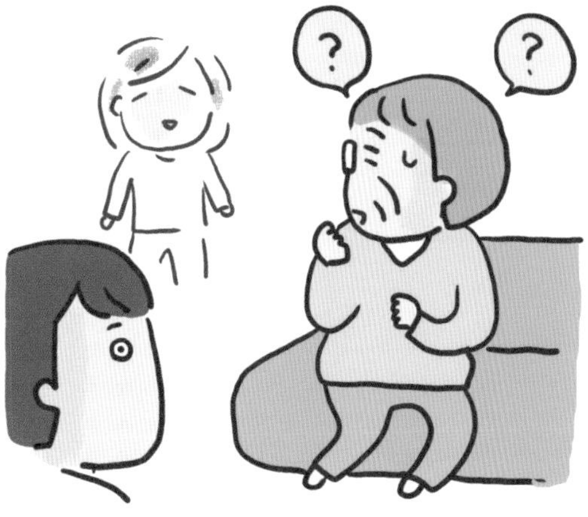

よくある症状

- 家の前のマンションの人が私を監視しているという
- 夫（妻）が浮気していると疑う
- 「青い服の男の子がいる」などと、いないはずの人の話をする
- 若い頃に亡くなった父の声がするという
- 「私の財布を誰かが盗んだ」とさわぐ
- 家族に見捨てられると、疑心暗鬼になる　など

周辺症状⑦　仮性作業

特徴　仮性作業とは、周囲の人からは目的のない動作に見えるものの、何か意味があるかのような行為をくり返す周辺症状です。実際に意味のある作業にならないものの、行動だけが残っています。認知症が進行してから見られます。

よくあるのは、タンスにある洋服を一度出して、たたみ直すような行為です。タンスから出した服で部屋がいっぱいになることもありますが、衣類を無心にたたんだり入れ替えたりしているとき、本人はその作業に没頭できるので、心穏やかにいられることが多いです。

レビー小体型認知症で幻視がある場合、料理をしようとして鍋を火にかけるなど、昔行っていた動作をくり返す人もいます。

ケアのポイント　一見奇異に見えますが、一緒に手伝うなどして、その行為を肯定しましょう。本人はとても落ち着きます。

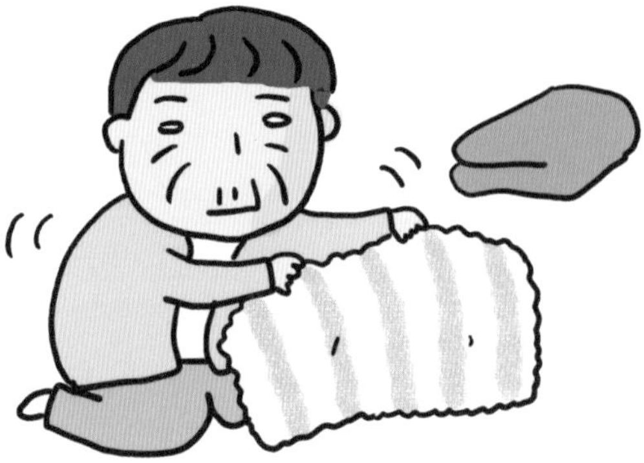

よくある症状

- タオルを広げて、たたむをくり返す
- 戸棚から物をとったり、もどしたりをくり返す
- テレビを点けて、観ているフリをする
- 鉛筆を紙にくるんではやめる動作をくり返す
- 何度も冷蔵庫を開け閉めする
- 見えないものをつまんでは、1ヵ所に集める

など

周辺症状⑧　不安・焦燥

特徴　不安や焦燥は、認知症による記憶障害や、自分の置かれている状況がわからない見当識障害に加え、施設入居後などの環境変化によるストレスで引き起こされます。

まず現れるのは、不安です。1人になるのをひどくこわがり、介護者に自分の心配事を何度も訴えます。その状況が続くと焦燥感をもつようになり、具体的な行動として現れます。

焦燥は不安にかられ、ある種の興奮状態になるものです。具体的には不満を口にしたり、部屋をウロウロしたりします。攻撃性が出てくると、大声で叫ぶこともあります。

ケアのポイント　いいようのない不安感が源ですから、しっかりと気持ちを受け止めることが大切です。同時に、ふだんから本人がさみしい気持ちにならないよう、声をかけて頻繁《ひんぱん》にコミュニケーションをとるとよいでしょう。

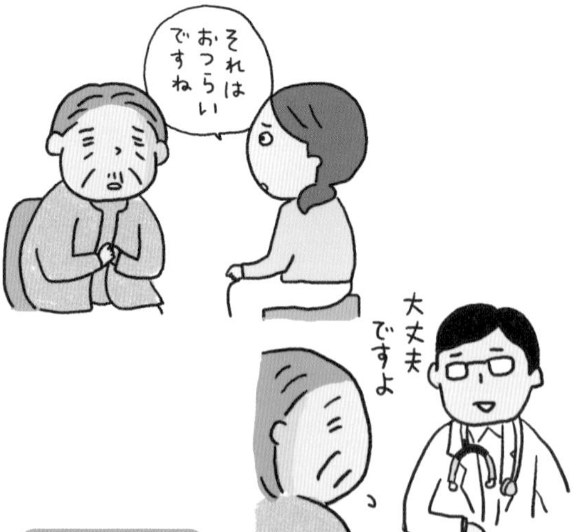
それはおつらいですね
大丈夫ですよ

よくある症状

- 1人になりたくないので、いつも誰かの後ろについて歩いている
- 同じ質問を何度もくり返す
- 自分は攻撃されるのではとおびえる
- 部屋の中を行ったり来たりする
- 「私、病気なんです」と健康面の心配をくり返し伝える

など

周辺症状⑨　心気・抑うつ

特徴　心気とは、自分が重い症状と信じこんで強い不安が生じる精神疾患の１つです。具体的には、記憶障害など病気への不安から、「私は重大な病気なのでは？」といった疑心暗鬼になり、周囲の人に不安を訴え、何かにおびえることが増えていきます。

認知症の人によく現れるうつ症状は、かなしみや自己肯定感の低さよりも、よろこびを感じられなくなる点が特徴です。脳血管性認知症とレビー小体型認知症の人に多く見られます。

うつ症状や心気になると、本人はふさぎ込み、居室にこもりがちになります。

ケアのポイント　一番大切なのは、日中の活動量が減って昼夜逆転の生活にならないよう、気を配ることです。ほかの利用者と同じ生活スケジュールを保ちながらも、無理強いをせず、やさしい言葉で行動を促すようにしてみましょう。

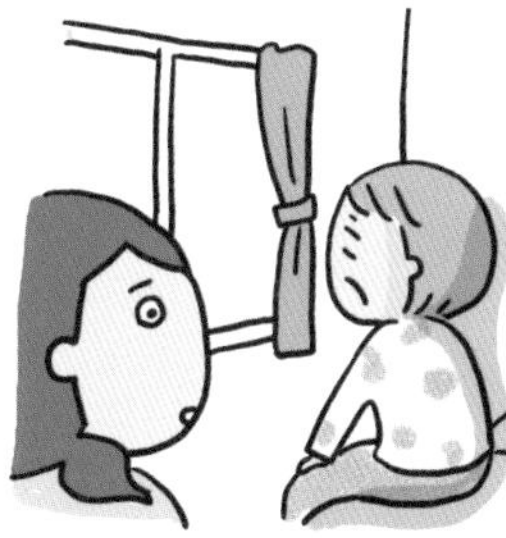

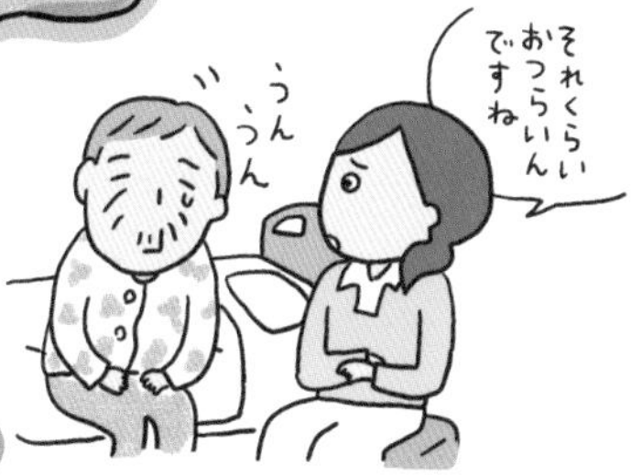
うんうん
それくらいおつらいんですね

よくある症状

- なんとなく、いつも頭が痛い
- 部屋に閉じこもっている
- ちょっとした物音にもビックリする
- 身体に異変が生じているのではないかと、いつも気になっている
- 身体が冷えて、むくみがちになる
- 不眠になる　など

周辺症状⑩　無為・無関心・無反応

特徴　無為・無関心・無反応は、うつが原因で起こるものではありません。

アルツハイマー型認知症では行動意欲の低下などから、レビー小体型認知症では意識障害などから、無為・無関心・無反応が引き起こされます。

行動意欲が低下すると、やがて「面倒くさい」気持ちから、生きていくために最低限必要な食事・入浴・歯みがきなども受けつけなくなります。

レビー小体型認知症では、自主性が乏しくなり、問いかけに対する反応がにぶくなります。脳の覚醒レベルが徐々に低下するため、注意したいのは転倒事故です。

ケアのポイント　大切なのは、日常習慣をできるだけ乱れさせないようにすること。転倒事故にも配慮し、歩行やベッドから移動する際は、細心の注意を払いましょう。

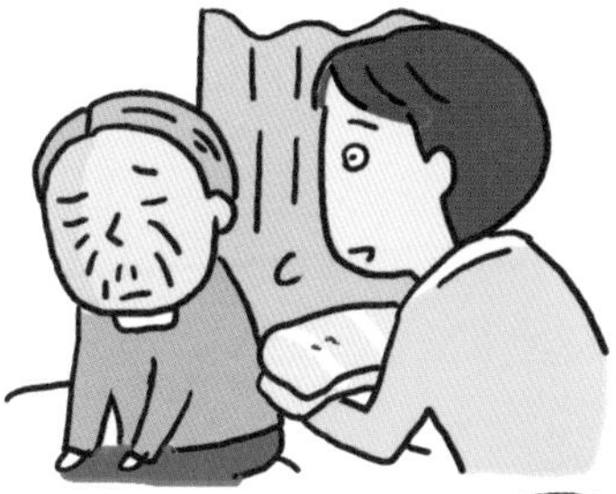

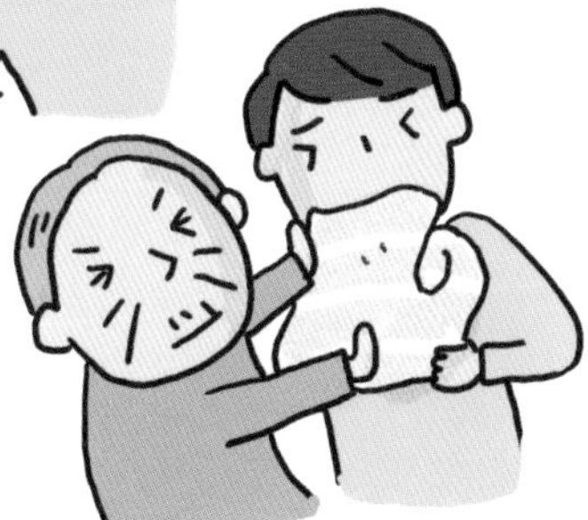

よくある症状

- 部屋にずっと閉じこもる
- 何もしたくなくて、ボーッとしている
- 何事にも関心を示さなくなる
- 好きだった趣味に誘われても、興味がわかない
- 面倒くささから、歯みがきや入浴をしなくなる
- 食事などの必要不可欠なものに対しても、心が動かない　など

周辺症状⑪　睡眠障害

特徴　睡眠障害は、認知症が発症したことによる不安やうつ状態をきっかけに生活パターンや体内時計が狂うことと、睡眠を促すホルモン「メラトニン」の分泌が加齢により低下することなどによって引き起こされます。

睡眠障害には、寝つきがわるい「入眠障害」、睡眠中に目が覚めてしまう「中途覚醒」、早朝に目が覚めてしまう「早期覚醒」などがあります。眠りの質がわるくなると、日中に傾眠がちになり、夜間に覚醒する昼夜逆転現象が起こります。これは本人や介護者にとっても、つらいものです。

ケアのポイント　睡眠時間が極端に短くなったり、夜間に何度も起きたりすることがあります。声かけで本人が落ち着かない場合は、夜間に一緒に歩いたり、話をしたりするとよいでしょう。気持ちが落ち着けば、また少し眠ることができます。

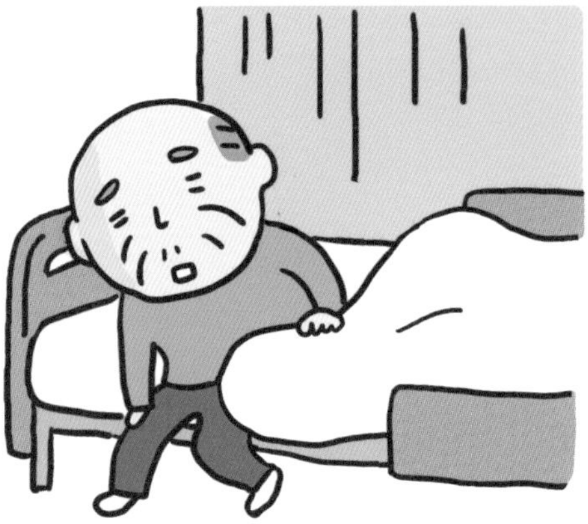

よくある症状

- 睡眠が浅くて、夜中に目覚めてしまう
- とにかく夜に眠れない
- 昼に傾眠がちになる
- 起床が早く、夜中の時間帯に起きてしまう
- 寝ている際、身体を激しく動かしたり、大声を出したりする　など

周辺症状⑫　依存

特徴　依存は、自分のことを気にしてほしい、甘えたい、いつもそばにいてほしいという欲求が強くなる周辺症状です。身体機能や認知機能が落ちることへの焦りや、将来への漠然《ばくぜん》とした不安感から生じることが多いものです。

認知症になると、スタッフやまわりの人が今どういう状況にあるのか、本人は認識できなくなります。すると、状況を察して我慢することができなくなるため、自分の欲求をストレートに表現します。常に介護者のそばにいたり、スタッフの姿が見えなくなると大声で呼んだりするのです。

ケアのポイント　できるかぎり本人が落ち着くまで、そばにいることが大切です。本人の行動を無理にやめさせると不安が増し、余計にエスカレートします。目や表情で、しっかりとコミュニケーションをとるようにしましょう。

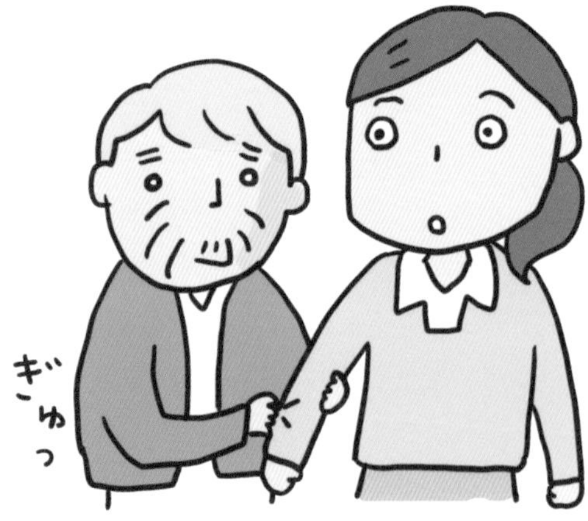

よくある症状

- 介護者の洋服や手をつかんで離さない
- スタッフの姿が見えないと、不安から大声で叫ぶ
- 身体に異常はないが、「痛い」と訴え続ける
- 呼んだスタッフがすぐに来ないと激怒する
- 介護者の後ろをずっとついて回る
- テーブルの物をわざと落として、人の注意を引こうとする　など

周辺症状⑬ 過食・拒食・異食

特徴 過食は、脳の満腹中枢の働きがわるくなり、満腹感が感じられないことが原因です。拒食は、家族に見捨てられたなどの不安感や、飲み込みがわるい、味覚の低下など、身体的な変化から起きます。

異食は、食べものではないものを食べものと誤認して口に入れることです。ごくまれに、おむつの違和感などから便を手にとり、口に運んでしまうこともあります。

ケアのポイント 過食では、食後に「おなかが空いた」と訴える場合が多いので、あえてこちらから食事の話題を投げかけてみるのも手です。拒食で大切なのは、食事を楽しむ気持ちを奪わないこと。無理はせず、本人の心の動きに寄り添って食べる楽しみを感じられるように心がけましょう。異食は徘徊時に起きやすいため、チームで見守りましょう。

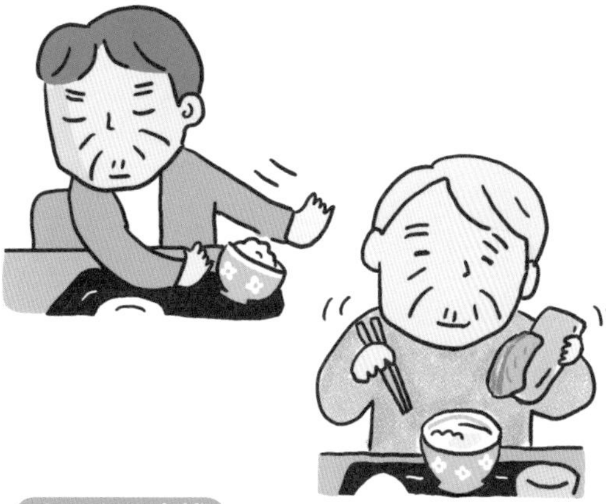

よくある症状

- 鍋に入った家族4人分の汁物を、全部飲んでしまう（過食）
- 食べなくてもおなかが空かない（拒食）
- 観葉植物の葉っぱを口の中に入れてしまう（異食）
- ほかの人の食事に手を出す（過食）
- 食事をスプーンで口もとまで運んでも、「いらない」という（拒食）
- おむつの中に手を入れ、便を口に入れる（異食）

など

周辺症状⑭ 不潔行為

特徴 不潔行為には、洗顔・歯みがき・入浴の拒否も含まれますが、ここでは尿と大便にまつわる行為について説明します。

大便を手でこね、尿をまき散らすような行為は、主に排泄の失敗によるショックや、おむつの不快感、中核症状の見当識障害や実行機能障害が原因となって起こります。便を直接手で出そうとするのは便秘や残便感から、便をさわるのはかゆみなどのおむつの不快感からです。

ケアのポイント 本人がおむつの不快感や尿意を感じてそわそわする前に、早めにトイレへと誘導するとよいでしょう。利用者の様子次第で動くのではなく、時間を決めて誘導するようにすれば、自分以外のスタッフともその人のトイレの時間を共有することができ、自分がいないときでも対応できるようになります。

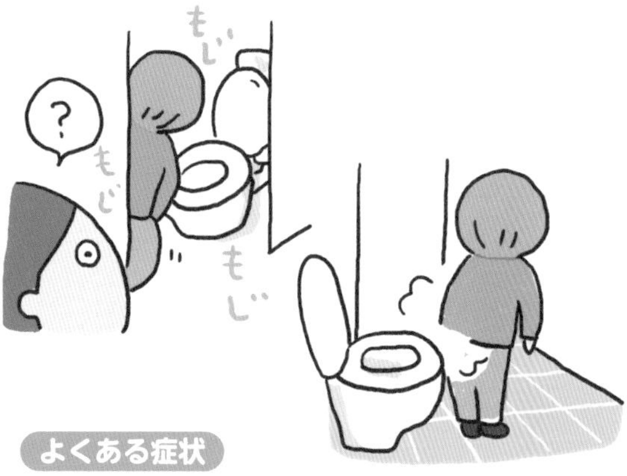

よくある症状

- 恥ずかしさからか、汚れたおむつや下着をタンスにしまう
- 残尿感、残便感を解消するために、便を直接さわって身体や洋服を汚す
- トイレの場所がわからず、トイレ以外の場所で排尿、排便をする
- トイレまで間に合わず、放尿してしまう
- 下着の便を床や壁につける
- 深夜におむつを外して、失禁する

など

コラム2

記憶は残らなくても印象に残る介護者の心も守る関係の築き方

ごく普通の人間関係を求めるとつらくなりがち

「あんなにたくさん話したのに、もう私のことを忘れちゃうんだ」――多くの新人ケアスタッフが、はじめて認知症の人を目の当たりにしたときに感じる思いです。

一般の社会生活でも、一度挨拶した人に名前と顔を覚えてもらえていないとさみしい思いをします。認知症ケアでは次に会ったときに、本人の記憶がリセットされていることが頻繁《ひんぱん》に起こります。真面目なスタッフほど、懸命に利用者と関わろうとするものの、本人の記憶が次につながらないために、ごく普通の人間関係を求めるとつらくなりがちです。

介護者が自分の心を傷つけずに、利用者に接するポイントは2つあります。

1つめは、利用者に「いい印象」を残せるように、サービス業の心持ちで接することです。認知症の人は何もかも忘れるわけではなく、「相手の印象」をきちんと受けとっています。「誰か」「どんなことを話したか」は覚えていなくても、「イヤな感じの人だ」「なんだか親切そうな人だ」という印象は伝わるのです。

たとえば、混雑したファミリーレストランで愛想のよい店員さんを見ると、自然に好印象を抱きます。どこの誰かはまったく知らないにもかかわらず、です。同じような感覚を、認知症の人も感じとっています。好印象を抱いてもらえれば介護拒否などの困りごとも減りますし、コミュニケーションも穏やかに、スムーズになります。人間関係の構築を求めるよりも、サービス業の心持ちで接する。これが、自分の心も守るのです。

「これまでの人生」を知って寄り添うことで信頼関係を築く

2つめは、第1章で紹介した「人生に寄り添うケア」、つまり利用者を観察して「これまでの人生」を理解することです。たとえば、「学生時代の話になると楽しそう」と感じたら、その視点で本人や家族と会話し、さらに情報を集めます。すると、「本人が一番大事にしている過去」が見えてきて、具体的なプランにつながっていきます。利用者も「自分が大事にしているものをわかってくれている」という大きな安心感が得られます。

「印象」をキーワードにサービス業の心持ちで接すること、「これまでの人生」を知って寄り添うこと、この2点で認知症ケアに臨んでいきましょう。

ケース別

第2章
ケアのポイントと方法

認知症の症状は、日常生活のさまざまな場面で現れます。本章では、よくある33のケースをとり上げ、ケアのポイントを「今に寄り添うケア」と「人生に寄り添うケア」の２ステップで紹介します。

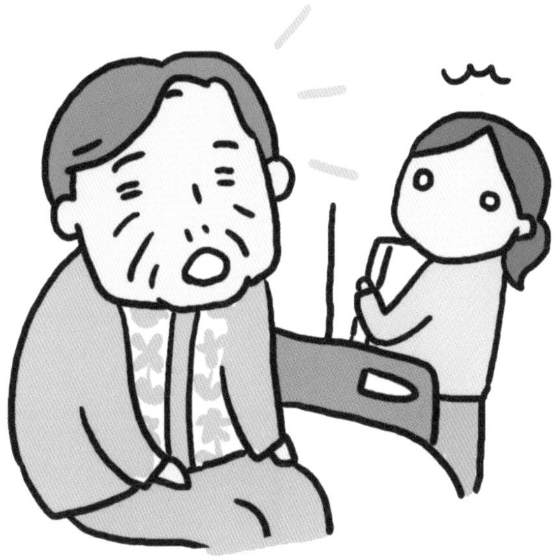

第4話 症状はさまざま、対応もそれぞれ

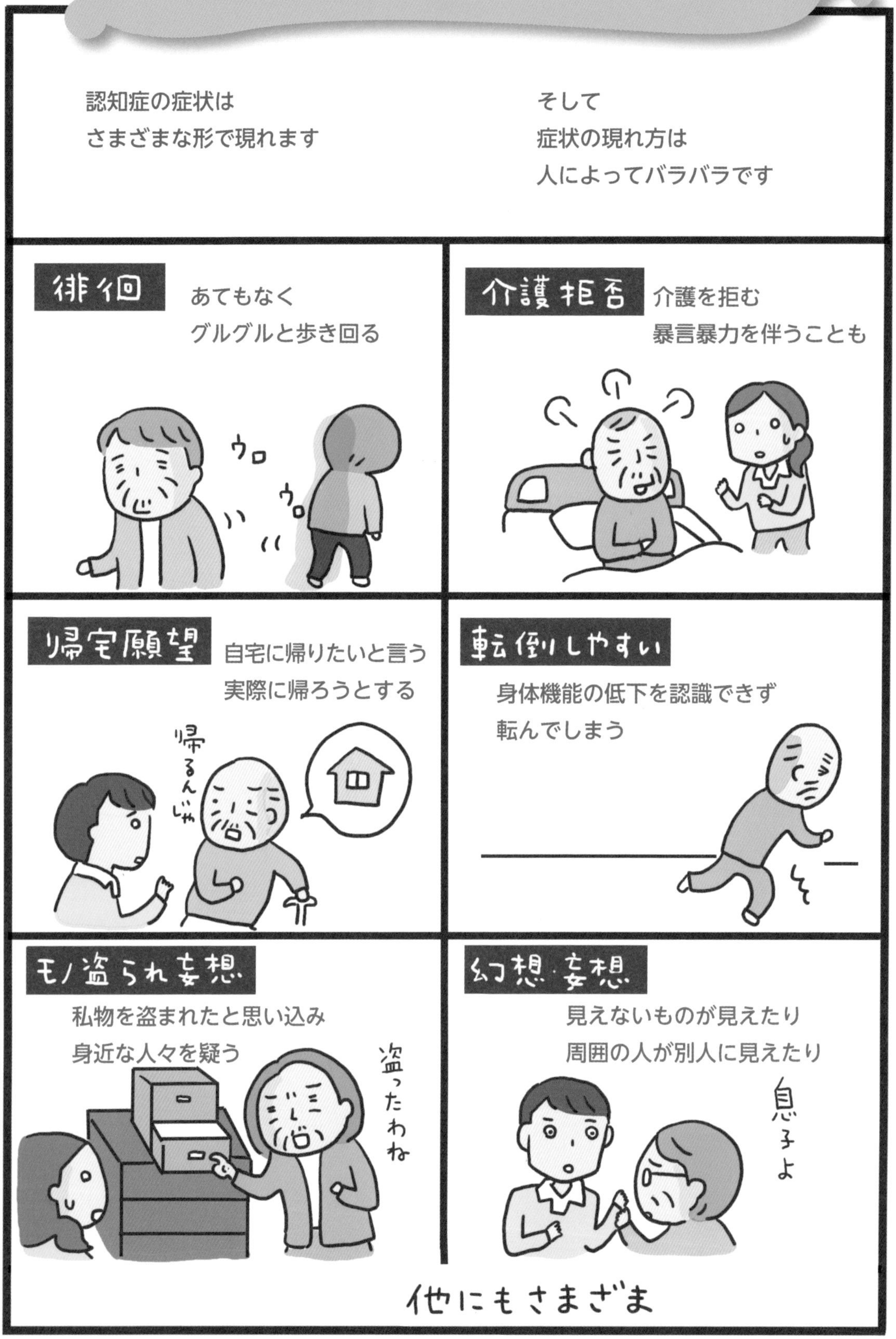

認知症の症状は
さまざまな形で現れます
そして
症状の現れ方は
人によってバラバラです
徘徊
あてもなく
グルグルと歩き回る
ウロ
ウロ
介護拒否
介護を拒む
暴言暴力を伴うことも
帰宅願望
自宅に帰りたいと言う
実際に帰ろうとする
帰るんじゃ
転倒しやすい
身体機能の低下を認識できず
転んでしまう
モノ盗られ妄想
私物を盗まれたと思い込み
身近な人々を疑う
盗ったわね
幻想・妄想
見えないものが見えたり
周囲の人が別人に見えたり
息子よ
他にもさまざま

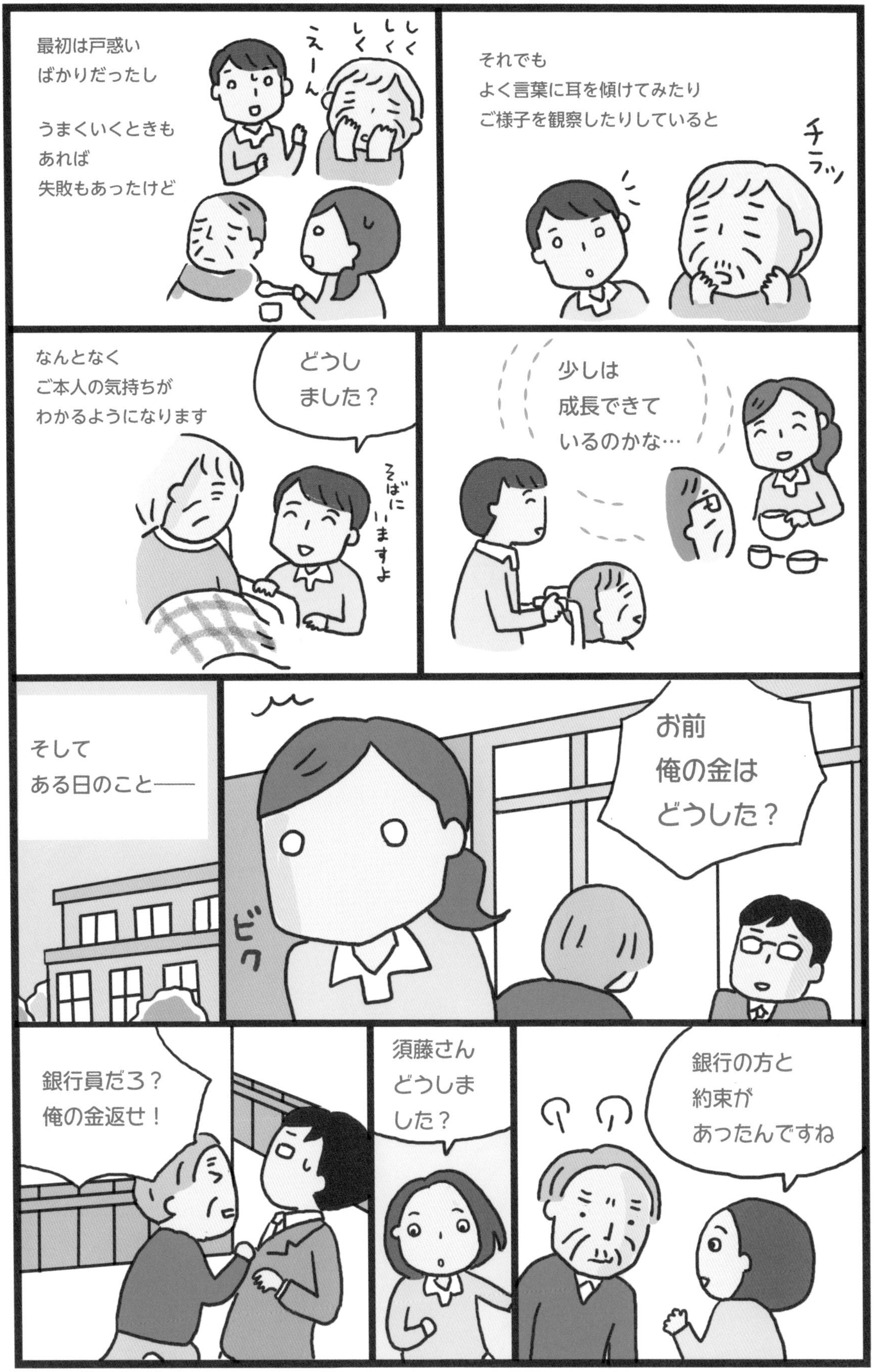
最初は戸惑い
ばかりだったし
うまくいくときも
あれば
失敗もあったけど
えーん
しくしくしく
それでも
よく言葉に耳を傾けてみたり
ご様子を観察したりしていると
チラッ
なんとなく
ご本人の気持ちが
わかるようになります
どうしました？
そばにいますよ
少しは
成長できて
いるのかな…
そして
ある日のこと——
お前
俺の金は
どうした？
ビク
銀行員だろ？
俺の金返せ！
須藤さん
どうしま
した？
銀行の方と
約束が
あったんですね

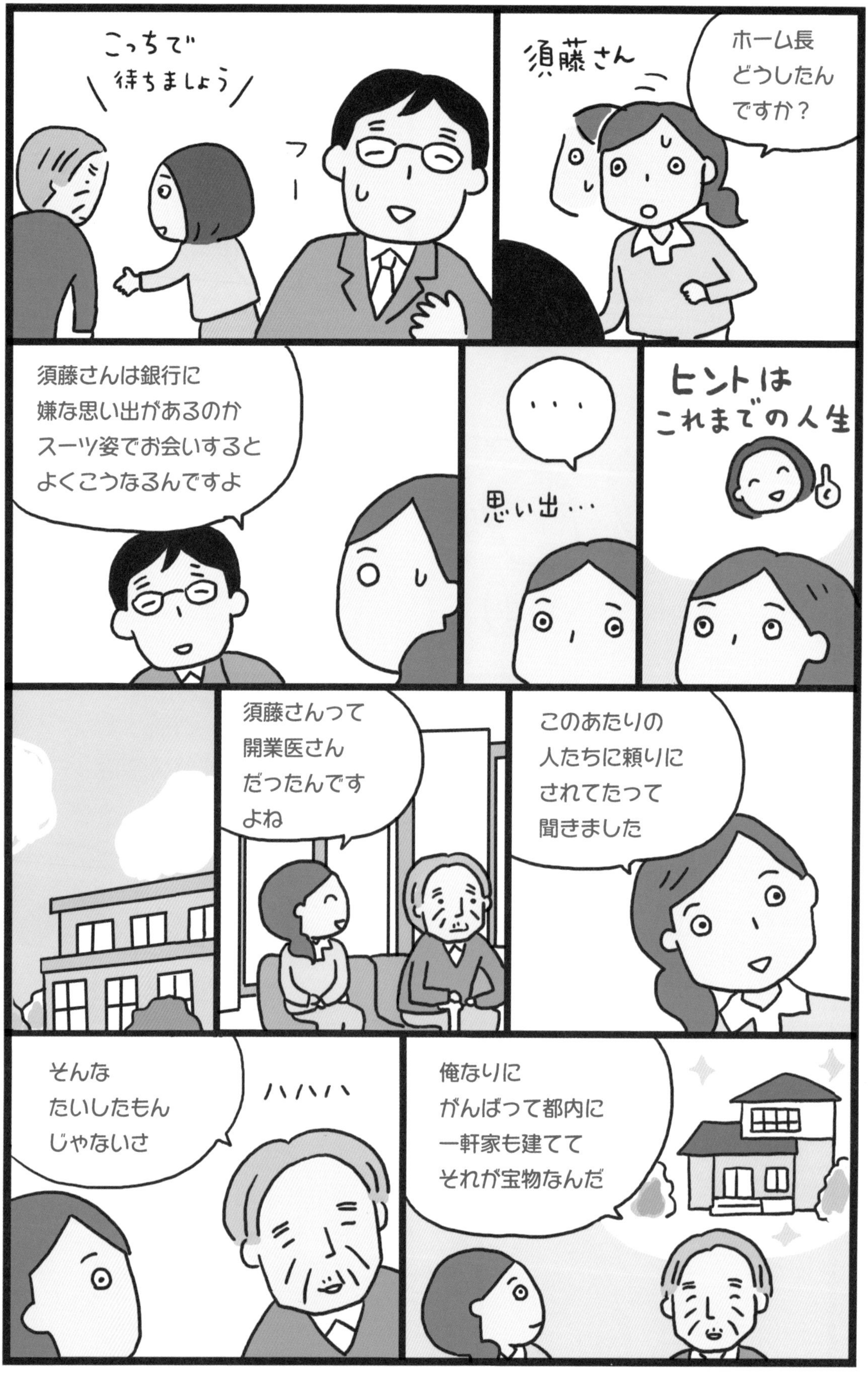
こっちで待ちましょう
フー
須藤さん
ホーム長どうしたんですか？
須藤さんは銀行に嫌な思い出があるのかスーツ姿でお会いするとよくこうなるんですよ
・・・
思い出・・・
ヒントはこれまでの人生
須藤さんって開業医さんだったんですよね
このあたりの人たちに頼りにされてたって聞きました
そんなたいしたもんじゃないさ
ハハハ
俺なりにがんばって都内に一軒家も建ててそれが宝物なんだ

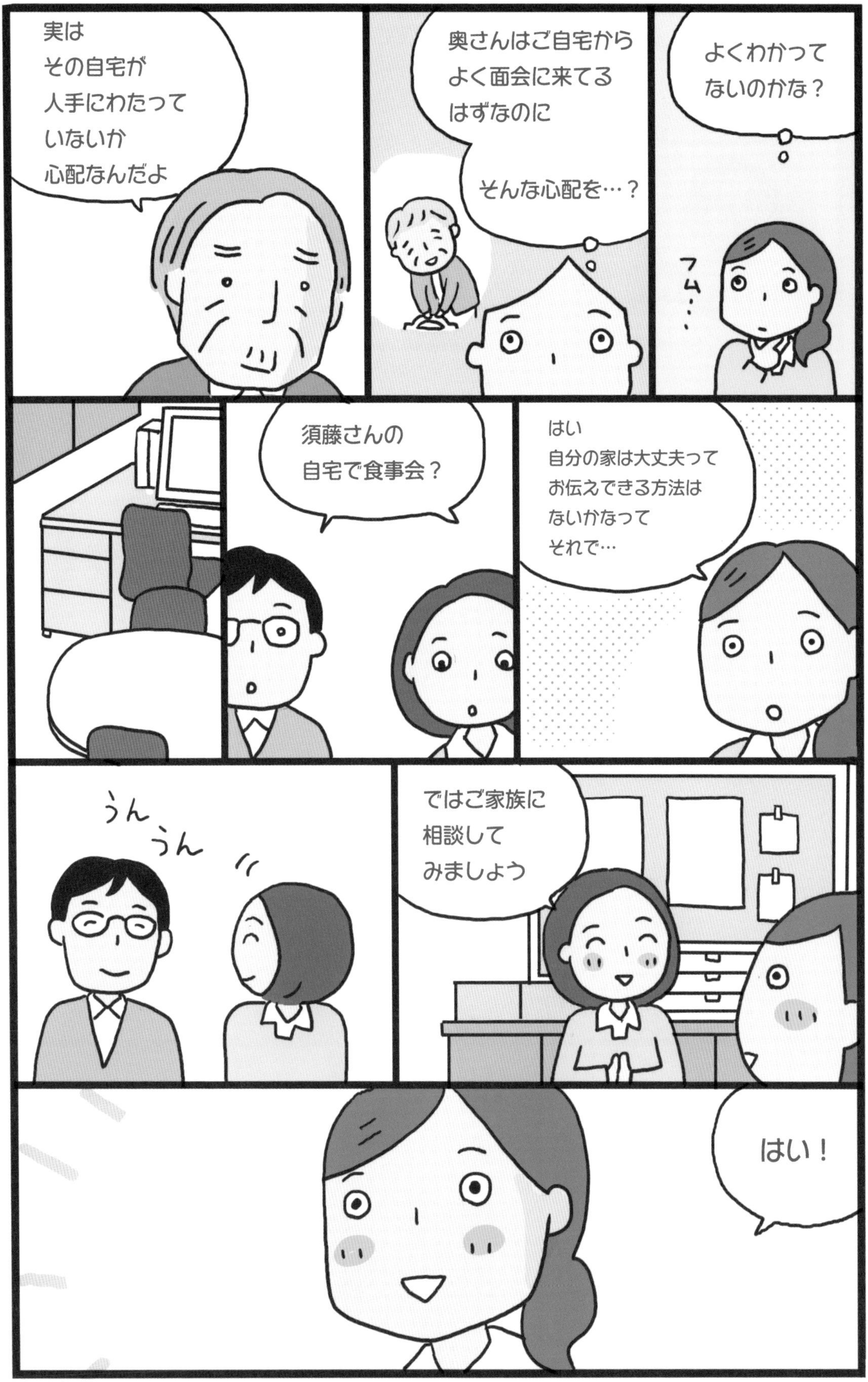
実は
その自宅が
人手にわたって
いないか
心配なんだよ
奥さんはご自宅から
よく面会に来てる
はずなのに
そんな心配を…？
よくわかって
ないのかな？
フム…
須藤さんの
自宅で食事会？
はい
自分の家は大丈夫って
お伝えできる方法は
ないかなって
それで…
うん
うん
ではご家族に
相談して
みましょう
はい！

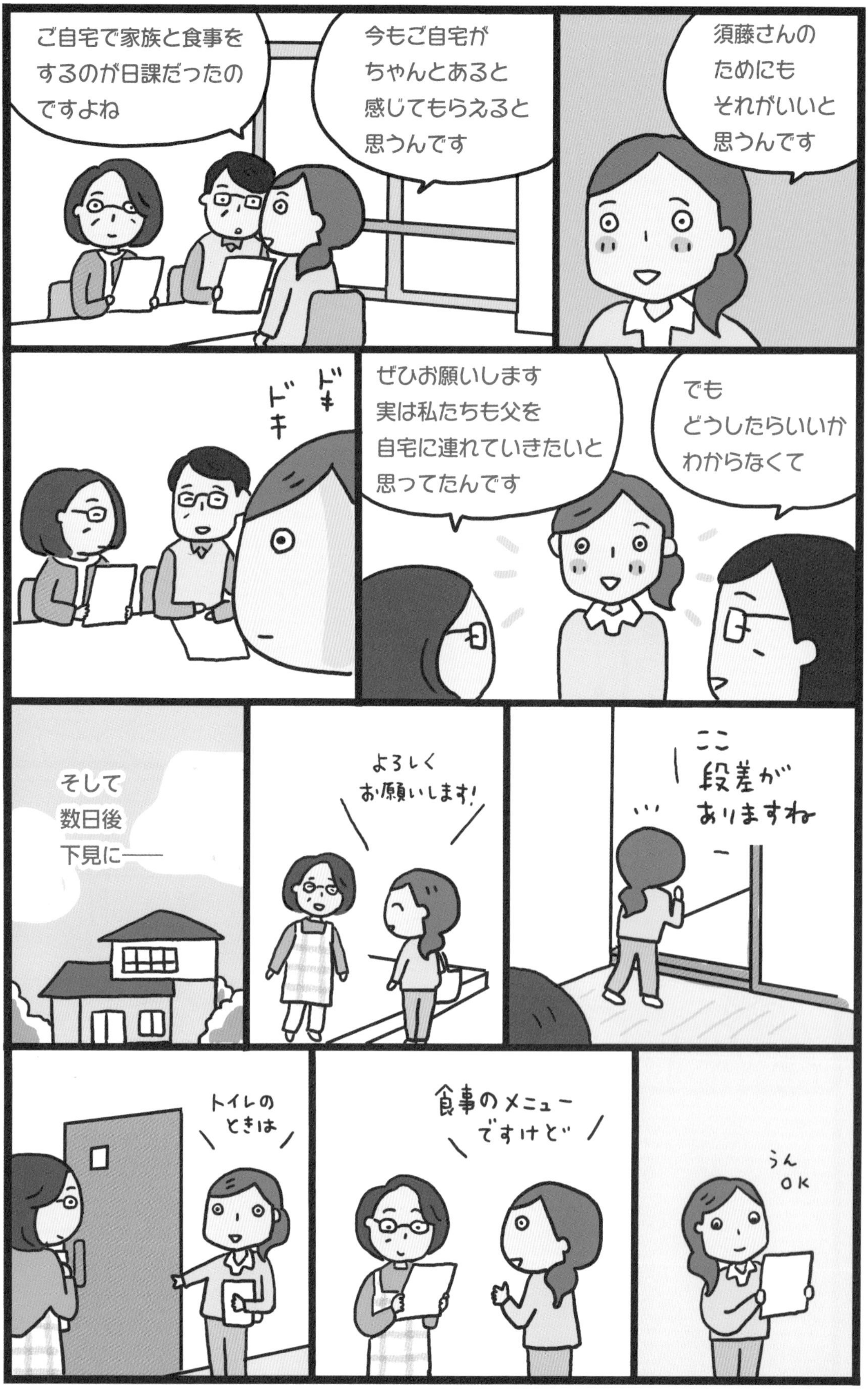
ご自宅で家族と食事をするのが日課だったのですよね
今もご自宅がちゃんとあると感じてもらえると思うんです
須藤さんのためにもそれがいいと思うんです
ドキドキ
ぜひお願いします 実は私たちも父を自宅に連れていきたいと思ってたんです
でも どうしたらいいかわからなくて
そして 数日後 下見に――
よろしくお願いします!
…
ここ 段差がありますね
トイレのときは
食事のメニューですけど
うん OK

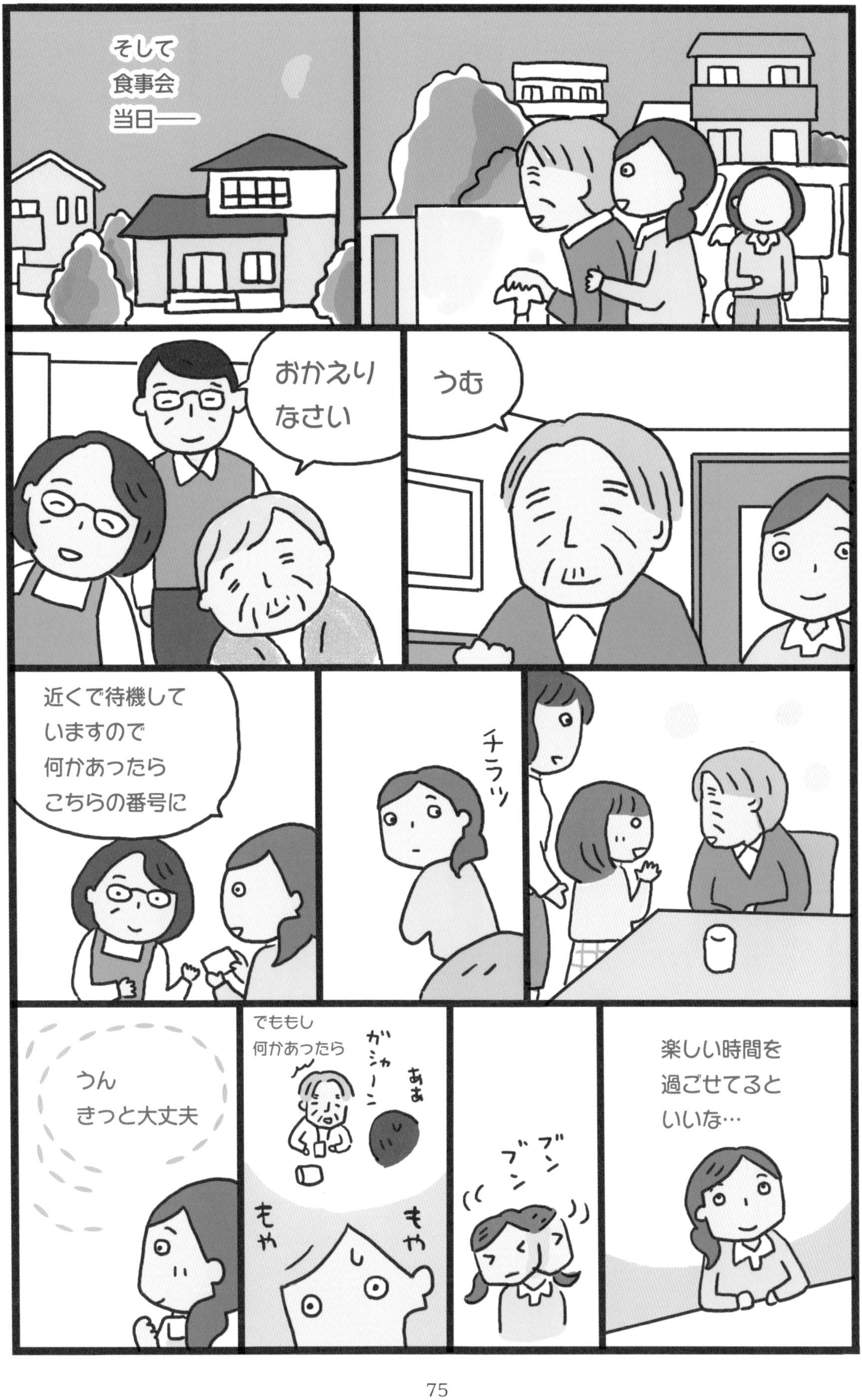
そして
食事会
当日——
おかえり
なさい
うむ
近くで待機して
いますので
何かあったら
こちらの番号に
チラッ
うん
きっと大丈夫
でももし
何かあったら
ガシャーン
ああ
もや
もや
ブン
ブン
楽しい時間を
過ごせてると
いいな…

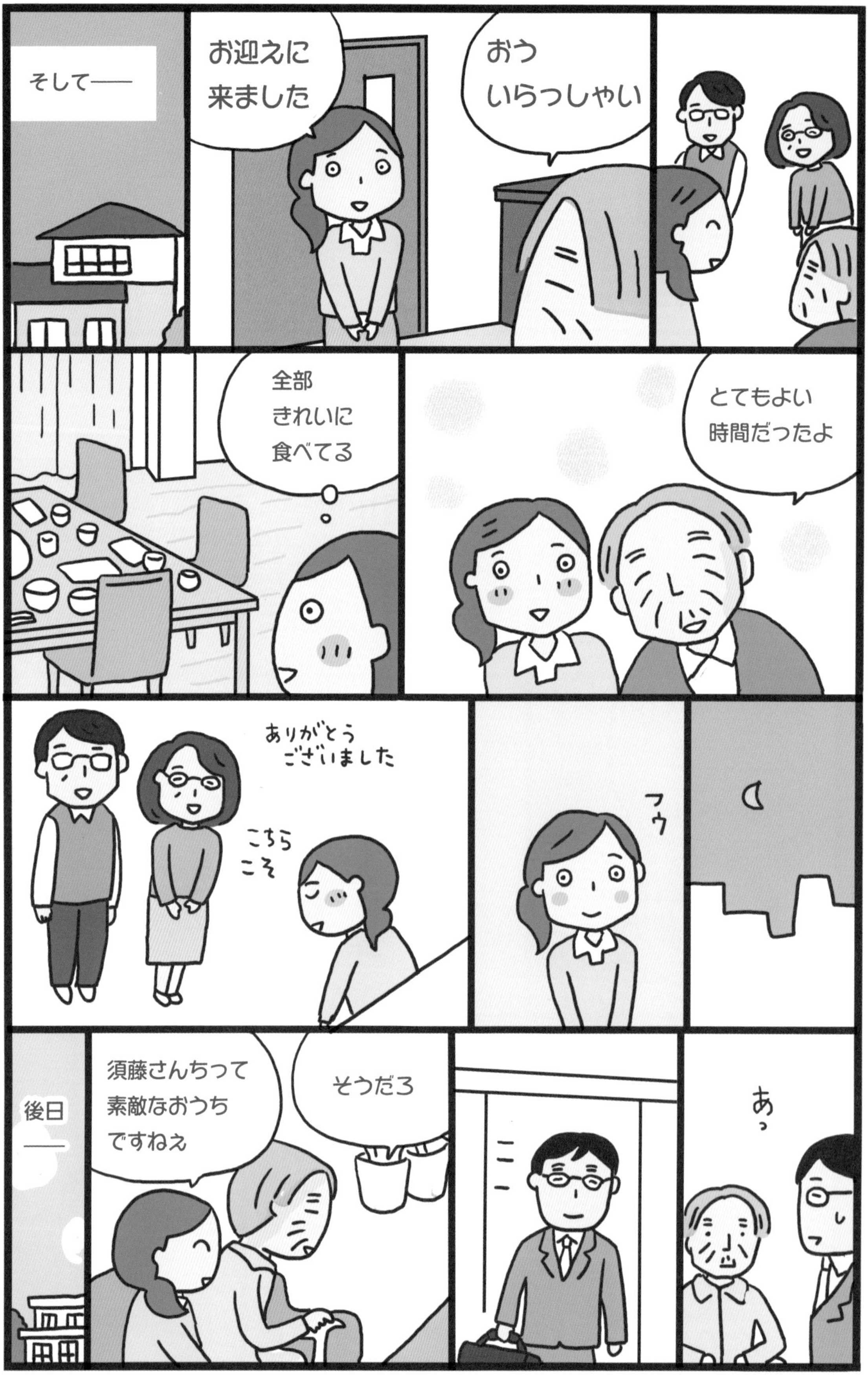
そして——
お迎えに来ました
おう いらっしゃい
全部 きれいに 食べてる
とてもよい 時間だったよ
ありがとう ございました
こちら こそ
フウ
後日——
須藤さんちって 素敵なおうち ですねぇ
そうだろ
あっ

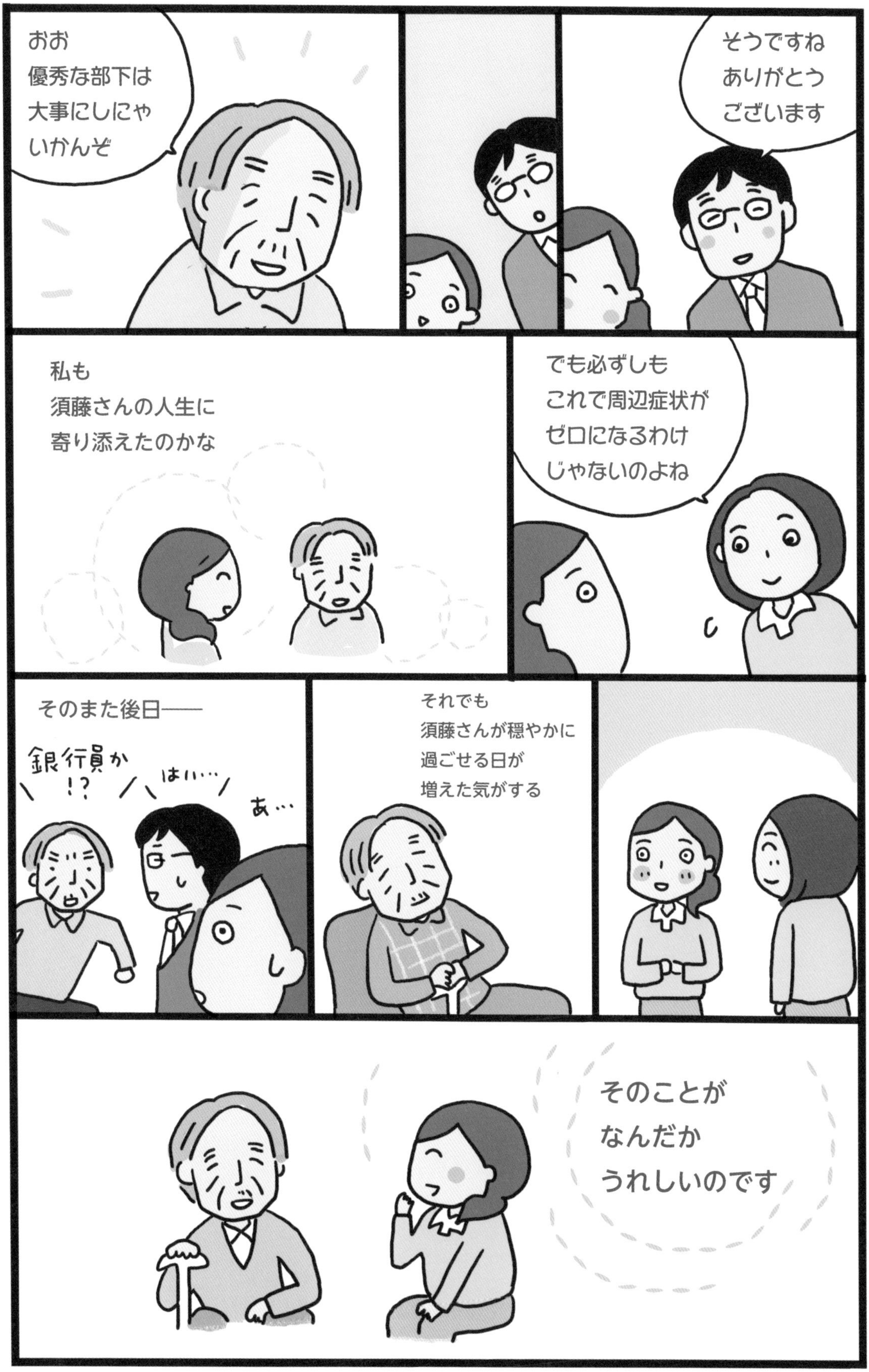
おお
優秀な部下は
大事にしにゃ
いかんぞ
そうですね
ありがとう
ございます
私も
須藤さんの人生に
寄り添えたのかな
でも必ずしも
これで周辺症状が
ゼロになるわけ
じゃないのよね
そのまた後日――
銀行員か!?
はい…
あ…
それでも
須藤さんが穏やかに
過ごせる日が
増えた気がする
そのことが
なんだか
うれしいのです

行動症状

ケース1

突然怒り出し、介護拒否をする

Aさん		
	生活レベル	車椅子で生活。会話は明瞭。
	既往歴	アルツハイマー型認知症

女性
90歳代
要介護3

もともと個人事業主で、バリバリと働いていた。自立心・自尊心が高く、できるだけ人の手助けは受けたくない。とくに排泄の介助を受けたくなくて、男性ケアスタッフの介入は至難。子どもが好きで世話好きな一面も。

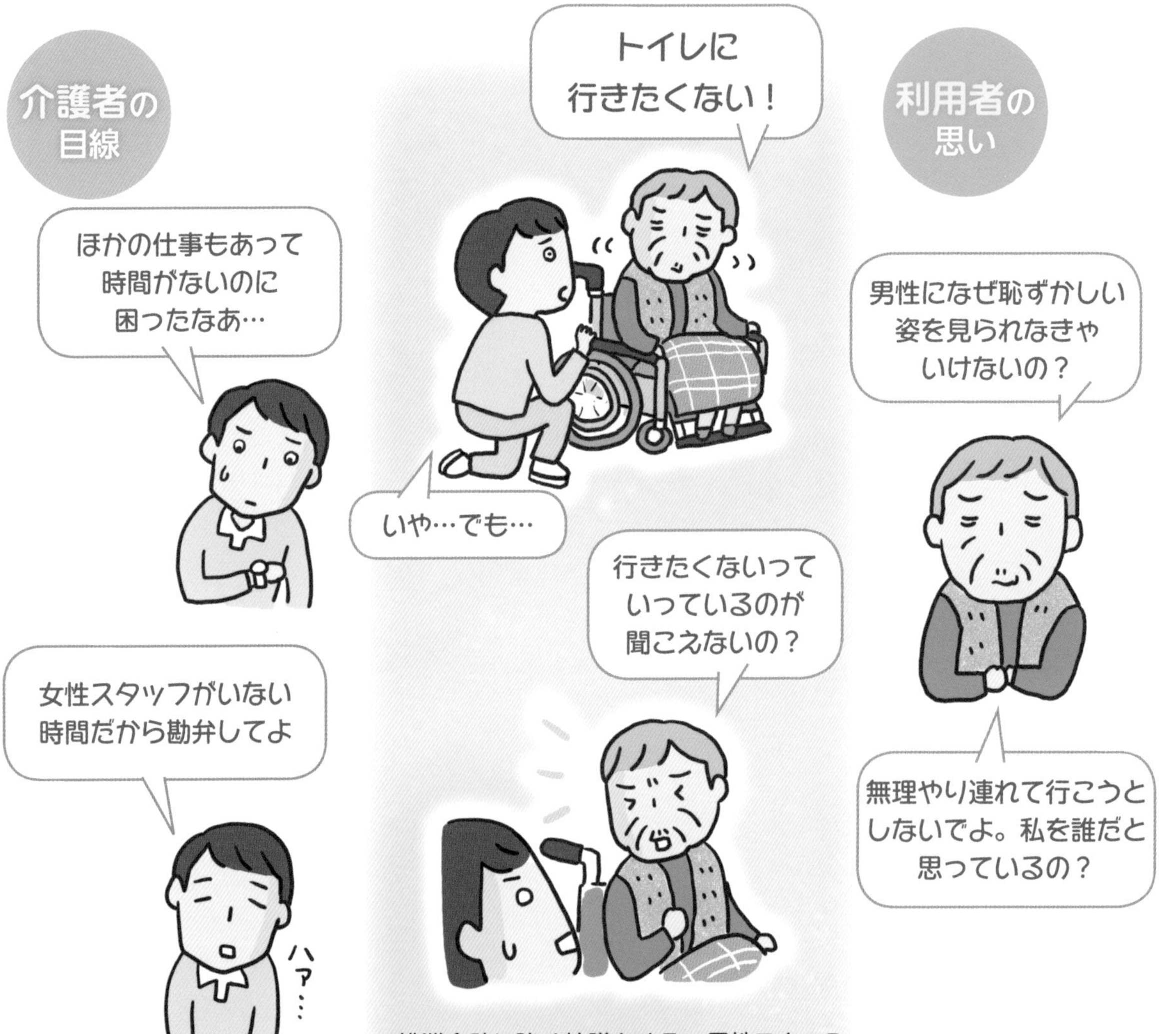

介護者の目線
ほかの仕事もあって時間がないのに困ったなあ…
女性スタッフがいない時間だから勘弁してよ
ハァ…
トイレに行きたくない！
いや…でも…
行きたくないっていっているのが聞こえないの？
利用者の思い
男性になぜ恥ずかしい姿を見られなきゃいけないの？
無理やり連れて行こうとしないでよ。私を誰だと思っているの？

［排泄介助に強く抗議をする。男性スタッフに対し、とくに抵抗する。］

今に寄り添うケア

「だまされた」「無理に嫌なことをされた」という印象は残る

介護者に対する不安や不信は、介護拒否につながりやすいものです。「トイレに行くわけじゃないので」といってトイレへ促す対応もよくありますが、認知症で記憶が残らなくても、「だまされた」「無理に嫌なことをさせられた」という印象は残ります。本人の気持ちを、ないがしろにしないことが大切です。

テキパキと終わらせたい気持ちをグッとこらえる

時間に追われていて早くすませたい気持ちを優先すると、つい本人の気持ちを見失ってしまいます。拒否をされたら、よい意味であきらめ、先にほかのところに行く。その後も拒まれるようなら、女性スタッフに替わってもらうとよいでしょう。

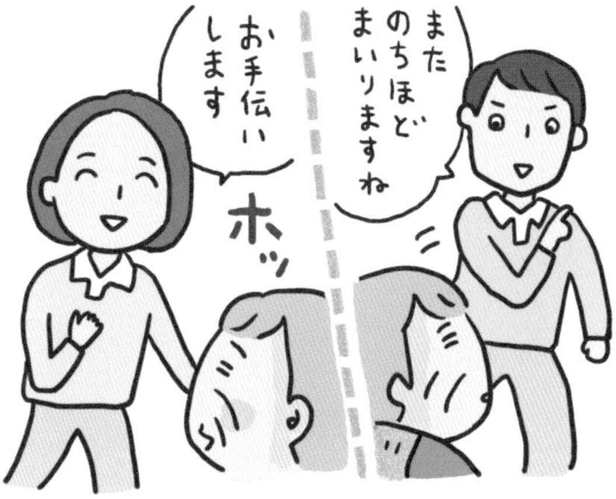
またのちほどまいりますね
お手伝いします
ホッ

人生に寄り添うケア

大好きな山にやって来られた感動！担当スタッフを「仲間」と認めたAさん

現状・アセスメント

Aさんの趣味は登山でした。ふだんは怒りがちでも、山登りの話になると、気さくに会話をしてくれました。

Aさんは若い頃から本格的な登山を行っており、「(気軽に登れる) 高尾山なんて山じゃない」が口ぐせでした。それでも、担当スタッフは「きっとAさんは高尾山でも、行けるなら行きたいと思っている」と感じていました。

対応とその後

担当スタッフが「一緒に高尾山に行ってみませんか」と提案すると、Aさんもまんざらではない様子。そこで、天気のよい日に施設の車を使って高尾山口まで行き、ケーブルカーで高尾山の中腹まで行きました。すると、Aさんはふだんでは考えられない満面の笑みを見せ、すべての写真にピースサインで応じてくれたのです。

その後、一緒に高尾山に行ったスタッフに対する、Aさんの印象が大きく変わりました。一緒に経験したこと、達成したことは印象に残り、その後のケアによい影響をもたらします。排泄などデリケートなケアを拒否することもほぼなくなり、Aさんの機嫌のよい時間が増えていったのです。

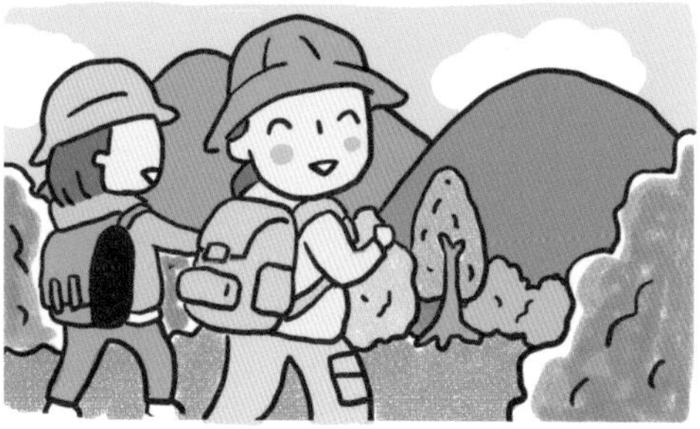

行動症状

ケース2

介護を拒否して暴力を振るう

Bさん

男性
80歳代
要介護3

生活レベル	杖歩行も可能だが、基本的に車椅子で生活。
既往歴	アルツハイマー型認知症

歩行も可能で、元気がある。気むずかしい性格。もともと医療従事者で、入居後も仕事の感覚が抜けないのか、いつもピリピリしている。とくに言葉遣いに敏感で、スタッフのささいな言葉遣いが気になって暴れることもある。

介護者の目線

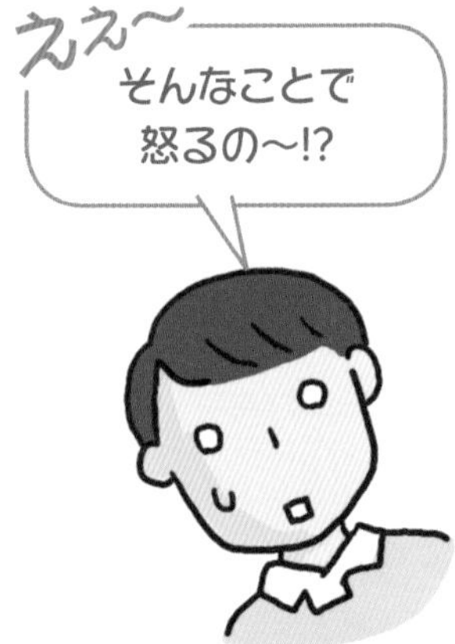
ええ〜
そんなことで
怒るの〜!?

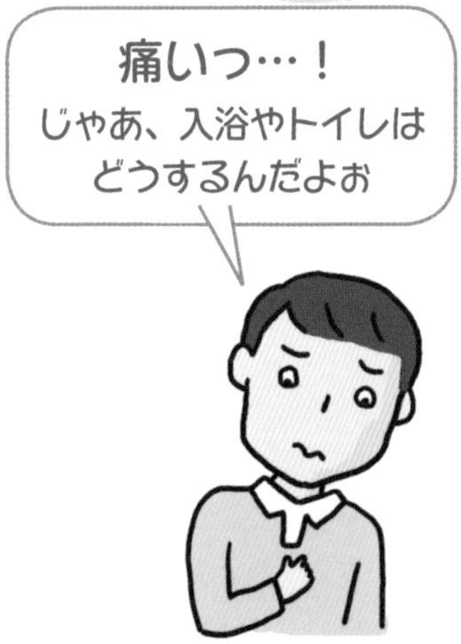
痛いっ…！
じゃあ、入浴やトイレは
どうするんだよぉ

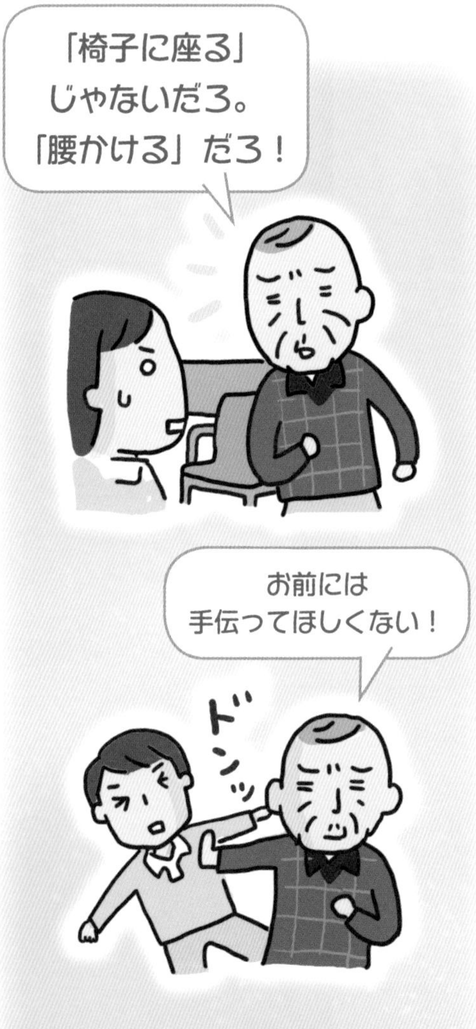
「椅子に座る」
じゃないだろ。
「腰かける」だろ！
お前には
手伝ってほしくない！
ドンッ

ささいなことで怒鳴り、暴力を振るい、スタッフのケアを拒否する。

利用者の思い

正しい言葉遣いも
わからないのか…！

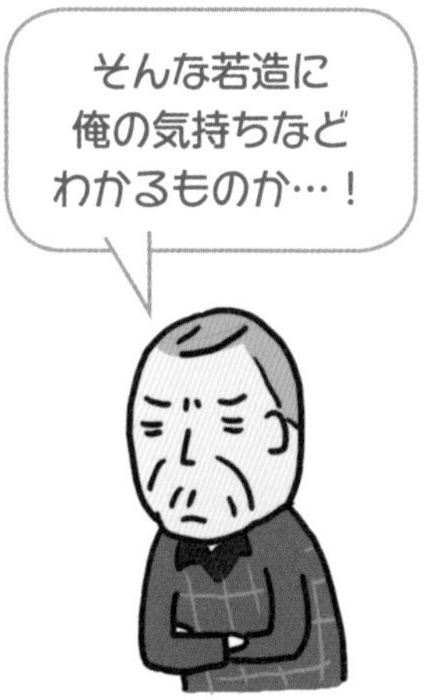
そんな若造に
俺の気持ちなど
わかるものか…！

今に寄り添うケア

気にさわる言動があると、どうしても怒りが止まらなくなる

スタッフとの相性や環境などから来る不安が、介護拒否として表れ、さらには暴言や暴力につながることもあります。実は本人も怒りを止められずに困っています。おっかなびっくりの対応をとると、むしろ本人の怒りを助長してしまいます。大事なのは、堂々とした態度で対応することです。

対応するスタッフを替え、怒りが収まるまで時間を置く

本人の嫌がることは、できるだけ避けます(BさんであればNGワードを探り、言わないようにする)。怒らせてしまったら、対応するスタッフを替える、怒りが収まるまで時間を置くなどで対応しましょう。「すみません」と連呼するなど、おびえた対応をとると、本人の怒りを助長させてしまいます。

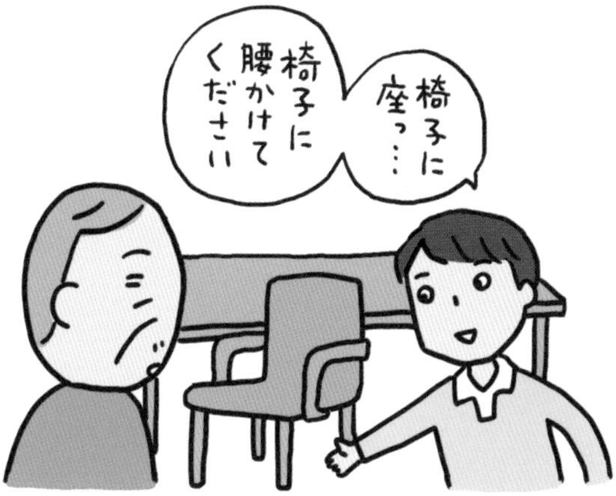
椅子に座っ…
椅子に腰かけてください

人生に寄り添うケア

大切にしていた「北海道」の挨拶が心を開くきっかけに！

現状・アセスメント

Bさんは自分がやっていた医療の仕事に誇りをもっていました。スタッフへのきびしい態度は、かつての若い部下への指導という感覚の名残でもあったようです。

あるとき、機嫌のよいBさんから、北海道に住んでいた頃の話を教えてもらいました。その後、スタッフ同士で情報交換する中で、北海道の人は「おばんです(こんばんはの意味)」と挨拶をすることを知りました。

対応とその後

そこで、さっそく担当スタッフがBさんに「おばんです」と挨拶……。すると、「何で知っているの！」とよろこんでくれました。以来、多くのスタッフが「おばんです」と挨拶をしてからコミュニケーションをとると、Bさんは笑顔を見せ、怒ったり、暴れたりする回数が減るようになりました。

まわりにいるスタッフが、自分の大切にしていた「北海道」を知ってくれているとわかって、Bさんは安心を感じられるようになったのでしょう。笑顔を見せ、穏やかに過ごす日が増えていきました。

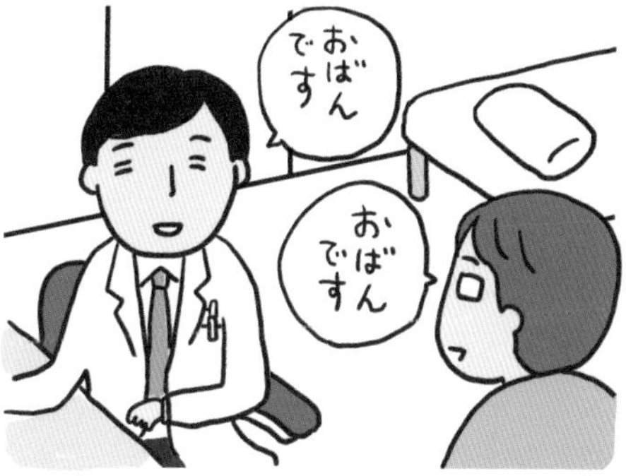
おばんです
おばんです

行動症状

ケース3

徘徊が止まらず、本人が疲れきってしまう

Cさん	生活レベル	かなり早足の歩行。姿勢はやや前かがみ。会話はできるが、内容はあやふやなことが多い。
	既往歴	レビー小体型認知症

女性
60歳代
要介護3

日中は時間さえあれば、施設中を徘徊している。大股で早足で歩くため、ケアスタッフがついていくのが大変。ごはんを増量したが、それでもカロリー消費が激しく、体重を維持するのがやっとである。何回か転倒もしている。

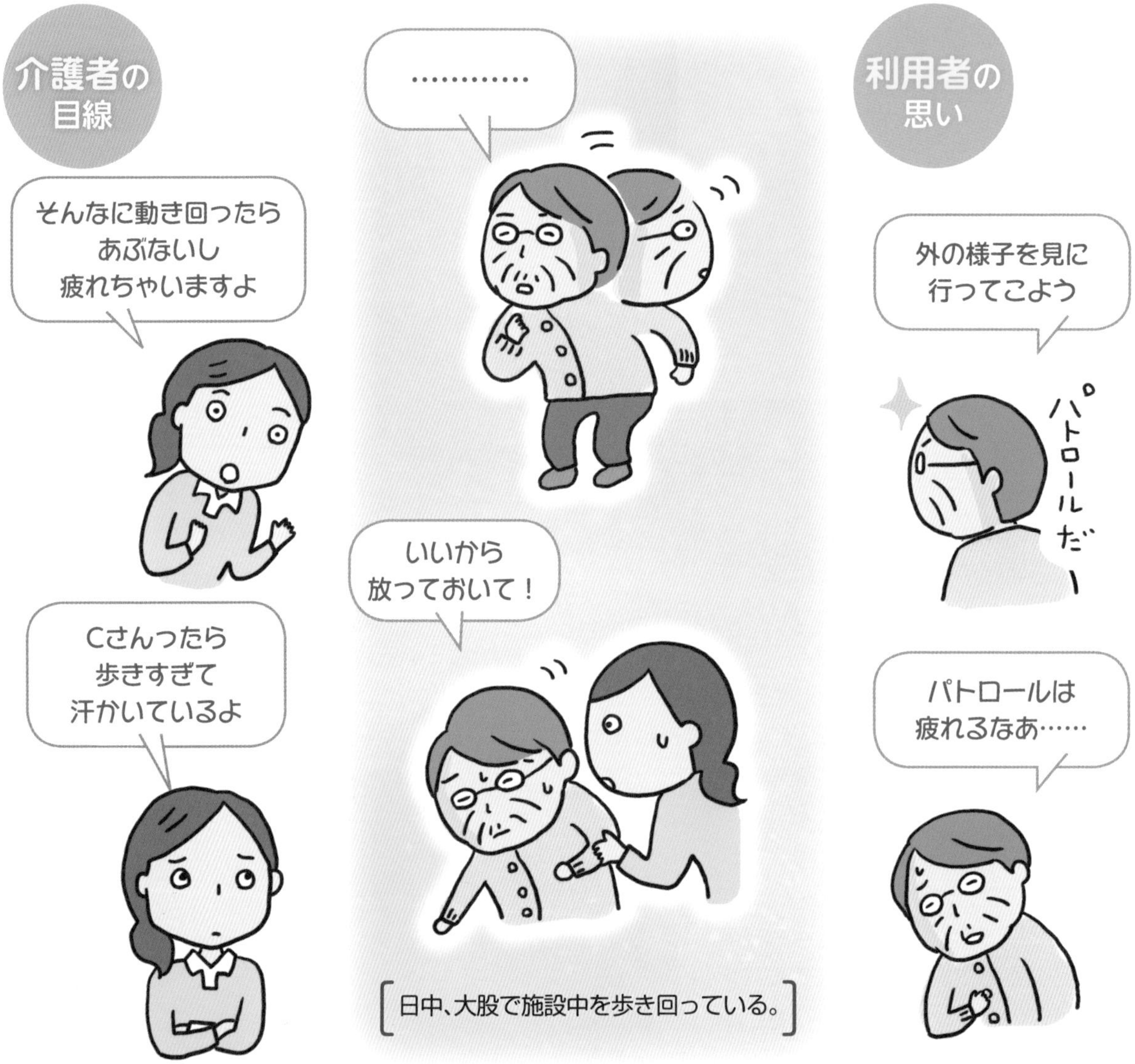
介護者の目線
そんなに動き回ったら あぶないし 疲れちゃいますよ
Cさんったら 歩きすぎて 汗かいているよ
…………
いいから 放っておいて！
利用者の思い
外の様子を見に 行ってこよう
パトロールだ！
パトロールは 疲れるなあ……

［日中、大股で施設中を歩き回っている。］

今に寄り添うケア

実は本人なりの目的があって動き回っている

徘徊（あてもなく動き回ること）のケースですが、「施設内をパトロールしている」「探しものがある」「トイレに行こうとして迷子になった」など、本人なりの目的がある場合もあります。徘徊を止めるのはむずかしいので、スタッフが見守るなど安全に配慮し、思う存分動き回ってもらいましょう。

安全対策と同時に疲労へのケアも行う

安全のために見守るほか、過度な運動で疲労し、体重が落ちることへのケアも大切です。認知症が進むと、「歩きすぎると疲れる」という感覚がにぶくなります。本人が徘徊する導線上に、おやつと休憩スペースを用意するとよいでしょう。「お茶にしませんか？」と、本人に声かけをするのです。

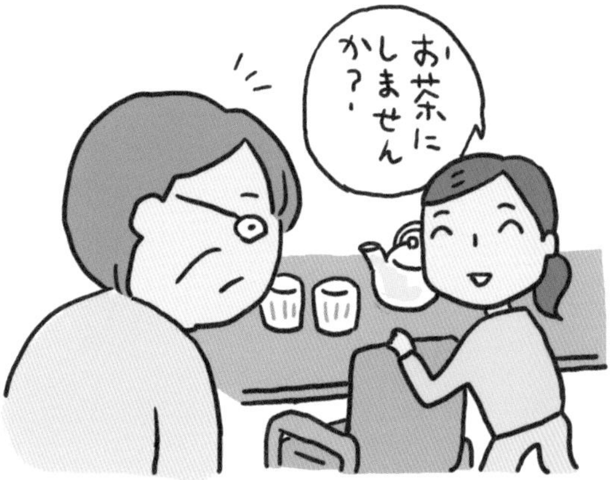

人生に寄り添うケア

徘徊の時間を予定に入れて、Cさんもスタッフも楽に！

現状・アセスメント

Cさんは日中の徘徊がやめられず、いつも疲れきっていました。歩き回る時間を減らせないかと、スタッフはCさんがかつて夢中になっていたものを家族に聞いてみました。すると、かぎ針での編みものや裁縫が好きだったと教えてくれました。

対応とその後

そこで、「この時間は歩く」「この時間は座ってお裁縫をする」など、あらかじめ徘徊する時間と徘徊以外に何かをする時間をCさんの予定に入れて、１日を過ごしてもらうことにしました。

具体的には、10時のおやつのあとに歩いたら、編みものなどをします。集中力がなくなったら、また少し歩いてもらって昼食。その後、また少し歩いて、15時のおやつの時間になったら席に座ってもらい、好きなことをしてもらっているうちに夕食といった具合です。

毎日この通りにCさんが過ごしたわけではありませんが、徘徊するおおよその時間がわかってスタッフも見守りやすくなり、Cさんの疲労も減らすことができました。

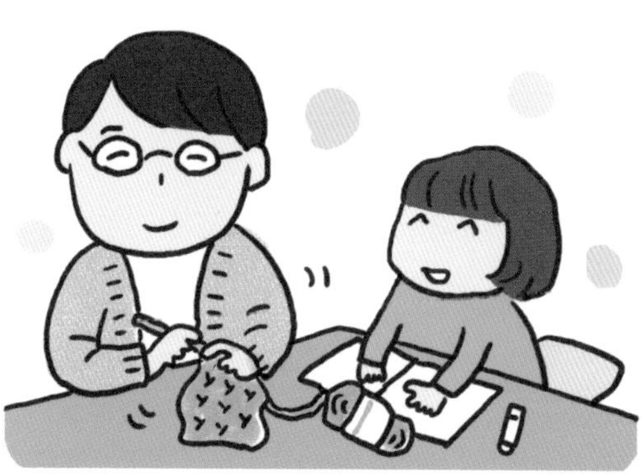

行動症状

ケース4

夜中に起き出し、施設内を歩き回る

Dさん	生活レベル	ほぼ自立して生活ができる。
	既往歴	アルツハイマー型認知症

男性
90歳代
要介護2

施設での共同生活になじめず、入居直後はとくに混乱していた。就寝時間後にベッドから起き出すので、ほぼ毎夜、スタッフがかけつけて声かけしている。その後、スタッフがいなくなると、またすぐに廊下に出てきてしまう。

介護者の目線

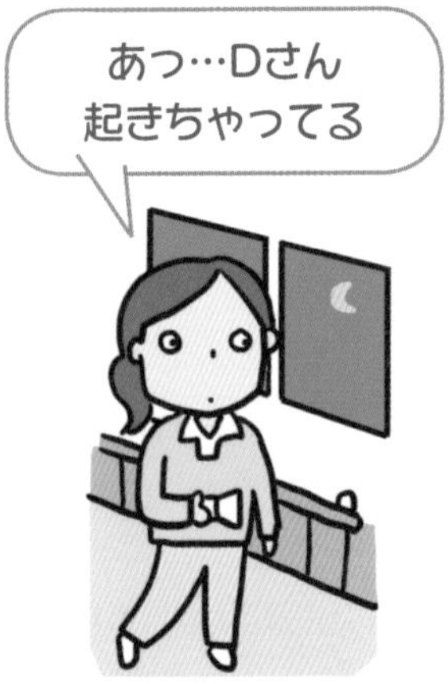
あっ…Dさん起きちゃってる

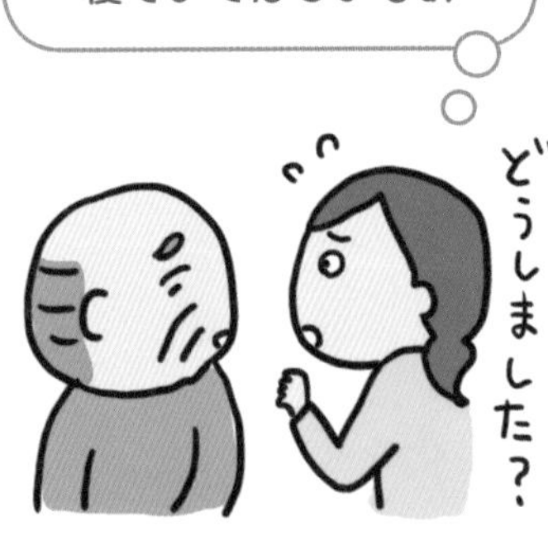
寝不足になっちゃうから寝ていてほしいなぁ
どうしました?

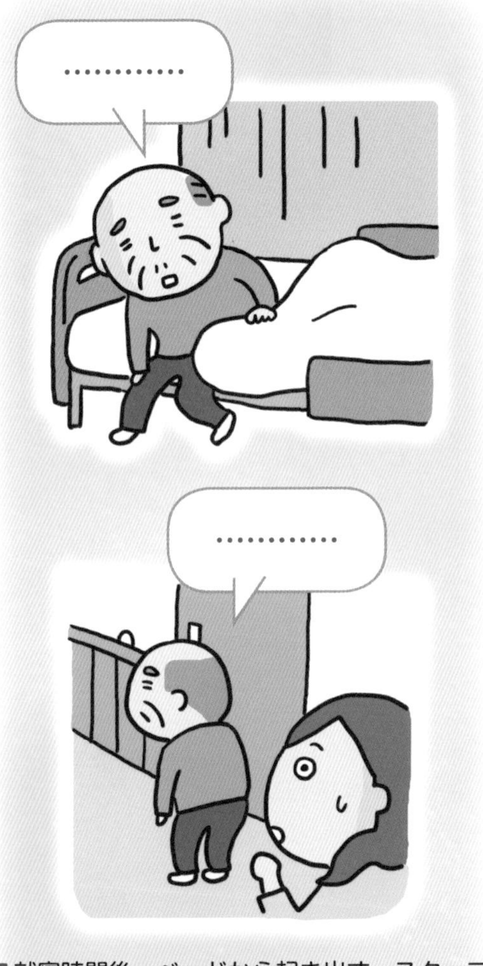
…………
…………

［就寝時間後、ベッドから起き出す。スタッフがそばを離れると、廊下に出てきてしまう。］

利用者の思い

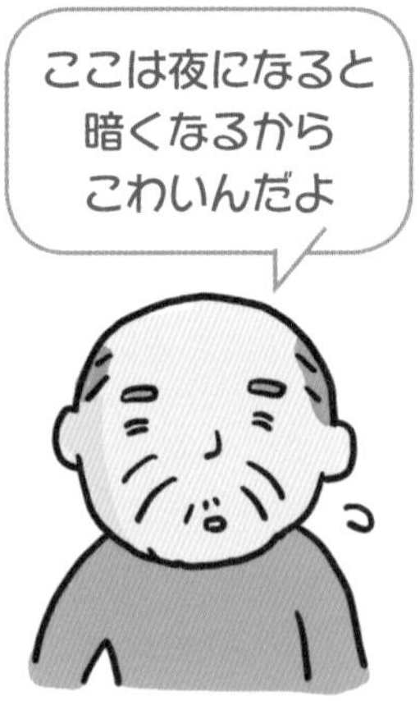
ここは夜になると暗くなるからこわいんだよ

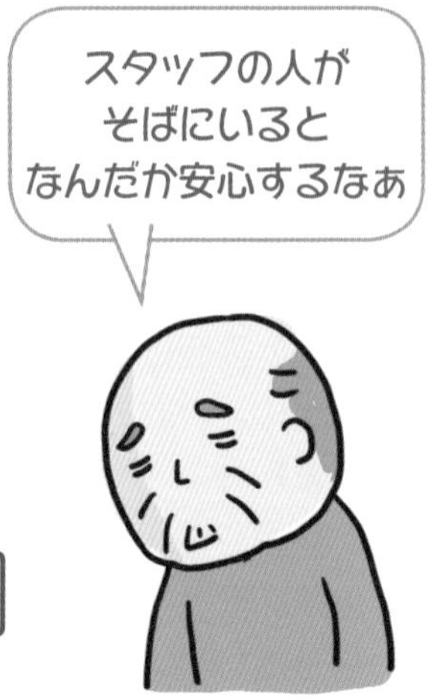
スタッフの人がそばにいるとなんだか安心するなぁ

今に寄り添うケア

環境になじめず不安に感じるのは、ごく自然な反応

認知症になると、新しい環境に適応するのに時間がかかったり、不安が募ったりします。ごく自然な反応と考え、時間をかけて本人の不安をとりのぞいていきましょう。安易な睡眠薬の処方には注意を。Dさんのように自立しているケースでは、薬が効いて足がふらつき、転倒に結びつく危険もあります。

本人の不安を共有し 一緒に散歩をしてみる

就寝後、利用者が廊下に出てきたときは、一緒に施設内を散歩しましょう。一緒に歩くことで「寝たくない」「なんだか不安」という意識が和らいでいきます。頃合いを見て居室に促し、時計を見せれば夜も深い時間になっており、本人も安心して寝ることができます。無理に寝かせようとするのは逆効果です。

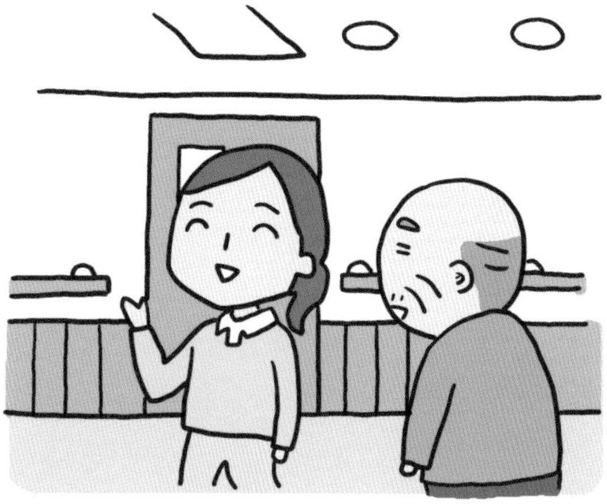

人生に寄り添うケア

自宅での生活リズムをとりもどせて 大きな安心を得られた！

現状・アセスメント

居室で21時頃までテレビを観ていても、スタッフが離れると不安になって、廊下に出てしまうDさん。家族に相談をすると、自宅では夜に、家族みんなでテレビを観る習慣があり、もともと就寝時間は遅めだったそうです。好きなのはニュース番組で、朝は新聞を読むのが日課だったこともわかりました。

対応とその後

そこでDさんの自宅でのルーティーンを、できるだけくずさないようにしました。

ほかの人が就寝しても、Dさんは毎日共用スペースのテレビで、夜のニュース番組を観られるようにしたのです。なかなか眠くならない日は、「その番組を観終わるまで、観ていていいですよ」とスタッフが声をかけました。ときには、22時台のニュース番組の終わりまで観続けることもありました。

そうした時間が増えて、心地よく過ごせるとわかって安心したのか、今では21時になると「もう寝なくちゃ」といって、自分から進んで寝るようになっています。

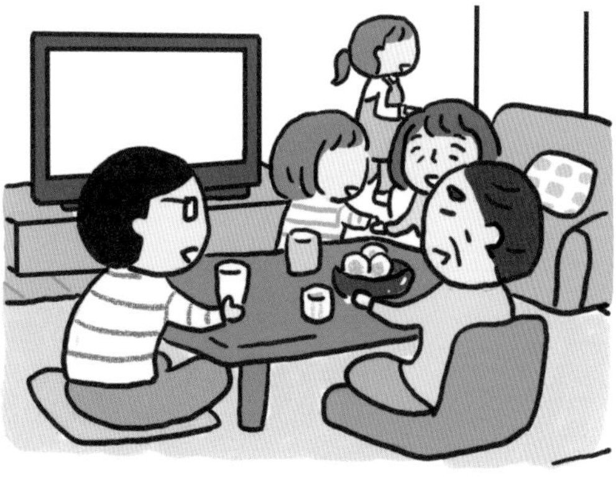

ケース5

行動症状 突然、施設の外に飛び出してしまう

Eさん

生活レベル	付き添い杖歩行、見守りあり。
既往歴	レビー小体型認知症

男性
80歳代
要介護2

1人でいるとさみしくなるのか、「友人と約束をした」という妄想がめばえる。本人は、若かりし頃の自分と同じように行動できると思っている。しかし、実際は付き添い杖歩行のため、本人の思いと現実にギャップがある。

介護者の目線

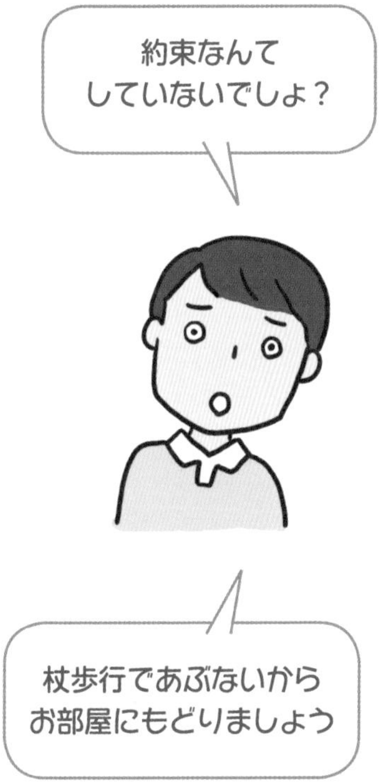
約束なんて
していないでしょ？
杖歩行であぶないから
お部屋にもどりましょう

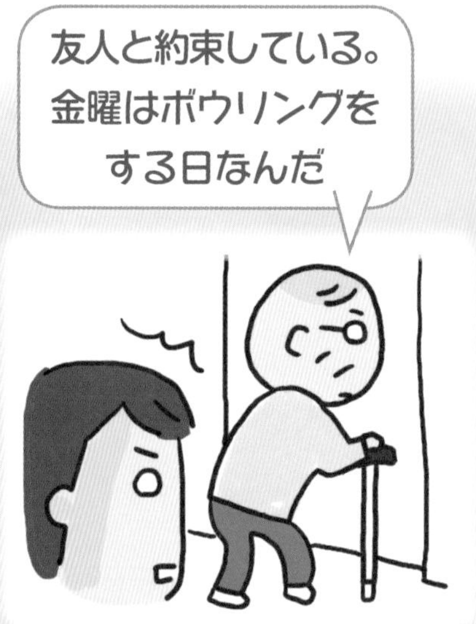
友人と約束している。
金曜はボウリングを
する日なんだ

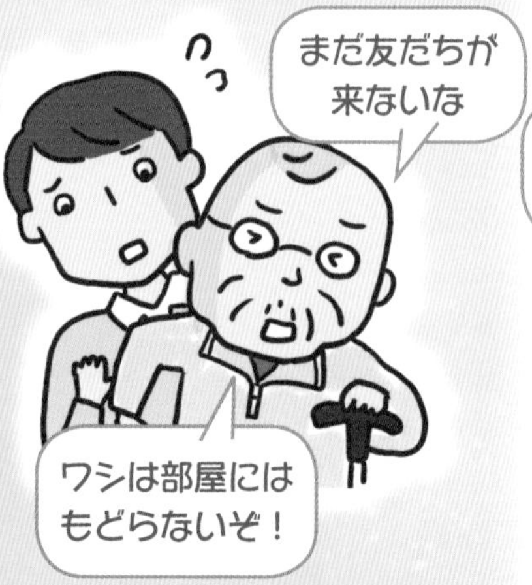
まだ友だちが
来ないな
ワシは部屋には
もどらないぞ！

［部屋から出てきて、実際には来ない友人と外に出ようとしている。］

利用者の思い

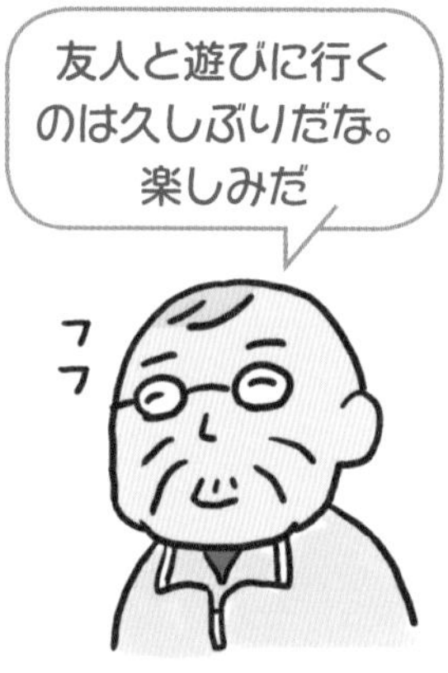
友人と遊びに行く
のは久しぶりだな。
楽しみだ

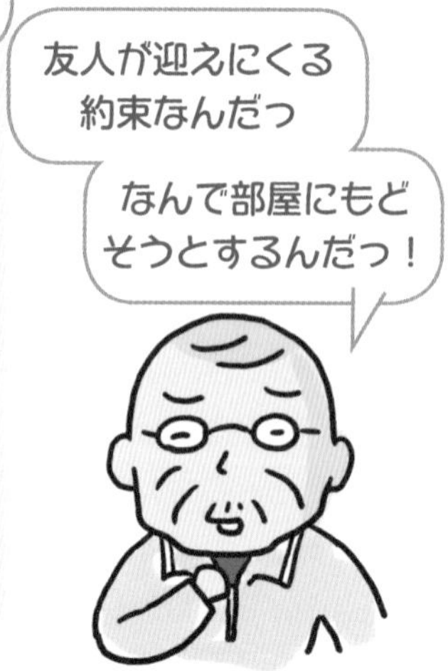
友人が迎えにくる
約束なんだっ
なんで部屋にもど
そうとするんだっ！

今に寄り添うケア

老人扱いはまっぴらごめん！ 外に出かけたい自分を理解してほしい

認知症により、短期記憶がなくなって昔の記憶が残り、思い込みも強くなっています。「約束がある」というのは思い込みですが、本人にとっては真剣そのもの。本人のあせる気持ちを受け止め、落ち着く会話へと導きましょう。

「約束がある」という本人の言い分を受け止める

「約束があったのですね」と、相手の思いを受け入れてみましょう。その後、「どこに行かれるんですか？」などと楽しい話に切り替えます。落ち着いたらお茶に誘うなどして、部屋に促してみましょう。「約束なんてないでしょ」と真正面から否定すると、本人は混乱してしまいます。

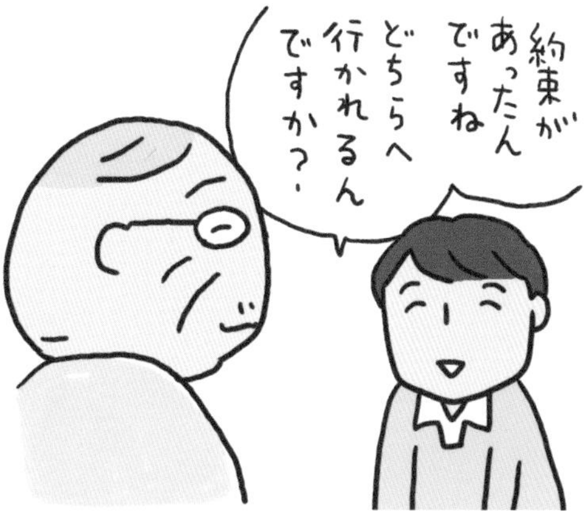
約束があったんですね
どちらへ行かれるんですか？

人生に寄り添うケア

「友人と約束している」という思いのウラにあったもの

現状・アセスメント

Ｅさんは商社で働いていて交友関係も広く、都会で華やかな生活をしていた人です。日々の関わりの中で、「若い人たちに大人の遊びを教えていた自分」の記憶が強く残っていることがわかりました。さらに沿線にある有名な洋食屋に、長年通っていたことも判明しました。

対応とその後

そこで、その洋食屋での食事会を開催することにしました。こだわったのは、「Ｅさんの案内」という形で、入居前と同じように電車でお店に行く点です。お気に入りの帽子とメガネで昔のようにオシャレにキメて、慣れ親しんだ名店の味を楽しみ、同席した家族やスタッフがよろこぶ姿も見られて、Ｅさんは大満足の様子でした。

その後、思いがかなって安心感がめばえたのか、無理に外出しようとする回数が減少しました。それだけでなく、「今度は箱根に行きたい」と新たな目標を語ってくれるようにもなったのです。

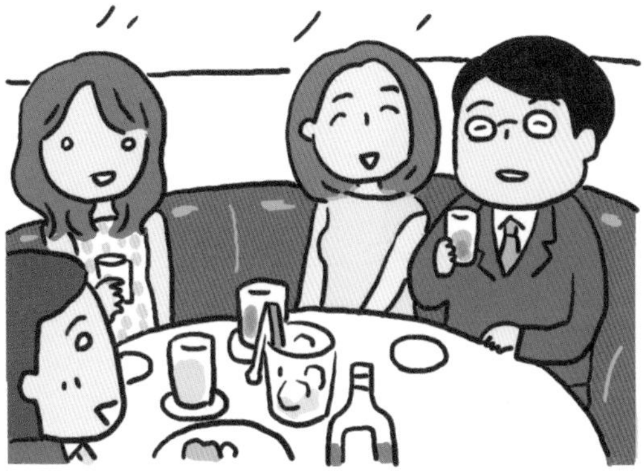

行動症状

ケース6

物を盗まれたとさわぎ、身近な人を疑う

Fさん
女性
80歳代
要介護3

生活レベル　施設内は杖で歩行。

既往歴　アルツハイマー型認知症、変形性脊椎症、両変形性関節症、緑内障など

身体機能が落ちたことで、気持ちまで落ち込まないように配慮をしていた。排泄の失敗をきっかけに被害妄想がめばえ、「物を盗まれた」と言いふらすようになった。

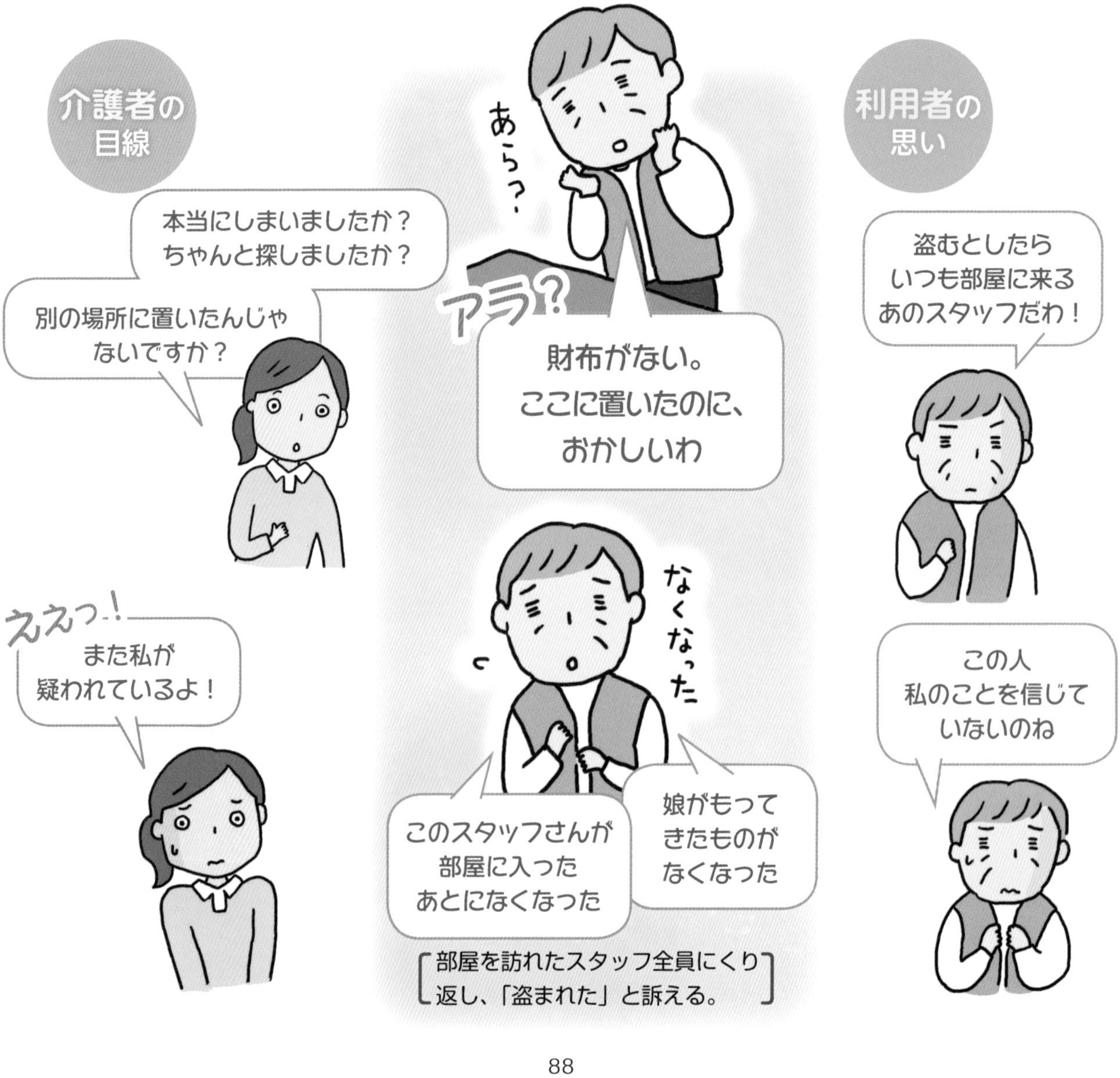

介護者の目線
本当にしまいましたか？ちゃんと探しましたか？
別の場所に置いたんじゃないですか？
ええっ！
また私が疑われているよ！
あらっ
アラ？
財布がない。ここに置いたのに、おかしいわ
なくなった
このスタッフさんが部屋に入ったあとになくなった
娘がもってきたものがなくなった
部屋を訪れたスタッフ全員にくり返し、「盗まれた」と訴える。
利用者の思い
盗むとしたらいつも部屋に来るあのスタッフだわ！
この人私のことを信じていないのね

今に寄り添うケア

さわぐことで主張を受け止めてもらい、安心したい

物をとられたように感じるのは、心の奥底に不安があるから。トイレや私物の管理などがうまくできなくなったことで自信が失われていると考えられます。どうすれば安心できるかわからず、物をとられたとさわぐことで、まわりの注目を浴び、承認欲求を満たしたい気持ちがあるのです。

利用者の言い分を受け止め、一緒に探す

「それは困りましたね」と不安感や不信感を共有します。物がなくなることは誰にとっても心配事なので、一緒に探してみましょう。一緒に探すことで、「自分の味方はここにいるんだ」「気にしてもらえているんだ」と本人は安心感を得ることができます。

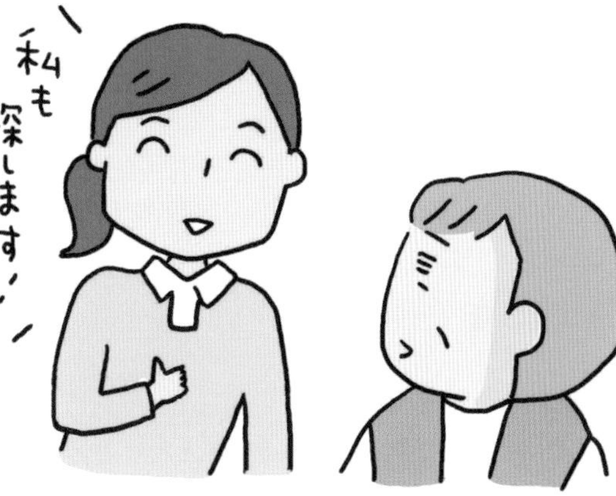

人生に寄り添うケア

かつて通っていた教会を訪れたことで孤独感がやわらいだ

現状・アセスメント

Fさんはもともと人と関わるのが好きで、常に誰かに必要とされたい人でした。それだけに、自分でできないことが増えて心を痛めていたようです。

娘さんに相談したところ、入居前、Fさんは教会に通っていたことがわかりました。

対応とその後

教会に行けば、Fさんの気持ちに何か変化があるかもしれない。そう考えたスタッフは、Fさんと教会へ行くための外出計画を立てました。教会までの道中を下見し、作業療法士(OT)と相談して歩行練習や体力維持を行い、いざ実行。無事にFさんと教会まで行き、神父様や友人と会って話をすることができました。それによりFさんは「自分は赦《ゆる》されている」という感覚になったのか、孤独感が減ったように見受けられました。

スタッフのサポートこそ必要ですが、体の状態が変わっても、好みの洋服やバッグを選んで外出し、人と関われることがわかって自信が回復したようです。自然と「物を盗まれた」とさわぐ回数も減っていきました。

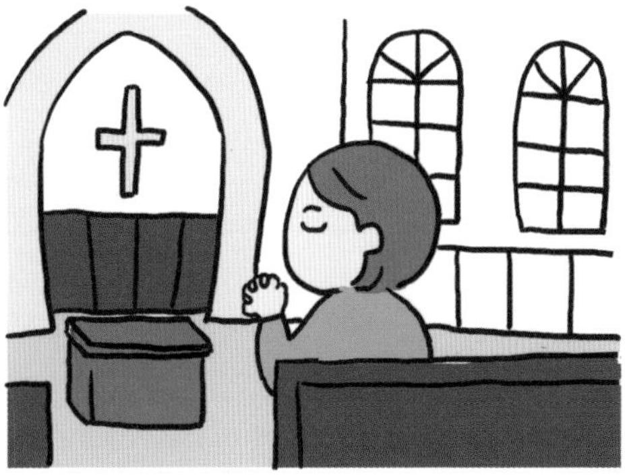

ケース7

行動症状

施設の物を勝手に居室にもち込んでしまう

Gさん

女性
80歳代
要介護2

生活レベル	自立歩行や会話は可能だが、行動にかなり偏《かたよ》りが見られる。
既往歴	アルツハイマー型認知症

トイレットペーパーに強いこだわりがあり、共有スペースに保管してあるトイレットペーパーを居室にもち込む。いつも5個以上ストックする。居室の引き出しを開けると、あらゆる物がペーパーにくるまれている。

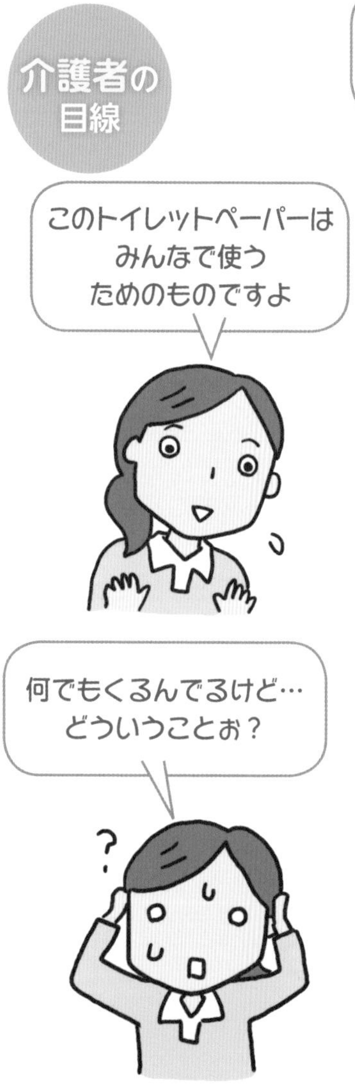
介護者の目線
このトイレットペーパーはみんなで使うためのものですよ
何でもくるんでるけど…どういうことぉ？
?

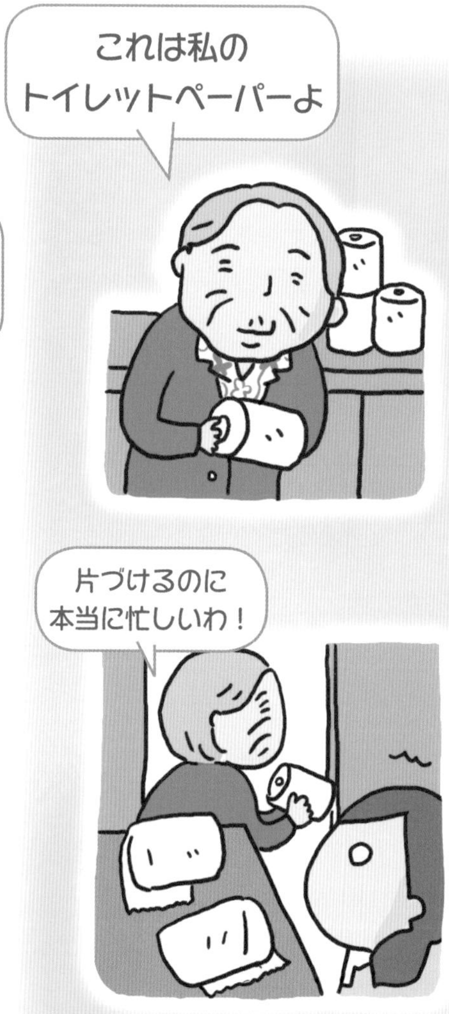
これは私のトイレットペーパーよ
片づけるのに本当に忙しいわ！

［一度片づけた物を引き出しから出しては、ペーパーにくるんでしまう。］

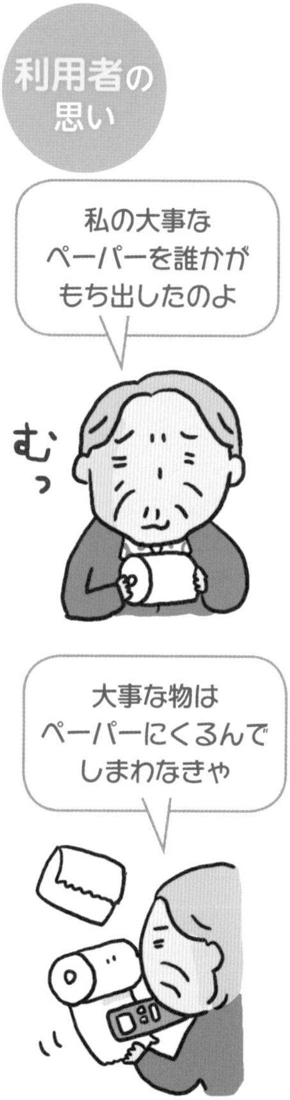
利用者の思い
私の大事なペーパーを誰かがもち出したのよ
むっ
大事な物はペーパーにくるんでしまわなきゃ

今に寄り添うケア

たとえわからなくても、行動の理由を考えてみる

物を盗むのは理解力・判断力障害によるもので、悪意のない場合が多いです。Gさんはトイレットペーパーで物を包むことを「片づけ」と考えていますから、まずはその気持ちを受け止めましょう。ペーパーに執着する理由はそれまでの習慣に加え、「片づけがうまくできなくなった」という不安があるからです。

本人が安心できる形でいくつか返してもらう

Gさんはもち帰ったトイレットペーパーを自分のものと思い込んでいるので、強引にとり返すのはよくありません。「8個あるから3個だけ」など、本人が安心できる形で同意を得るとよいでしょう。共有スペースに余分な個数を置かない、目につく高さに置かないなどの対応でも効果が期待できます。

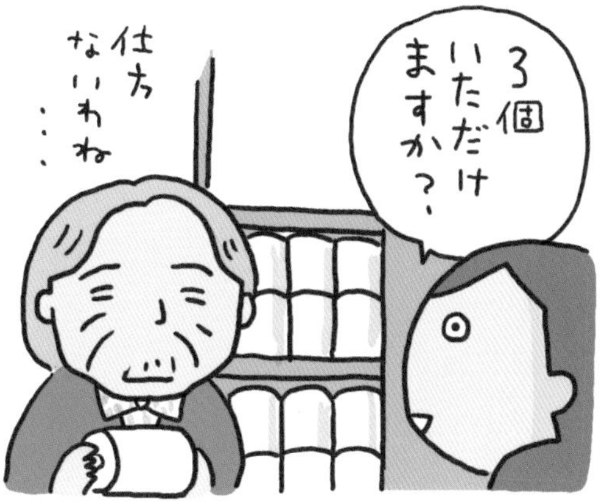
3個いただけますか？
仕方ないわね・・・

人生に寄り添うケア

「片づけがうまくできなくなった」という不安があったGさん

現状・アセスメント

Gさんは独身を貫き、バリバリと働く女性でした。同居していた仲良しの姉が亡くなると認知症が進み、自宅中の物にトイレットペーパーをかけるようになったそうです。

どうしてこの行動をするのか、在宅介護時代の担当医に聞くと、「認知症により片づけがうまくできなくなり、それを人に見られたくない。それで、上からペーパーをかけて、キレイに見せているのでは」とのことでした。ペーパーで物をくるむのは、Gさんなりの精一杯の片づけだったのです。

しかし、あるときから、このペーパーの収集や物をくるむ行為が収まりました。改善のヒントになったのは、アセスメントを通じてGさんはオシャレに敏感で、昔のあるスーパーモデルにあこがれていたとわかったことです。

対応とその後

スタッフはGさんの「オシャレをしたい」気持ちをかなえようと近所の美容院に行き、そのスーパーモデルの髪型をオーダーしました。自信がわく髪型になったことで、Gさんは不安からくる収集を減らすことができたのです。

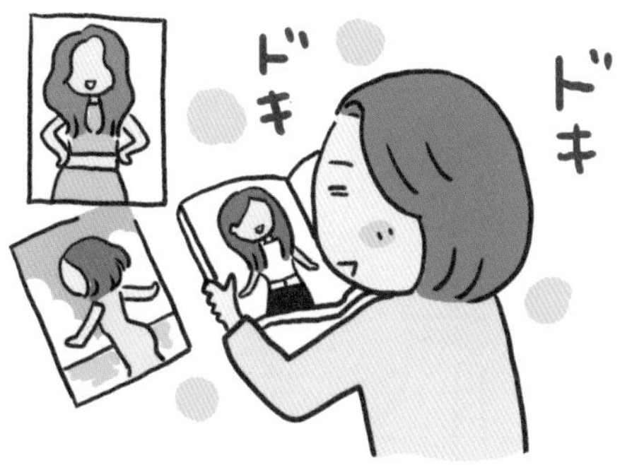
ドキ
ドキ

行動症状

ケース8

物を盗んでしまう

Hさん		
	生活レベル	自力歩行と単語のみの会話は可能。自分がどこにいるのかは、わからない。
	既往歴	レビー小体型認知症

女性
70歳代
要介護3

トイレットペーパーや食品用ラップなど、芯があり、巻いてある物に興味を示す。共用部にあるそれらをこっそり盗んでは、居室のタンスに隠す。人目を忍んで行うので、悪気はあり、ややスリルを楽しんでいる様子。

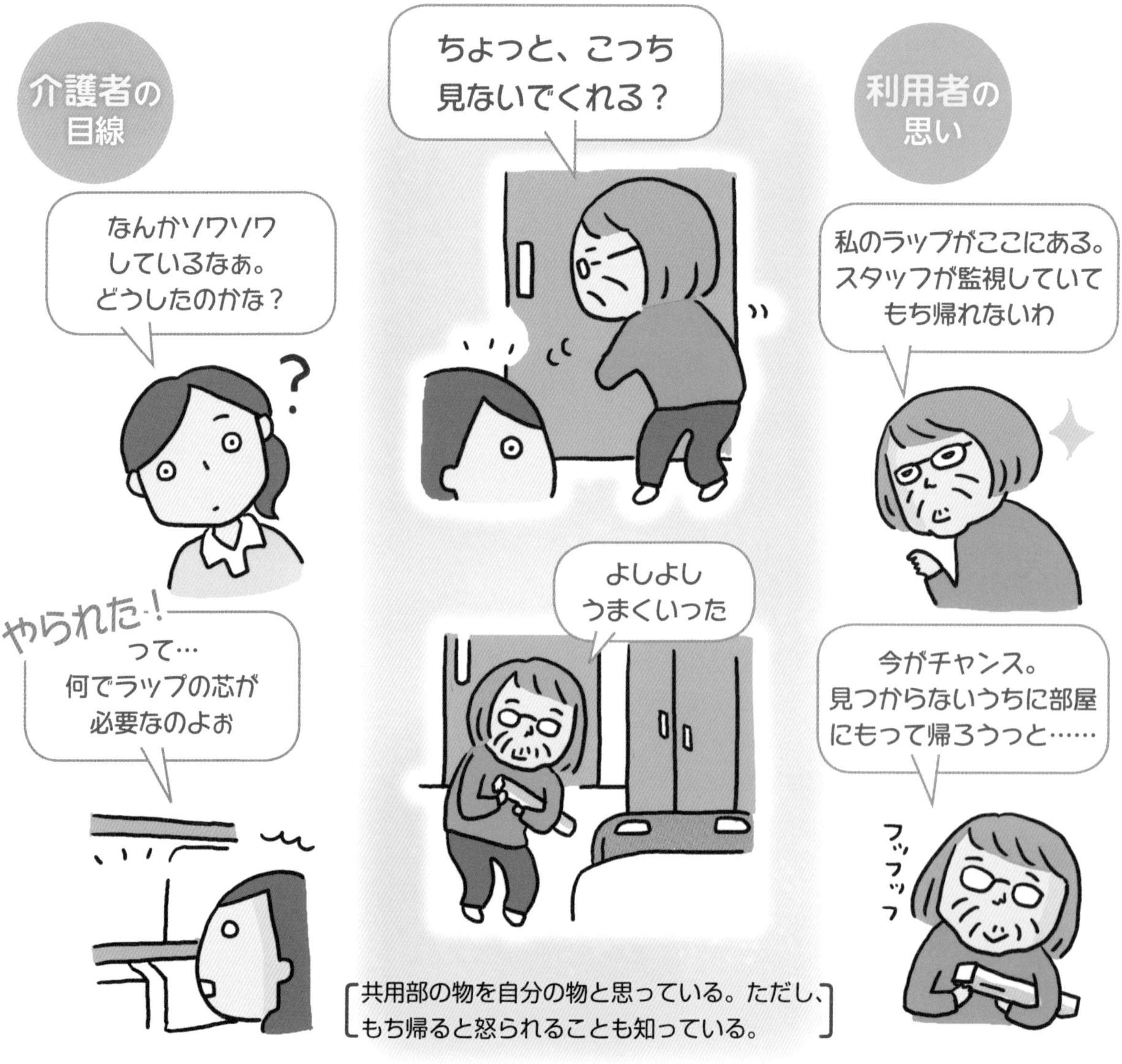

介護者の目線
なんかソワソワしているなぁ。どうしたのかな？
やられた-！って…何でラップの芯が必要なのよぉ
ちょっと、こっち見ないでくれる？
よしよしうまくいった
共用部の物を自分の物と思っている。ただし、もち帰ると怒られることも知っている。
利用者の思い
私のラップがここにある。スタッフが監視していてもち帰れないわ
今がチャンス。見つからないうちに部屋にもって帰ろうっと……
フッフッフ

今に寄り添うケア

安心安全の毎日は退屈！　スリルがほしい!!

モノを盗むとき、よくないことという自覚がある場合もあります。収集癖（→90ページ）と同じく執着と思い込みがあるうえ、スリルを楽しんでいるのです。そこで、ドキドキできるボードゲームなど、スリルが味わえる遊びをとり入れてみましょう。「ダメだよ」「必要ないでしょ？」などの否定は厳禁です。

気持ちが落ち着いているときに「こっちも足りないから」と相談する

本人は共用物をもち帰るのはわるいことだが、「本当は自分の物」だと考えています。たとえ、現場を目撃してもその場で追及せず、本人の精神状態のよいときに確認しましょう。「ダイニングで足りないから、少し貸してくれませんか？」など、本人に相談する話し方がポイントです。

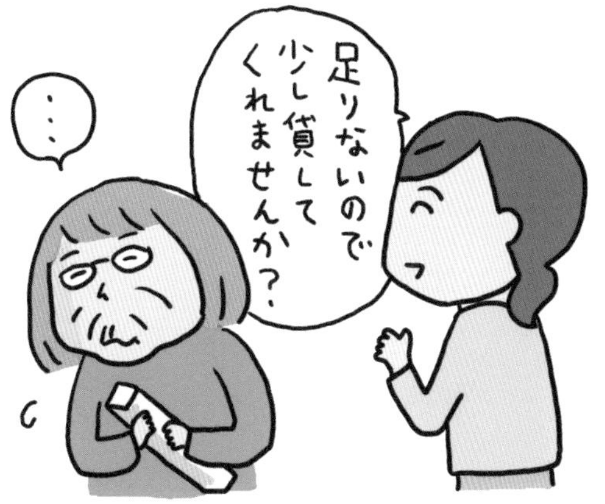
足りないので
少し貸して
くれませんか？
・・・

人生に寄り添うケア

まわりの人にはわからなくても本人には大事な品だった

現状・アセスメント

Hさんはシングルマザーになったあと、大手百貨店で働き、定年まで勤め上げました。きちんとした性格で、立派に一人娘を育て上げた方です。それにもかかわらず、なぜ物をとってしまうのか。スタッフが「足りないから貸してくれませんか？」とたずねても、決まって「小学生が使うからダメ」という答えが返ってきます。

そこで、娘さんに心当たりを聞いてみました。すると、「百貨店で働く前は、手芸店の店長をしながら、子どもたちに手芸を教えていた」のだそうです。ラップやトイレットペーパーの芯も、手芸作品をつくる際に使っていたとのこと。Hさんは、手芸店で楽しく働いていた頃の記憶にもどっていたのです。

対応とその後

そこで、Hさんが得意だったかぎ針でのレース編みや毛糸編みを行ってもらいました。すると、好きなこと、得意なことをしてHさんの気持ちが満たされたのか、少しずつラップなどをもち帰る頻度が減っていきました。

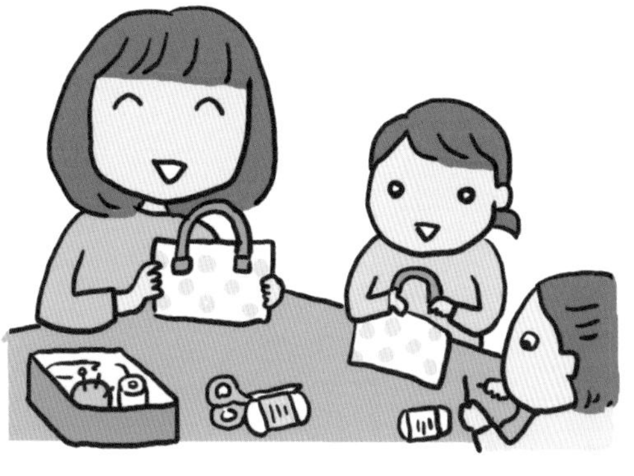

行動症状

ケース9

机を叩く行為を何度もくり返す

Iさん	生活レベル	付き添い歩行。耳が遠く、意思疎通が困難。自分の居場所がわからない。
	既往歴	アルツハイマー型認知症
女性 90歳代 要介護2	元専業主婦。耳が遠いため、会話による意思疎通が困難。不安が高じて手助けがほしいときは、机を一定のリズムで叩いて要求する。叩く行為は自室では行わず、必ず共有スペースで行われる。	

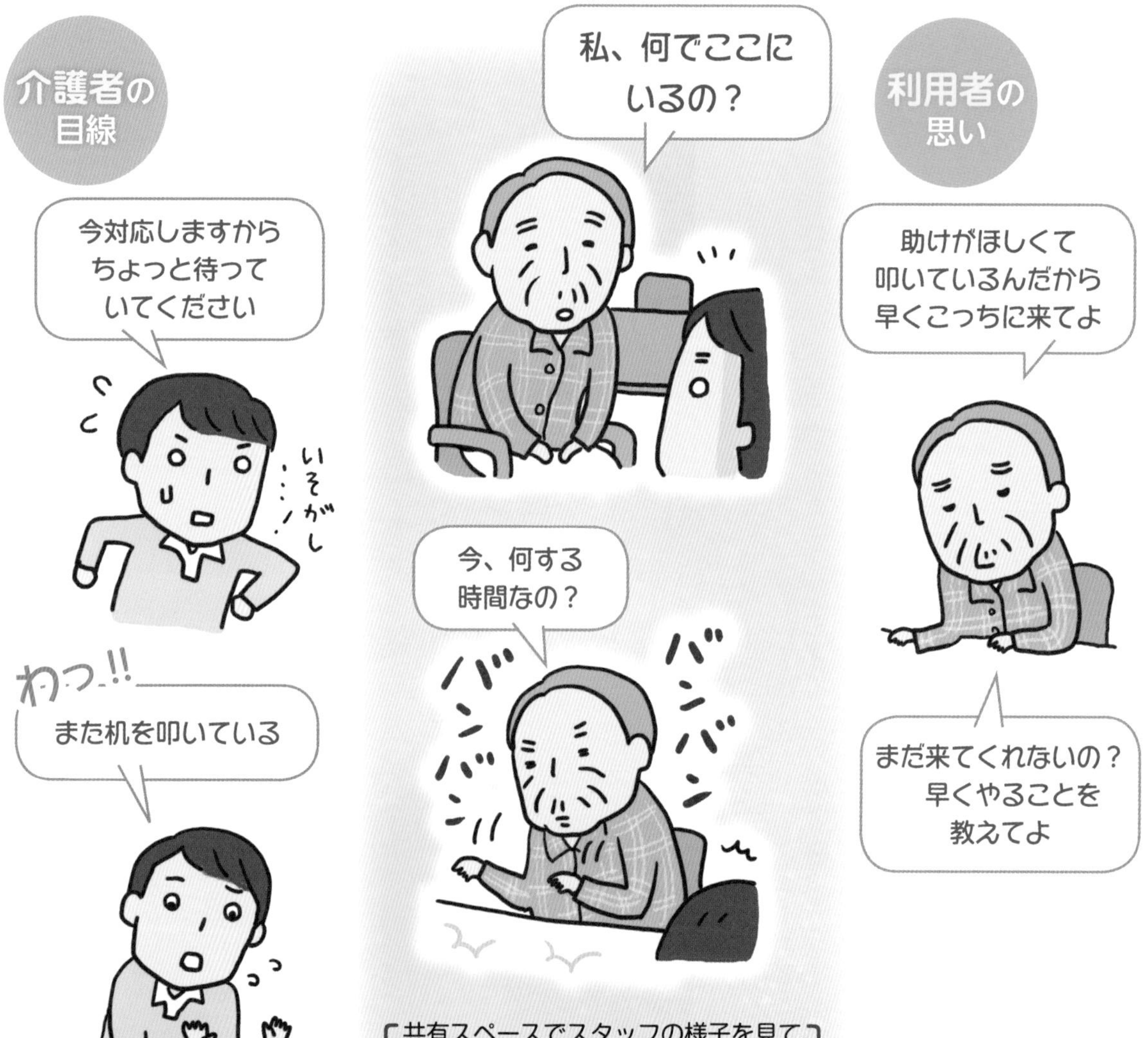

介護者の目線
今対応しますから ちょっと待って いてください
いそがし…！
わっ!!
また机を叩いている
私、何でここにいるの？
今、何する時間なの？
バン バン バン バン
利用者の思い
助けがほしくて 叩いているんだから 早くこっちに来てよ
まだ来てくれないの？ 早くやることを 教えてよ

［共有スペースでスタッフの様子を見て、かなり強めに机を叩き続ける。］

今に寄り添うケア

つい机を叩いてしまう……、その裏にあるメッセージを探る

机を叩くのは、退屈しのぎやストレス発散の場合と、何かメッセージを伝えようとしている場合があります。Iさんは聴力の問題でみんなの会話から孤立しており、その不安から机を叩いて意思表示をしています。机叩きの裏にあるメッセージを探りましょう。

何か夢中になれるもので叩く行為を忘れてもらう

本人が退屈しないよう、何かに集中してもらうとよいでしょう。Iさんは自宅介護の頃、算数ドリルを解いていたそうで、家族に新しいドリルをもってきてもらいました。「解くのが速いですね」というと大よろこび。ドリルのように一定のテンポでくり返せるものがおすすめです。

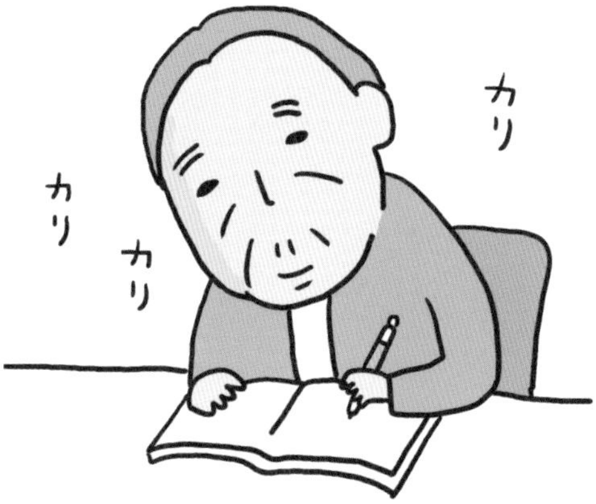

人生に寄り添うケア

自分にもできる家事手伝いがIさんの心のよりどころに

現状・アセスメント

机を叩く行為は、認知症の人によく見られます。よくある対応方法として、「洗濯物たたみ」「新聞たたみ」「食器洗い」などの軽作業があります。とくに専業主婦だった人は、家事手伝いをすると心が落ち着くことがあります。専業主婦として家庭を支えていたIさんも、例外ではありませんでした。

対応とその後

元専業主婦といっても、きっちりタイプから、大ざっぱな人までさまざま。本人の性格と現在の認知機能から、何ができるかを見極めることが大切です。

Iさんの認知機能はかなり落ちていたので、上記の計算ドリルにとり組んでもらうほかに、簡単な「タオルたたみ」を依頼しました。いつもキレイにたたんだタオルを見ては、「はあああ！」と満足そうな表情を浮かべていて、本人の中で大きな達成感を得られているのが伝わりました。こうしてIさんは叩く行為の代わりができただけでなく、何もすることがないときでも、落ち着いて過ごせる時間が増えていったのです。

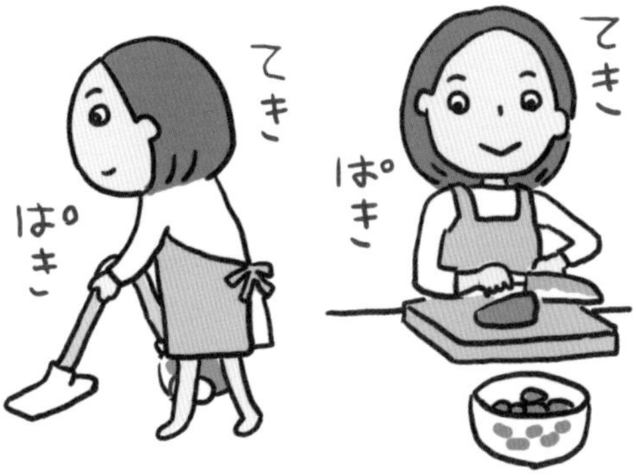

ケース10

行動症状

誰もいないのに1人で話す、意味不明の大声を出す

Jさん	生活レベル	会話での意思疎通ができない。２人で支えてどうにか立位がとれる状態。普段は車椅子で生活。
	既往歴	アルツハイマー型認知症（重度）
女性 90歳代 要介護5	車椅子で生活をし、重度認知症のために会話ができない。今いる場所が施設であることも、おそらく認識できていない。本人の居室にいると不明瞭な言葉を発したり、決まった単語をくり返し発したりする。	

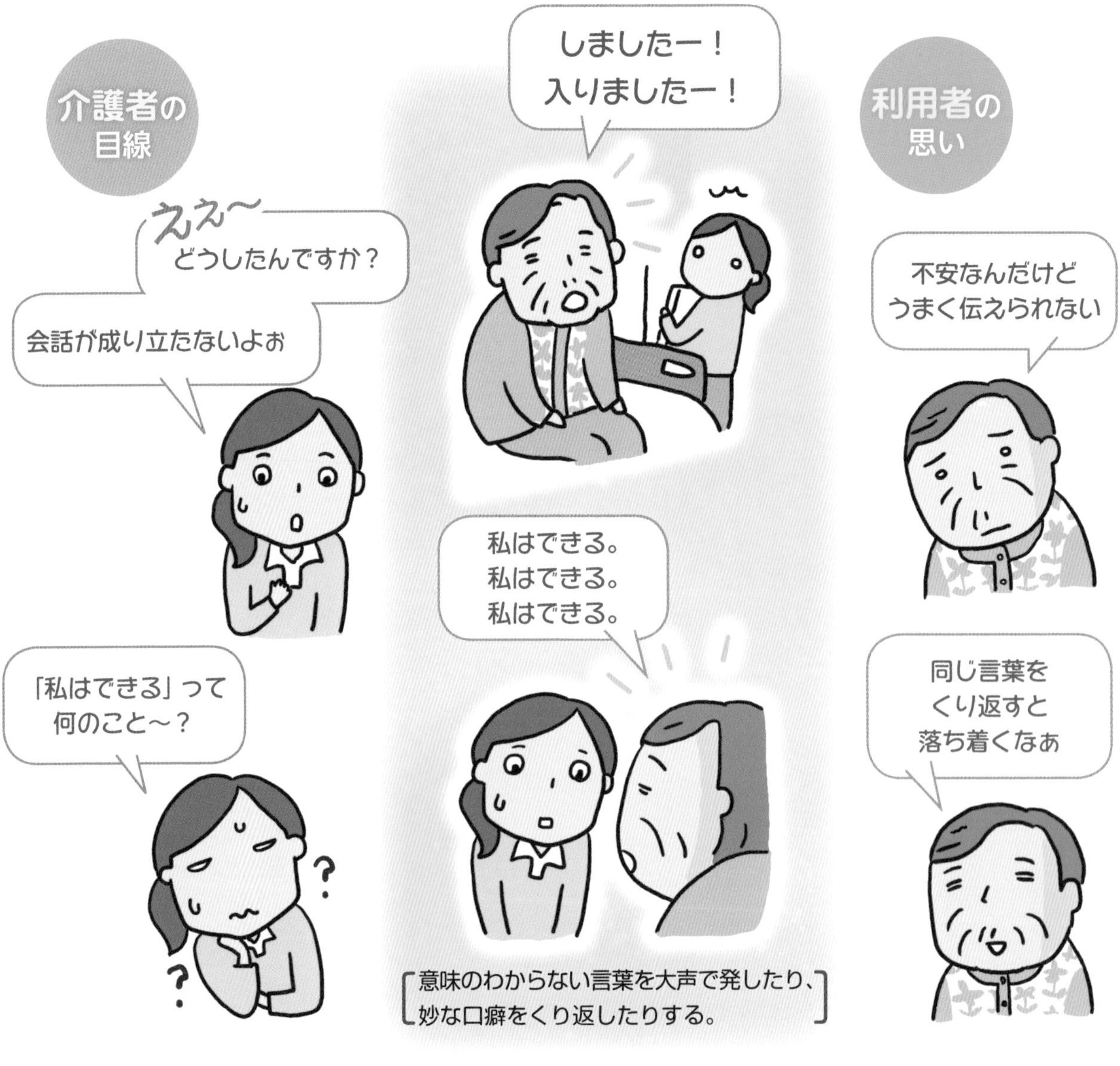

介護者の目線
しましたー！入りましたー！
利用者の思い
ええ〜どうしたんですか？
会話が成り立たないよぉ
不安なんだけどうまく伝えられない
私はできる。私はできる。私はできる。
「私はできる」って何のこと〜？
同じ言葉をくり返すと落ち着くなぁ
意味のわからない言葉を大声で発したり、妙な口癖をくり返したりする。

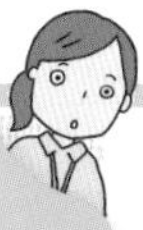

今に寄り添うケア

不安やさみしさがあるけど、それをうまく伝えられない…！

失語（→60ページ）のために、言葉が不明瞭になることがあります。空腹やトイレなどの訴えや、不安やさみしさから来るストレス発散の可能性もあります。言葉の内容に注目するよりも、そのときの表情を観察するようにしましょう。表情には、心の状態がよく表れます。

部屋を頻繁に訪れて ふれあいを重ねていく

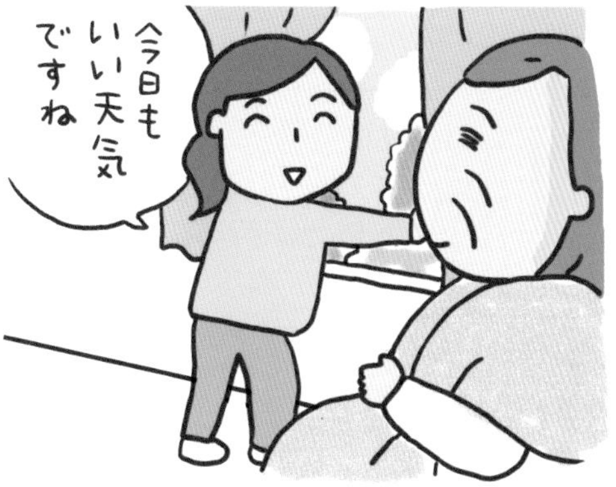

意味のある会話にならなくても、こまめに部屋を訪れ、日常の会話を続けましょう。本人のさみしさが減っていけば、けわしい表情から穏やかな表情へと変化していきます。「わからないから」といって本人の言葉や気持ちを無視したままケアを行うと、介護拒否につながる可能性があります。

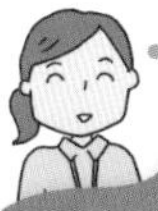

人生に寄り添うケア

大好きな富士山の「写真」で楽しい気持ちが増えたＪさん

現状・アセスメント

Ｊさんは共有スペースにいると落ち着いていましたが、居室にもどると大声を出していました。

部屋では1人ぼっちになりがちで、不安やさみしさが募《つの》るのではないか。そのように考え、家族にＪさんが好きなものを聞いてみました。すると、山梨県生まれで、富士山が好きなことがわかりました。

対応とその後

そこで、家族と相談していろいろな表情の富士山の写真やカレンダーをもってきてもらい、左右の壁や天井など、居室のあらゆるところに貼りました。すると、Ｊさんの顔はみるみる楽しそうな表情になったのです。やがて、大声を出すことも減っていきました。

Ｊさんは写真だけでなく、「富士山」という言葉にも反応することがわかりました。施設の近くにある橋から富士山が見えることから、その橋に行くことが楽しみの１つにもなりました。今では「富士山」と聞くだけで、笑ってくれます。

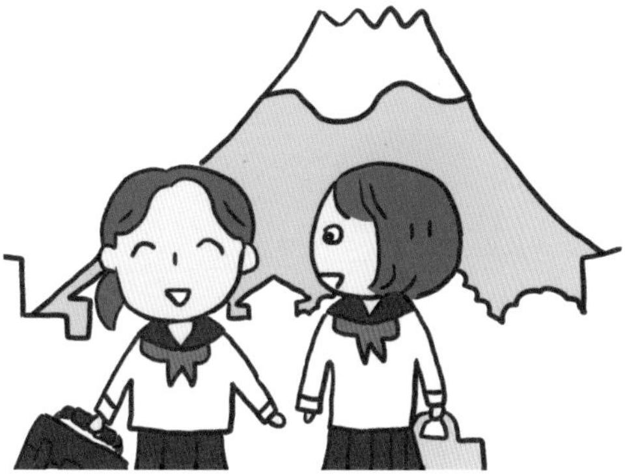

行動症状

ケース11

意味のよくわからない行動をくり返す

Kさん

女性
80歳代
要介護5→2

生活レベル もともと寝たきりで発話ができない状態から、歩行器でほぼ自立歩行し、会話ができるまでに回復した。

既往歴 アルツハイマー型認知症

クリスチャンであり、正方形を描くように共有スペースの四隅を歩いては、「神様、今日もありがとうございます」と祈り、お辞儀をする。食事時間などでもかまわず行うので、安全確保や対応に苦慮している。

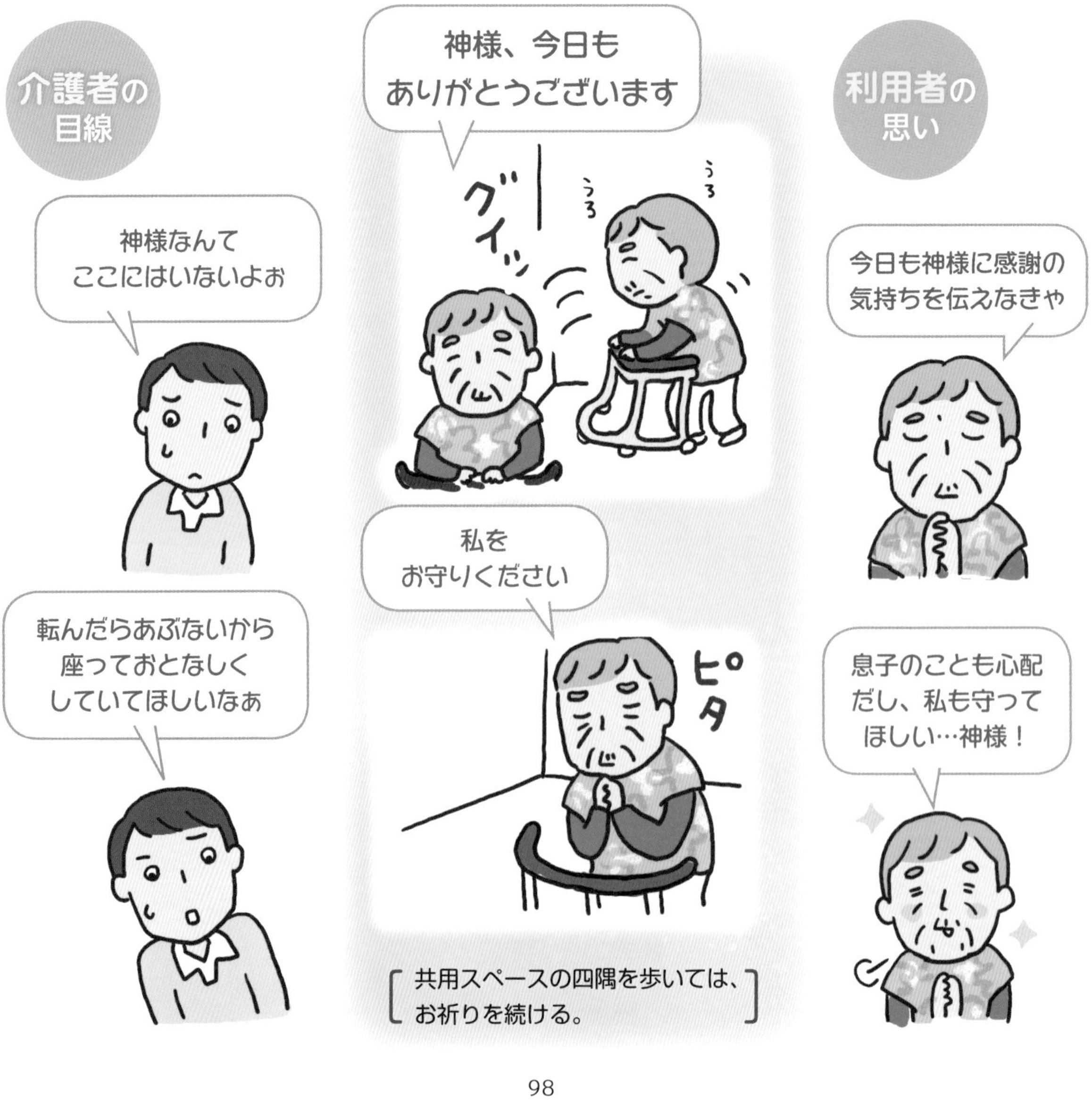

介護者の目線
神様、今日もありがとうございます
利用者の思い
グイッ
うろ
うろ
神様なんてここにはいないよぉ
今日も神様に感謝の気持ちを伝えなきゃ
私をお守りください
ピタ
転んだらあぶないから座っておとなしくしていてほしいなぁ
息子のことも心配だし、私も守ってほしい…神様！

共用スペースの四隅を歩いては、お祈りを続ける。

今に寄り添うケア

本人の気持ちがしずまり、安心できる行動がある

　意味のないように見える行動は仮性作業といわれ、物を出したりしまったりなどの行動がよく見られます。Kさんのお祈りのような信仰や習慣、あるいはかつての仕事にまつわる場合もあります。そうすることで、本人は気持ちをしずめ、安心を得ているので、納得されるまでその行動を見守りましょう。

転倒リスクなどに気を配り、本人が納得できるよう見守る

いそがしい時間に動き回られたら、困りますよね。ただ、Kさんの祈りを捧げたい気持ちは本物。一緒になって「守ってくださってありがとうございます」というだけでも、Kさんは赦《ゆる》されたような気持ちになるでしょう。転ばないように動線を確保し、本人が納得するまで見守りましょう。

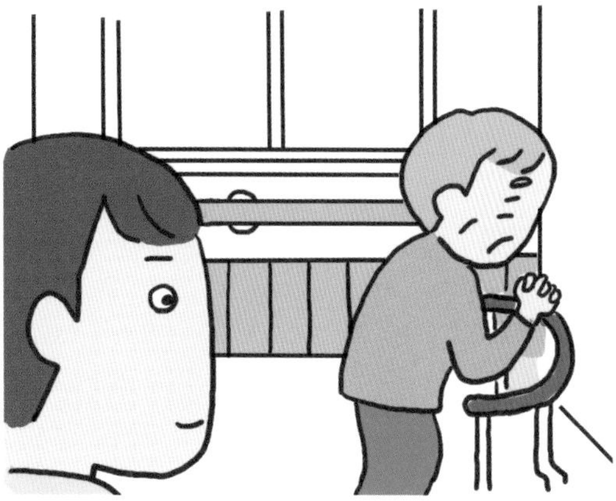

人生に寄り添うケア

いくつになっても息子は息子…母としての切なる思い

現状・アセスメント

　お祈りの話をKさんの息子さんに相談すると、「母はキリスト教系の女子校出身」「私が糖尿病だから、心配しているのかもしれない」と教えてくれました。

　Kさんが祈りを捧げるのは、息子さんの健康を案じてのことだったようです。

対応とその後

　そこで、息子さんが施設に来るたびに、親子の時間を大切にしてもらい、ときにはスタッフも交じって楽しく会話を重ねました。Kさんに「息子さんは元気に過ごしていること」を、少しずつ思い出として積み重ねていってもらったのです。

　また、息子さんがいないときでも、「学生時代の思い出話」や「キリスト教に関する話」を聞くなど、Kさんが楽しく過ごせる時間を増やしました。不安な気持ちがめばえると、「不安といえば、息子の健康のこと」→「神様にお祈りしないと」という発想に結びつきやすいからです。

　こうした安心感の積み重ねで、Kさんが落ち着いて過ごせる時間が増えていきました。

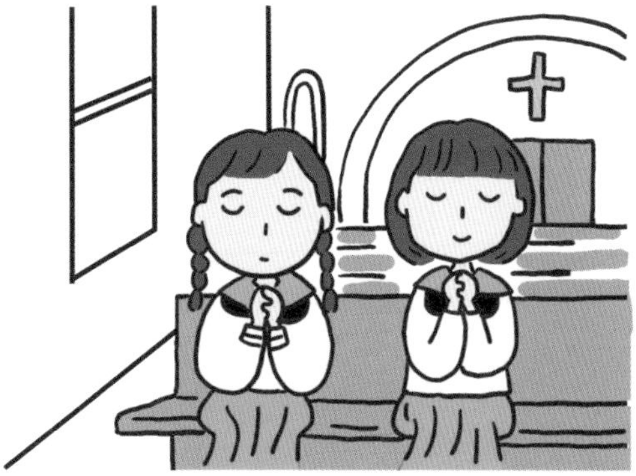

行動症状

ケース12

見えないものが見えたり、スタッフを見間違えたりする

Lさん	生活レベル	転倒後に入院し、病院から入居。歩行、意思疎通は可能。ただし、幻視・妄想がある。
	既往歴	レビー小体型認知症

男性
80歳代
要介護3

幻視が強く、「(本当は誰もいないのに)窓の外に子どもがいる」といったり、スタッフを銀行員だと錯覚し、腕をつかんで「金返せ！」とさわいだりする。食事の時間などソワソワしやすい時間帯は、とくに幻視がひどくなる。

介護者の目線

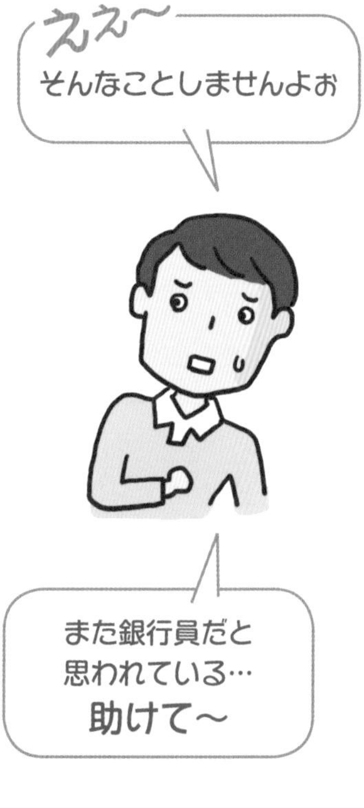
ええ～
そんなことしませんよぉ
また銀行員だと
思われている…
助けて～

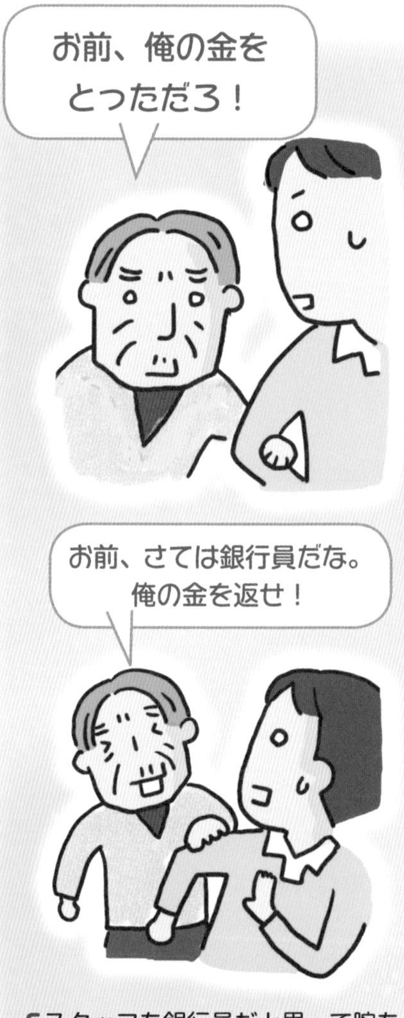
お前、俺の金を
とっただろ！
お前、さては銀行員だな。
俺の金を返せ！

スタッフを銀行員だと思って腕をつかみ、さわいだりする。

利用者の思い

あいつがもって
いるお金……
まさか俺のか？
銀行員め！
俺の金は
わたさないぞ

今に寄り添うケア

幻視は不安の表れ、その不安が具体的になって見えることも

幻覚（幻視や幻聴）はよくある周辺症状の１つで、不安の表れです。見えるものはさまざまですが、本人の具体的な不安や怒りが形となることもあります。本人の敵（Lさんなら銀行員）にされた場合、本人の目の前にいるだけで怒りを倍増させてしまいます。無理をせず、ほかの人に解決を委ねましょう。

幻覚に合わせて受け止め 徐々に話題をそらす

対応を替わったスタッフは、「銀行の方と約束があったのですね」など、心穏やかでない本人の気持ちを受け入れましょう。そのうえで、話題を徐々にそらし、場所を変えてお茶を飲むなどして気分転換をするとよいでしょう。

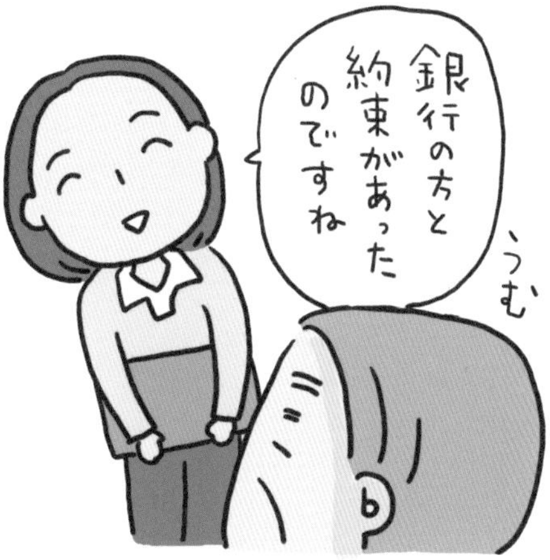
銀行の方と約束があったのですね
うむ

人生に寄り添うケア

自分の財産は無事か、気になって仕方のなかったＬさん

現状・アセスメント

Ｌさんは開業医としてよく働いて稼ぎ、きらびやかな生活をしていたそうです。そのためか、お金への執着が強く、認知症からくる不安と結びついて、スタッフを銀行員だと思い込むことがよくありました。

対応とその後

そこで、「開業医として輝いていたＬさん」を思い出してもらい、不安をやわらげようと、開業医時代の話をたくさん聞かせてもらいました。休みの日はゴルフにもよく行っていたそうで、「Ｌさん、早くゴルフに連れていってくださいよ」とスタッフがいうと、「俺なんか、もう回れないよう」と、照れながらもうれしそうな顔を見せてくれました。

また、Ｌさんにとって一番の心配事が、「自宅が人手にわたっていないか」だとわかり、「自宅で家族団らん」企画も実行しました。すると、昔と変わらぬ自宅で、１時間ほど奥さんや娘さんと食事を楽しんだＬさんは、安心した表情を見せてくれたのです。次第に、スタッフを銀行員と思い込むことも減っていきました。

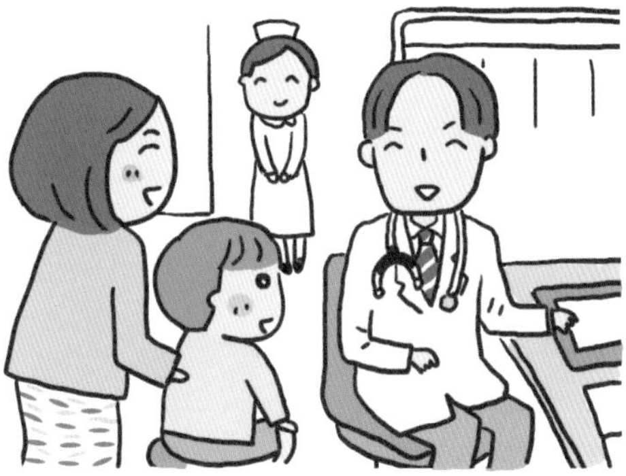

精神症状

ケース13

家に帰りたいとくり返し主張する

Mさん		
	生活レベル	自力では歩行できない。会話は可能だが、長文の会話は困難。
	既往歴	アルツハイマー型認知症
女性 90歳代 要介護3		夕方になると、突然自宅へ帰ろうとする。若かりし主婦時代の自分にもどっており、周囲を振りきってでも施設の外へ出て行こうとする。歩行が困難なため、スタッフは毎夕になると転倒を警戒している。

介護者の目線

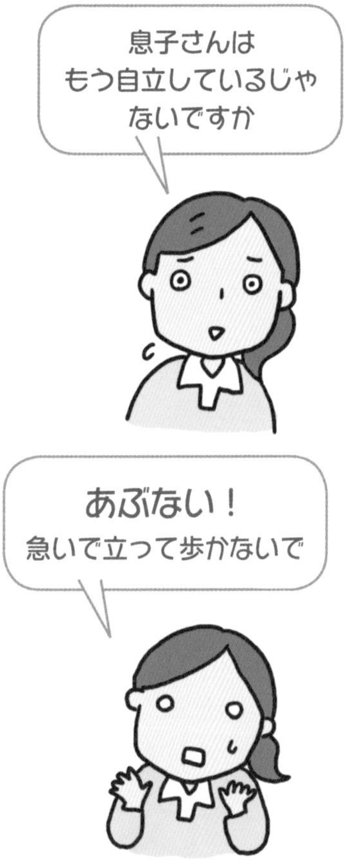
息子さんは
もう自立しているじゃ
ないですか
あぶない！
急いで立って歩かないで

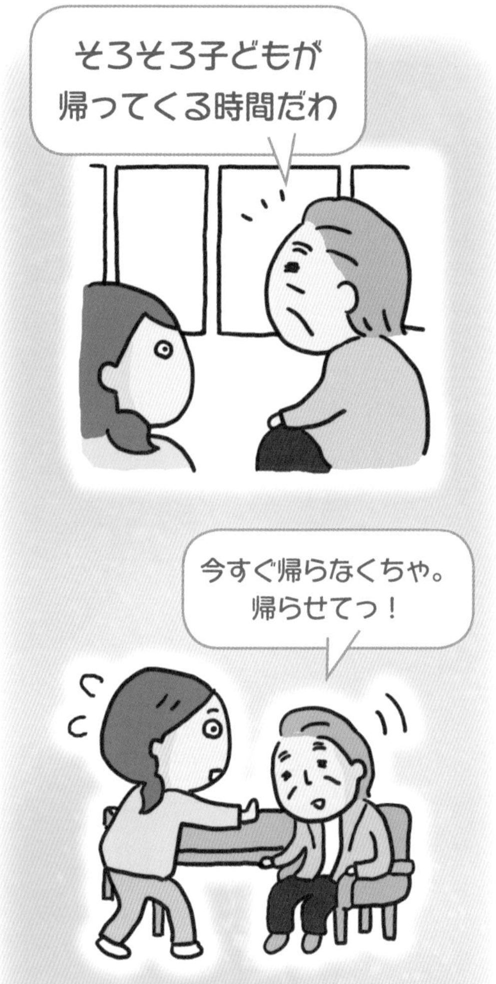
そろそろ子どもが
帰ってくる時間だわ
今すぐ帰らなくちゃ。
帰らせてっ！

夕方になると、勢いよく立ち上がって自宅に帰ろうとする。

利用者の思い

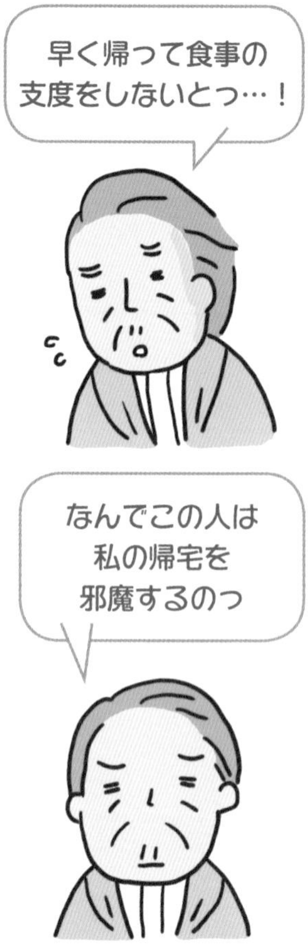
早く帰って食事の
支度をしないとっ…！
なんでこの人は
私の帰宅を
邪魔するのっ

今に寄り添うケア

過去の記憶でつくられた設定を崩さないでほしい

帰宅願望は今の居場所に不安を感じ、出て行きたい気持ちの表れ。Mさんのように短期記憶が失われ、「今は外出中で、夕食の支度をするために帰らないと！」と思い込むケースもあります。まずは、本人の中でどういう設定がつくられているか察知し、その思い込みに付き合いつつ対応しましょう。

思い込みを否定せず とどまってもらう返答を

たとえ正しい訂正をしても、本人の不安や焦燥が増すだけです。「帰りたい」といわれたら、「今日は遅いので泊まっていきましょう」「息子さんが晩ごはんはいらないとおっしゃっていましたよ」など、本人の妄想を否定せず、とどまってもらえるような返答をしてみましょう。

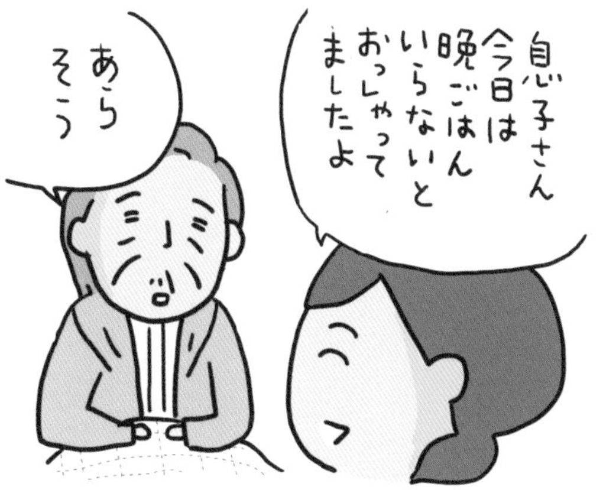
息子さん今日は晩ごはんいらないとおっしゃってましたよ
あらそう

人生に寄り添うケア

専業主婦としての自尊心が満たされ現実が認識できるようになった

現状・アセスメント

Mさんはもともと専業主婦で、熱心に家事をし、子どもの世話を生きがいとしていました。施設に入ってからも、そうした世話好きの様子が垣間見られました。

あるときからMさんは、食事中にほかの人の食器をとるようになったのです。よくよく観察すると、どうも人の食べものを奪うのではなく、食器をまとめようとしていたのだとわかりました。Mさんは「自分は現役の主婦だ」との意識が強く、当然の役割として片づけをしていたのです。

対応とその後

そこで食事中は、Mさんがほかの人の食器に手をかけないように少しだけ距離を離し、また食事後はMさんの気がすむまで食器の片づけを行うのを見守るようにしました。

さらにスタッフから積極的に、「食器を重ねていただいて助かります」と声をかけるようにしました。すると、主婦としての自尊心が満たされたのか、帰宅願望が減っていったのです。今では、施設が自分の家だという意識もめばえるようになりました。

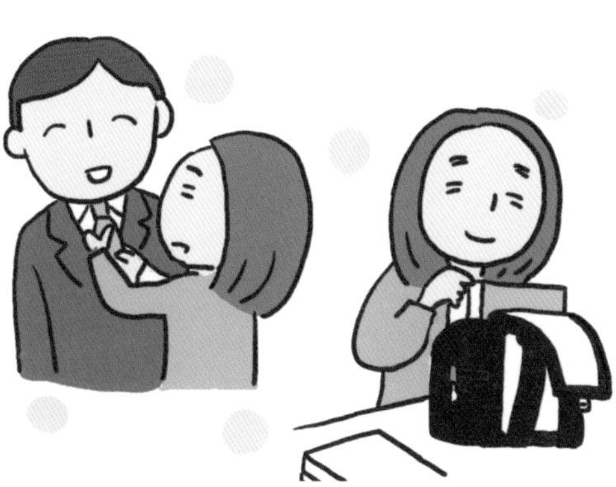

ケース14

精神症状

泣き真似をして訴え、スタッフに対応を求める

Nさん

女性
90歳代
要介護3

生活レベル	歩行器を使用して自立歩行、見守りあり。
既往歴	アルツハイマー型認知症

自分の期待通りにスタッフが対応しないと、フロアに響き渡るような大声で、子どものように泣く。さらに、不満を伝えるときの設定が「ホテルの客」「説法をする和尚」など日々変わるため、スタッフが翻弄《ほんろう》されている。

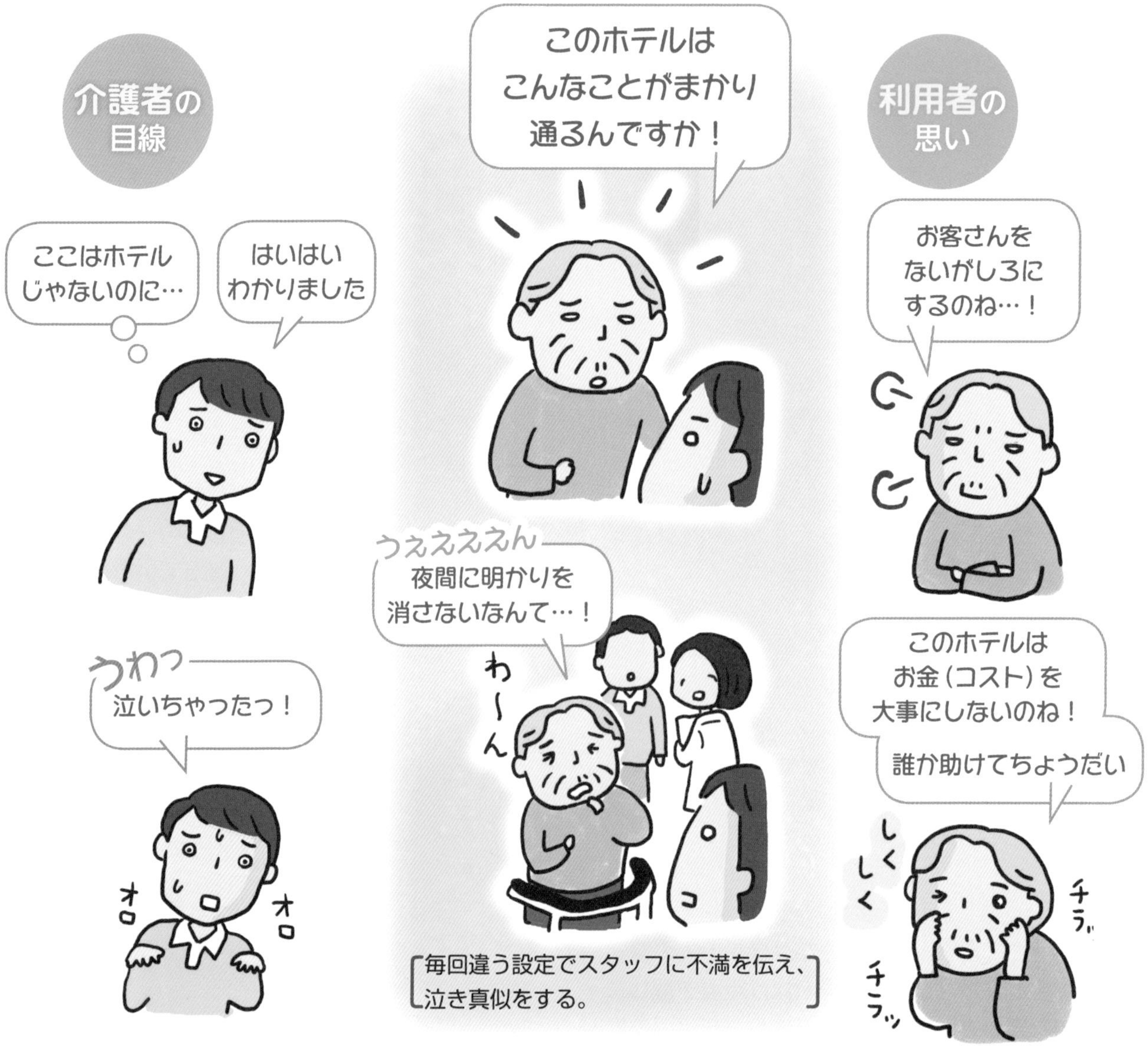

介護者の目線
ここはホテルじゃないのに…
はいはいわかりました
うわっ
泣いちゃったっ！
オロオロ
このホテルはこんなことがまかり通るんですか！
うぇえええん
夜間に明かりを消さないなんて…！
わ〜ん
毎回違う設定でスタッフに不満を伝え、泣き真似をする。
利用者の思い
お客さんをないがしろにするのね…！
このホテルはお金（コスト）を大事にしないのね！
誰か助けてちょうだい
しくしく
チラッ
チラッ

今に寄り添うケア

一人でいるのは心細い…だから、そばにいてほしい！

泣き真似は、「そばにいて」「もっと私を気にして」という思いの表れ。1人でいるのが不安でたまらないのです。Nさんに見られるような妄想は表れず、ただ「ここにいて！」と子どものように泣いたり、しがみついたりする場合も。まずは「どうしましたか？」と気持ちを受け止め、話を聞いてみましょう。

本人の気持ちを落ち着かせるのが大事

午後の穏やかな時間帯に会話をするなど、できるだけそばにいて、ふだんの関わりからさみしくさせないことが大切です。本人がホテルの客として従業員に注意しているとわかったときは、「いつもありがとうございます、気をつけます」と答えるなど、スタッフもその設定に合わせて返答するとよいでしょう。

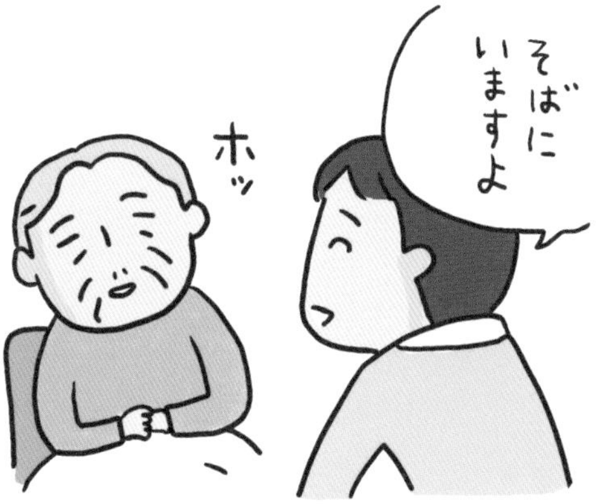

人生に寄り添うケア

接する回数が増えて、心細さが解消されたNさん

現状・アセスメント

Nさんは、「本当に私のことを見てくれているの？」と、注目を集めるような泣き真似をよくしていました。そこで、Nさんの大事にしていることを探ろうと、スタッフが娘さんに話を聞くと、「母はいつもグループの中心にいた人」「着飾って友だちとお茶を飲みながら、おしゃべりするのが大好きだった」「1人でいるときはよく押し花をつくっていた」と教えてくれました。

Nさんは着飾ってグループの中心にいた頃と比べて、施設で生活する今の自分に自信がなくなり、不安を感じていたのです。

対応とその後

そこでスタッフはNさんと接する機会を増やし、お化粧や押し花などを手伝いながら、「きれいですね」「上手ですね」という声かけをくり返しました。また、誕生日にはスタッフ一同で着飾ったNさんを囲んでお祝い会をしました。そうした積み重ねによってNさんの気持ちも満たされていったようで、泣き真似をする回数が減っていきました。

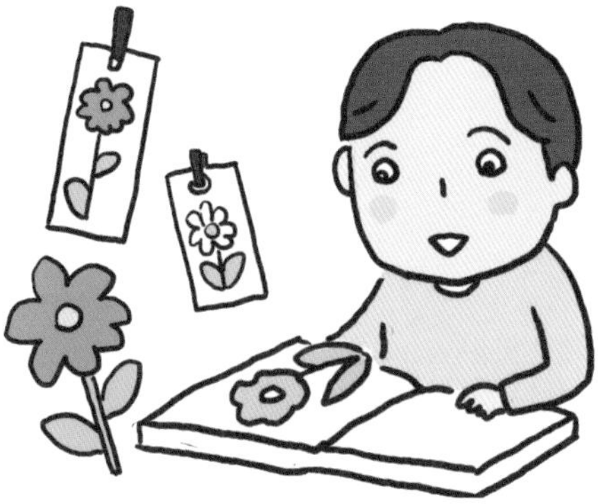

精神症状

ケース15

「死にたい」など悲観的な発言をする

Oさん 女性 100歳代 要介護2	
生活レベル	身体機能の低下は比較的ゆるやかで、歩行も可能。
既往歴	アルツハイマー型認知症、老人性うつ

「生きているとみなさんの迷惑になる」が口癖。落ち込むと、「死にたい」という発想になる。現状、言葉だけで自傷行為は伴わないが、死にたい気持ちが行為に結びつくと危険なので、見守りを強化している。

介護者の目線

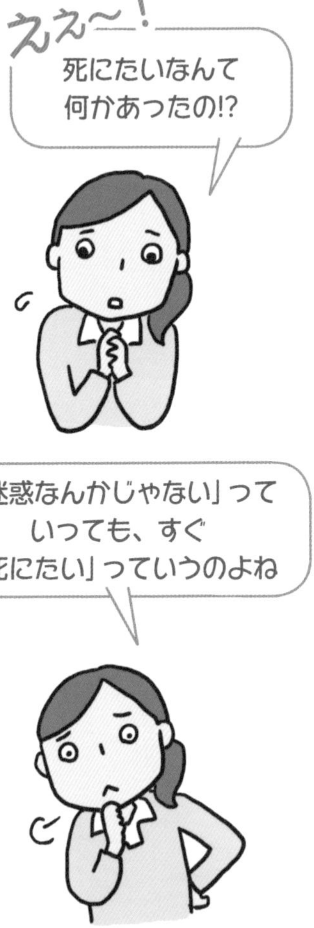

ええ〜!
死にたいなんて何かあったの!?
「迷惑なんかじゃない」っていっても、すぐ「死にたい」っていうのよね

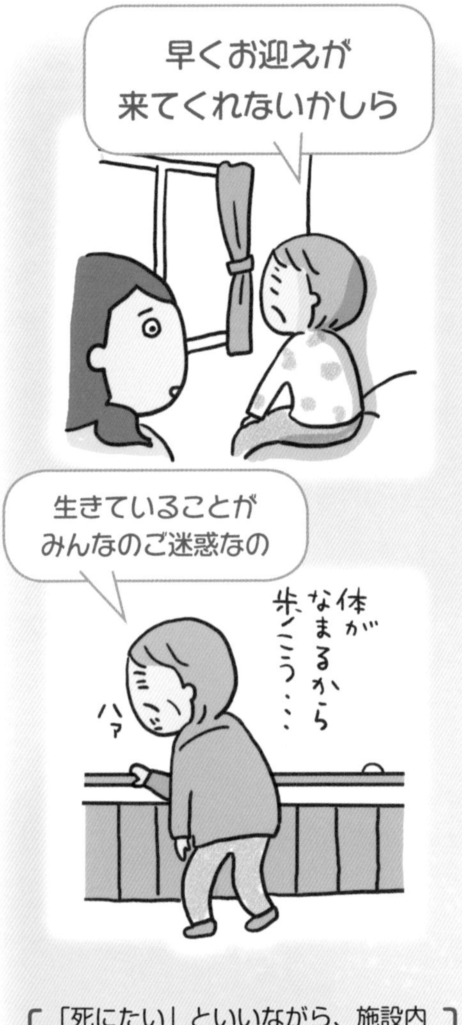

早くお迎えが来てくれないかしら
生きていることがみんなのご迷惑なの
体がなまるから歩こう・・・
ハァ

「死にたい」といいながら、施設内を動き回っている。

利用者の思い

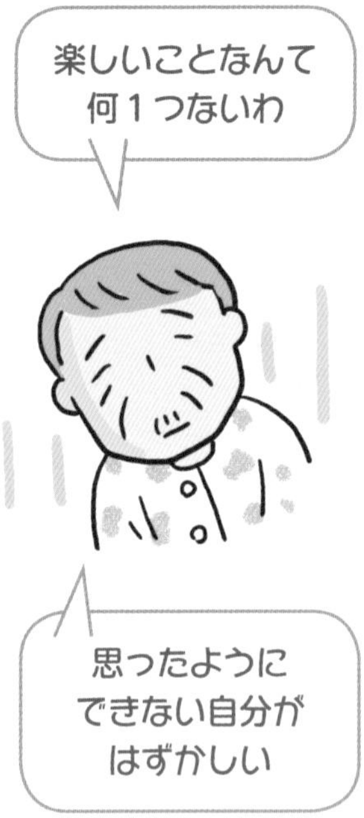

楽しいことなんて何1つないわ
思ったようにできない自分がはずかしい

今に寄り添うケア

「死にたいほどつらいことがある」というメッセージ

死にたい願望は、認知症の症状の１つ。ままならない現状に対し、悲観的な思いにとらわれています。言葉だけのものか、自傷行為に結びつくものか、見極めが大切です。スタッフが頻繁《ひんぱん》に居室を訪れることで、「つらい」「イヤだ」と思う時間を減らす工夫をしていきましょう。

思いを具体的に傾聴して つらさをとりのぞく工夫を

どんなことがつらいのか、イヤなのか具体的に聞いてみましょう。話す回数を重ねると、どんな状況で「死にたい」と感じるのか、徐々にわかってきます。その内容をスタッフで共有し、本人のつらさが減る工夫、楽しく過ごせる工夫をしましょう。

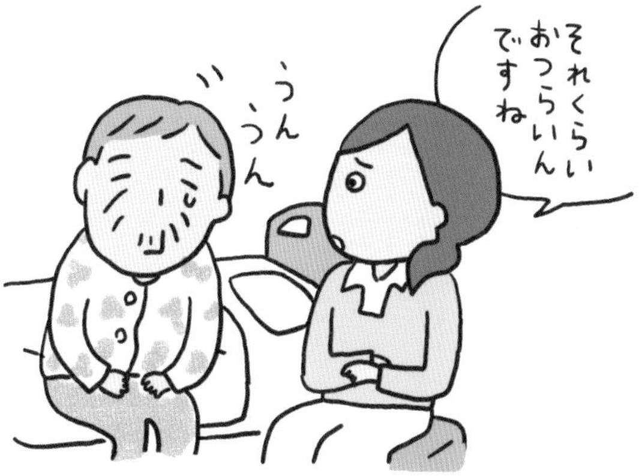

うん うん
それくらいおつらいんですね

人生に寄り添うケア

なつかしい校歌が、ありし日の恋心と生きる意欲を呼び起こした

現状・アセスメント

Ｏさんはよく「栄養のあるものを食べなきゃ」と健康に気を配る発言をされていたので、「死にたいほどつらい気持ちをわかってほしい」と訴えているのだとスタッフは考えました。

スタッフ間で話し合うと、「Ｏさんは、よく自分の女子校時代を楽しそうに話す」という意見が出てきました。きっと女子校時代にＯさんの人生の宝物があるのでしょう。

対応とその後

本人にくわしく話を聞くと、当時、他校にとても大好きな男子生徒がいたこともわかりました。さらに由緒ある女子校と判明し、動画サイトで調べてみると学校の校歌がアップされていたのです。

そこで、Ｏさんの気分が落ち込みがちな朝にこの校歌を流すことにしました。突然、流れてきた母校の校歌に、当時の気持ちが思い出されたのかＯさんはうれし泣き。そこからスタッフ全員を「輝いていた女子校時代の自分を知る人たち」と思い、今の居場所に安心できるようになりました。同時に、「死にたい」という回数も減っていきました。

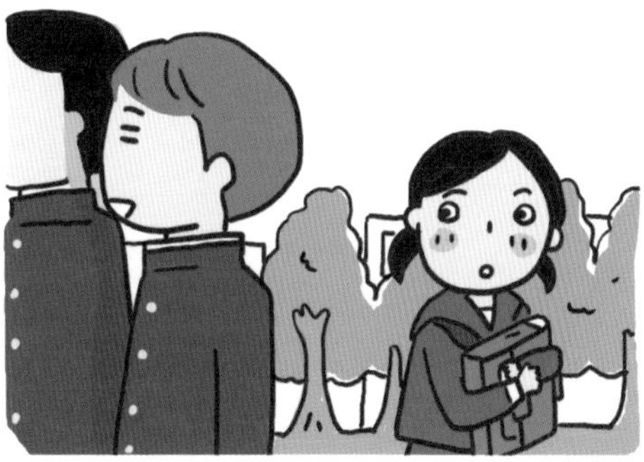

精神症状

ケース16

自分の悪口をいわれたとさわぐ

Pさん		
	生活レベル	杖歩行、見守りあり。
	既往歴	アルツハイマー型認知症

女性
90歳代
要介護3

杖歩行だが、着替えなどの身の回りのことは自分でできる。妄想が強いのか、つくり話が多い。自分でつくった話をしているうちに、ネガティブな気持ちになる様子。少しでもイヤなことがあると、まわりのせいにしてしまう。

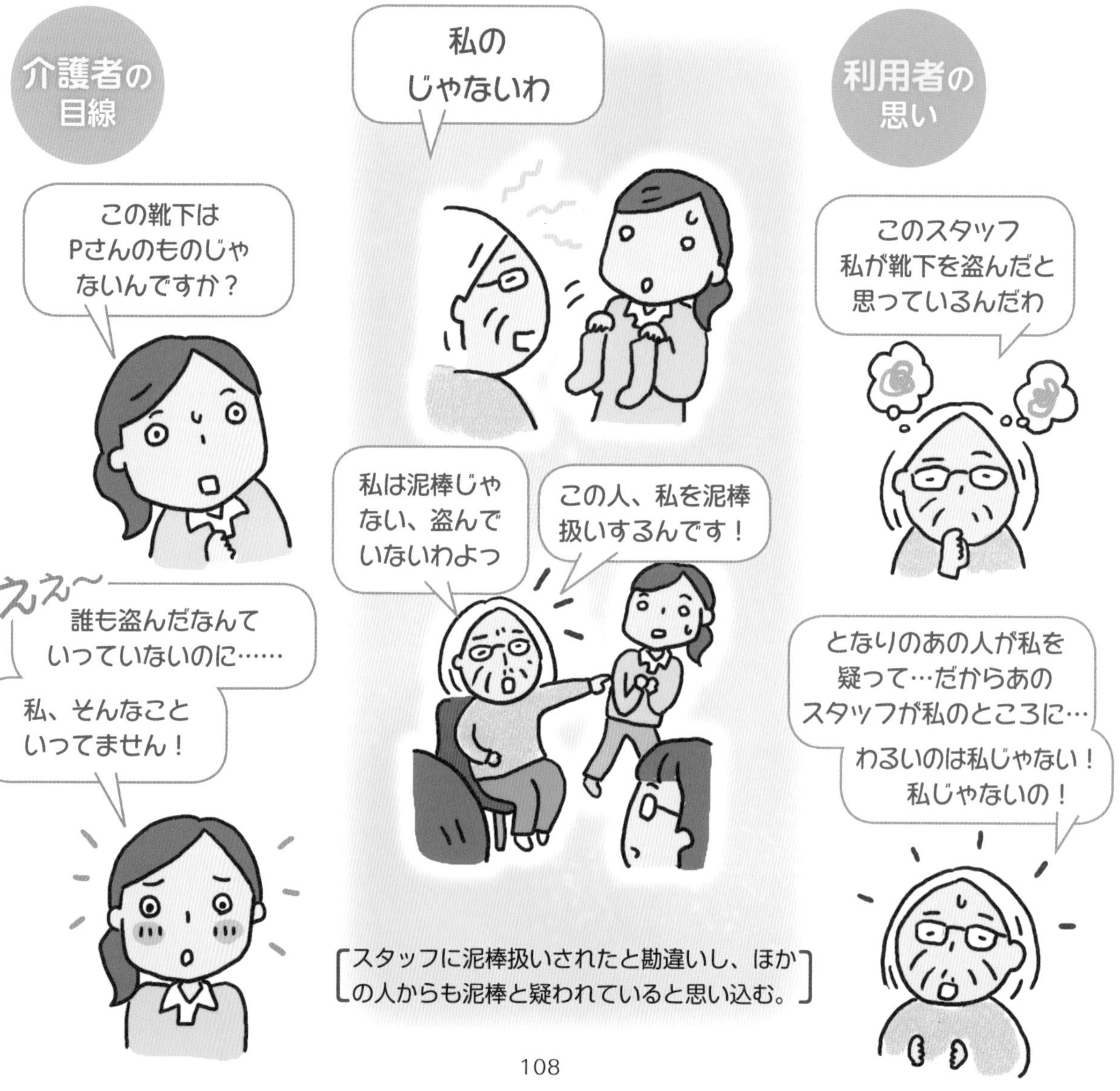

介護者の目線
この靴下はPさんのものじゃないんですか？
ええ〜
誰も盗んだなんていっていないのに……
私、そんなこといってません！
私のじゃないわ
私は泥棒じゃない、盗んでいないわよっ
この人、私を泥棒扱いするんです！
利用者の思い
このスタッフ私が靴下を盗んだと思っているんだわ
となりのあの人が私を疑って…だからあのスタッフが私のところに…
わるいのは私じゃない！私じゃないの！

［スタッフに泥棒扱いされたと勘違いし、ほかの人からも泥棒と疑われていると思い込む。］

今に寄り添うケア

悪者扱いされても、本人を否定しないように思いとどまる

妄想やネガティブ思考から、「悪口をいわれている」という被害妄想を生むことがあります。本人は自分が被害者だと思って怒り、こちらが悪者扱いされますが、くやしくても本人を否定しないことが大事です。もし犯人に仕立てられたら、対応する人を替えるか、時間を置きましょう。

問題の経過を本人と一緒に振り返る

本人の言い分を素直に聞き、「いつの間にか、この靴下がなくなったんですね」などと経過を一緒に振り返りましょう。「洗濯に出したとき、ほかの人のものと混ざりましたかね？」というように確認をすると、本人も「あっ、そうかも」と納得できます。

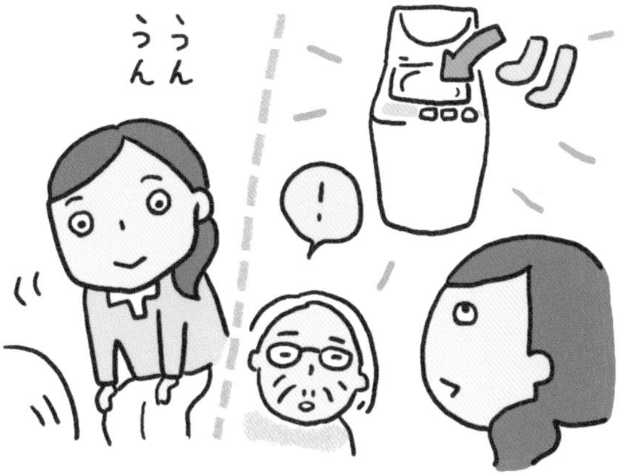

人生に寄り添うケア

本音がいえる関係になり、抱えていた不満が消えていた

現状・アセスメント

Pさんは入居したとき、2つの釈然《しゃくぜん》としない思いを抱えていました。1つめは、自分は元気だったのに、息子に厄介払《やっかいばら》いで入居させられたと考えていたこと。2つめは、いつでもほかの施設に移動できると思っていたことです。「ここのスタッフの対応がわるければ、私は近所にある別の施設に引っ越す」と考えていました。

そこでスタッフは、施設での毎日が楽しくなるよう、Pさんと1対1で過ごす時間を頻《ひん》繁《ぱん》につくりました。その中で、Pさんは「薄い生地のイタリアンピザが好き」だとわかったのです。

対応とその後

Pさんが少しでも好きなものを楽しめるようにと、近所のイタリアンレストランで食事会を行うことにしました。実際にお店に行くと、Pさんは食事量こそ少ないものの、とてもうれしそうにピザをほおばっていました。

このことで、スタッフとの信頼関係が結ばれたのでしょう。スタッフへの悪口やつくり話が減り、本音で話してくれるようになっていきました。まだ被害妄想にかられる日もありますが、徐々にその回数は減っています。

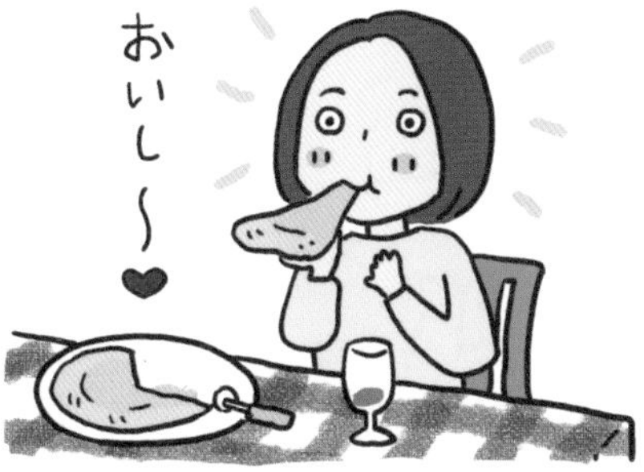

精神症状

ケース17

一度怒り出すと止まらなくなる

Qさん	
生活レベル	歩行は可能。
既往歴	アルツハイマー型認知症

男性
80歳代
要介護2

一緒に入居中の妻の介護を男性スタッフが行ったり、ほかの入居者への介助が不適切だったりすると、怒鳴り散らす。こだわりが強いうえ、怒るとなかなか収まらず、対応するスタッフがこわがって、および腰になっている。

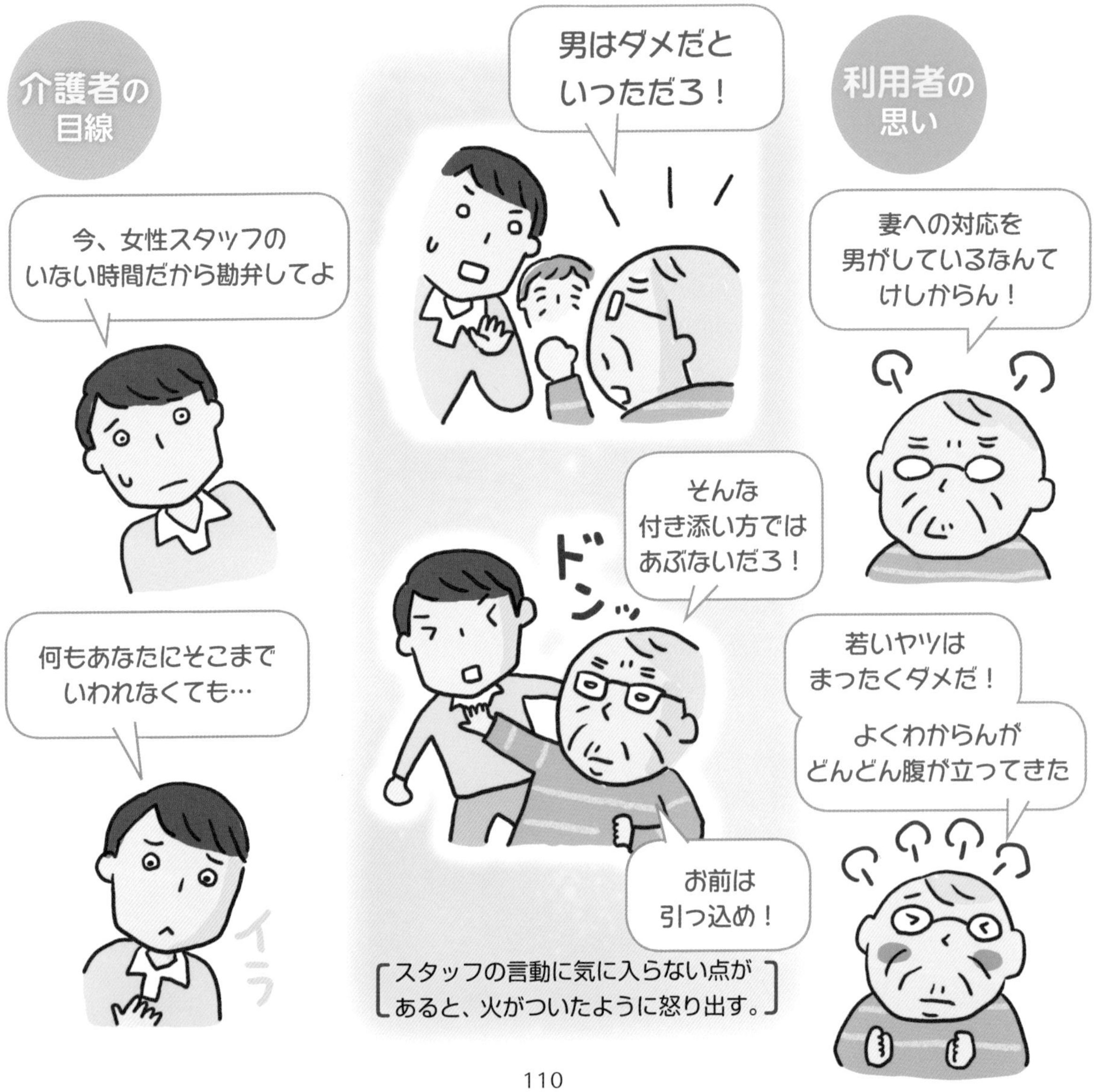

介護者の目線
今、女性スタッフのいない時間だから勘弁してよ
何もあなたにそこまでいわれなくても…
イラ
男はダメだといっただろ！
そんな付き添い方ではあぶないだろ！
ドンッ
お前は引っ込め！
スタッフの言動に気に入らない点があると、火がついたように怒り出す。
利用者の思い
妻への対応を男がしているなんてけしからん！
若いヤツはまったくダメだ！
よくわからんがどんどん腹が立ってきた

今に寄り添うケア

怒りという感情のコントロールがむずかしくなっている

認知症により、感情のコントロールがむずかしくなっています。怒りのスイッチはさまざまですが、たとえばQさんは「男性スタッフは愛のない介護をするから奥さんが心配」「若い人は仕事ができない」「(一緒に入居している）妻が死んだらどうしよう」などの不安やイライラが怒りにつながっています。

怒りの種を探って
回避できるように配慮する

傾聴や観察から何が怒りの種かを探り、その内容を避けるようにします。男性によるケアを嫌がるなら、女性に替わります。女性がいない場合、できれば無理にケアを続行せず、気持ちが収まるのを待ちましょう。また、本人と接する時間をつくり、余裕をもって話を聞くことも大切です。

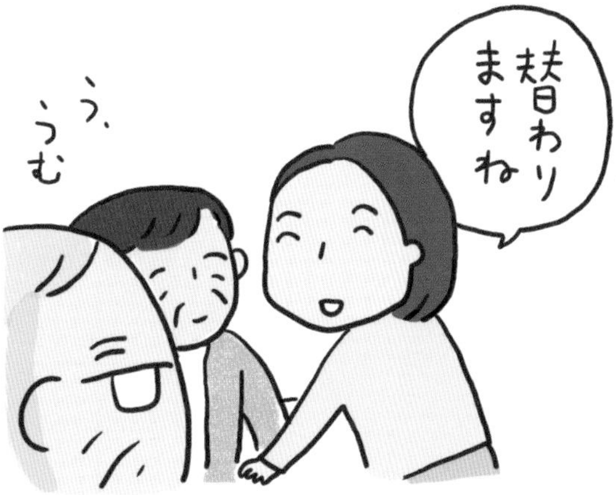
替わりますね
う、うむ

人生に寄り添うケア

大事な信仰心を受け入れられているという大きな安心を得た

現状・アセスメント

Qさんから無償の愛にまつわる話をよく聞くため、そのことをお子さんに聞いてみました。すると、Qさんは熱心なクリスチャンで、長年勤めてきた省庁を退職後は、その専門分野とキリスト教に基づいた民主主義を教える寺子屋を開いたとのことでした。

Qさんがたびたび癇癪《かんしゃく》を起こすのも、それはキリスト教に基づく人生哲学によるもの。人は愛に満ちあふれていないといけない。だから、妻も愛に満ちた介護をなされなければならない、と考えていたのです。

対応とその後

そこで、男性スタッフは日頃から愛や権利に関する話を聞いたり、誕生日会ではQさんのピアノ演奏で賛美歌を歌ったりと、Qさんの信仰心を尊重する対応を心がけました。

すると、男性スタッフにも自分の大事な価値観が伝わったと感じられたのか、Qさんの表情が穏やかになる日が増えていったのです。奥さんの洋服選びを行ったときには、奥さんがきれいに着飾った姿を見て満足そうな笑顔を浮かべていました。男性スタッフが介助したにもかかわらず、です。

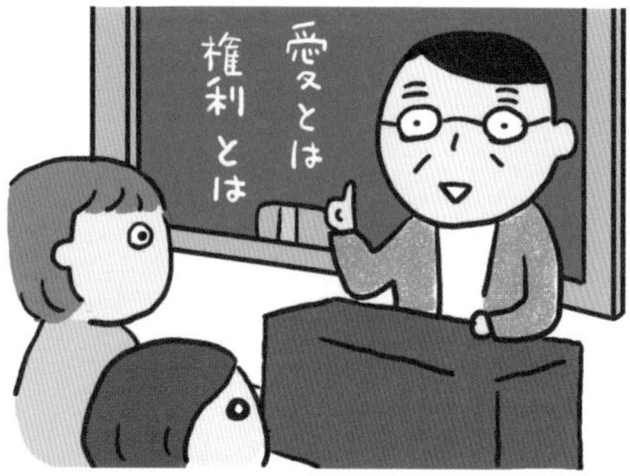
愛とは
権利とは

精神症状

ケース18

体の不調をくり返し訴える

Rさん

女性
100歳代
要介護2

生活レベル	自立して生活できるが、嚥下《えんげ》と歩行の機能が落ちてきている。
既往歴	アルツハイマー型認知症

入居前から体の変化に敏感。１つの症状に対し、自分と同じ意見の医師に出会うまで、何回も医師を変える。本人は頻尿だと訴えるが、身体的な異常はない。訴えが受け入れられないと、鬱々《うつうつ》とする。

介護者の目線

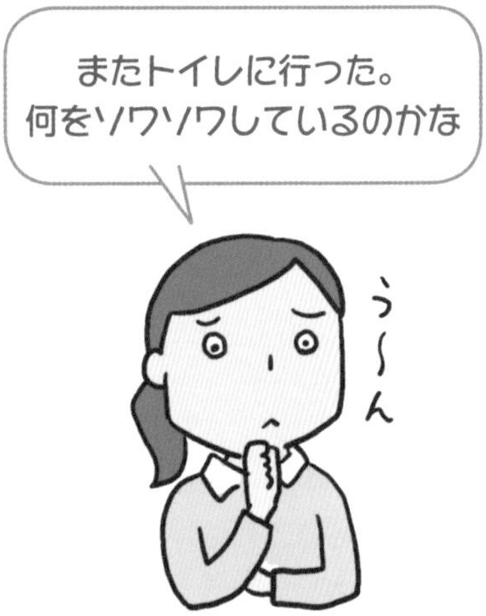
またトイレに行った。
何をソワソワしているのかな
う～ん

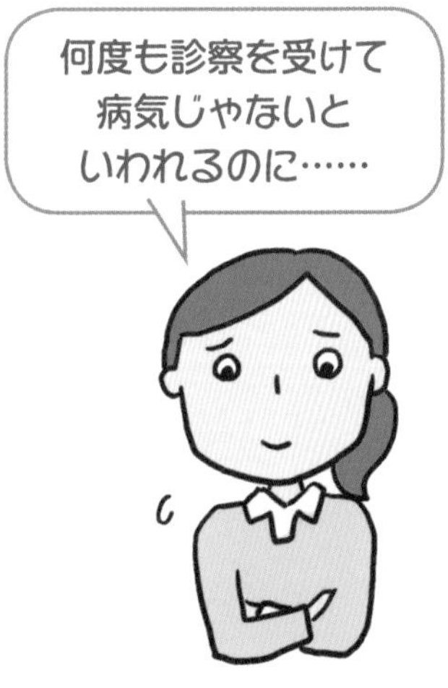
何度も診察を受けて
病気じゃないと
いわれるのに……

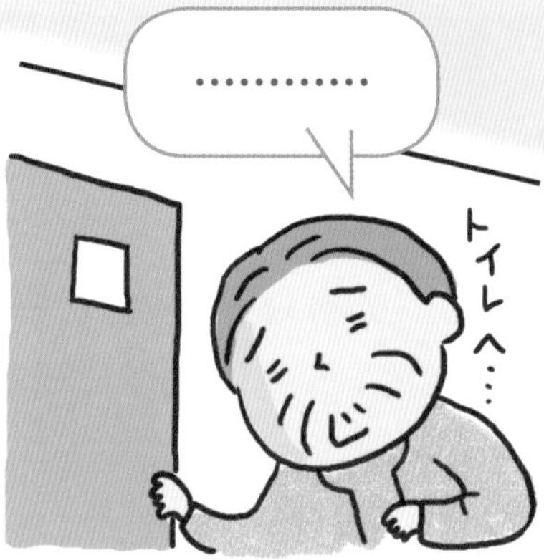
…………
トイレへ…

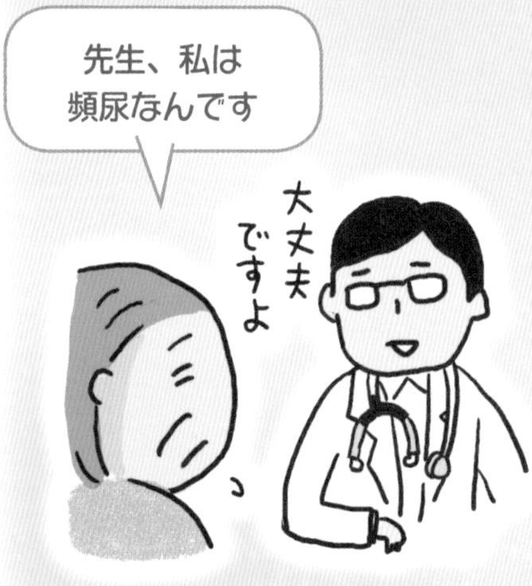
先生、私は
頻尿なんです
大丈夫ですよ

［おしっこが近い病気だと思い込み、自分は重病人だと感じている。］

利用者の思い

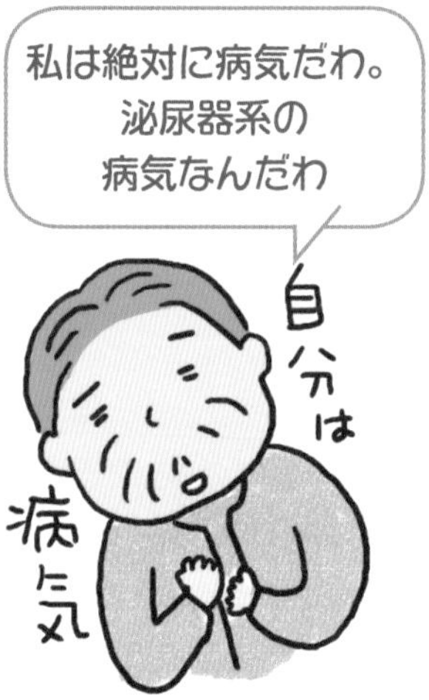
私は絶対に病気だわ。
泌尿器系の
病気なんだわ
自分は
病気

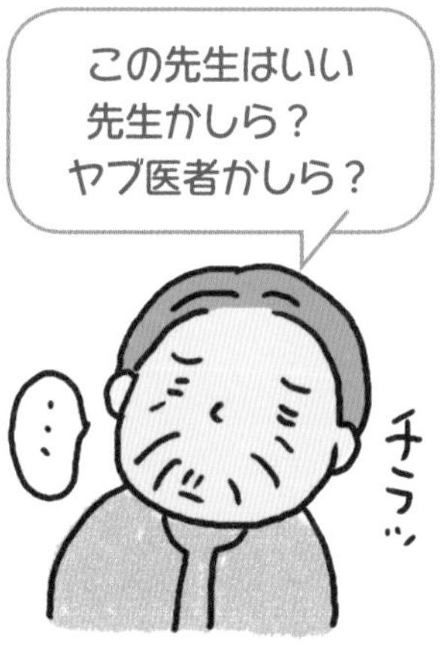
この先生はいい
先生かしら？
ヤブ医者かしら？
…
チラッ

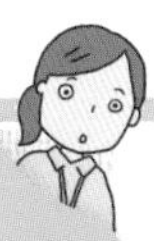

今に寄り添うケア

自分の不調感を受け止めてくれることが安心につながる

認知症によってふくらんだ不安から、何度も不調を訴えることがあります。その裏には人に心配してもらいたい、さみしいから甘えたいという思いがあります。また、Rさんのように、こだわりを否定された気持ちになると、相手への不信感を募《つの》らせるケースもあります。

まずは受け止めて どこが不満か聞き出す

まずは「それはおつらいですね」とやさしく受け止めましょう。さらに不満がどこにあるのか、時間をかけて聞き出していきます。こだわりが強い場合、本人が納得する答えを一緒に導き出すことが大事です。そうすることで信頼関係が生まれます。

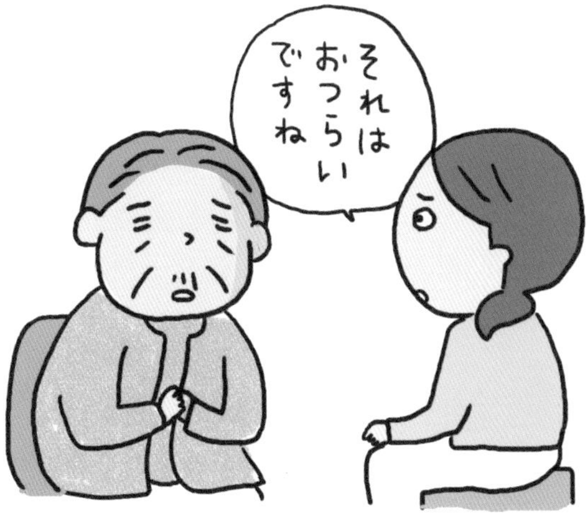

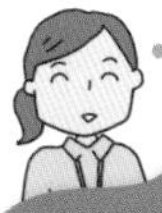

人生に寄り添うケア

施設にいても自分にできることがある、それが生きがいに！

現状・アセスメント

Rさんはお子さんの自立後、100歳まで人に頼らず、1人暮らしをしていました。スタッフが身の回りのことを整えてしまう施設の生活になかなか慣れず、自室にいるとどうも鬱《うつ》っぽくなってしまう様子。「自分は家族からも気にかけられず、この施設で死ぬのだ」と思っていました。

「自分のできることは自分でする」というRさんらしさをとりもどしてもらいたい。そう考えて家族に相談し、まずは家族にできるだけ顔を出してもらうようにしました。さらに娘さんから、Rさんが近所で評判のガーデニングの名手だったと教えてもらいました。

対応とその後

そこでRさんを中心に、屋上庭園のサークルを結成しました。主な活動は、パンジーなどの季節の花々を育てることです。

水やりや手入れ、草むしりなどの役割があることで、Rさんが不調を訴える数は徐々に減っていきました。生きがいだったガーデニングを入居後も続けることができて、気持ちの張りがよみがえっていったのです。

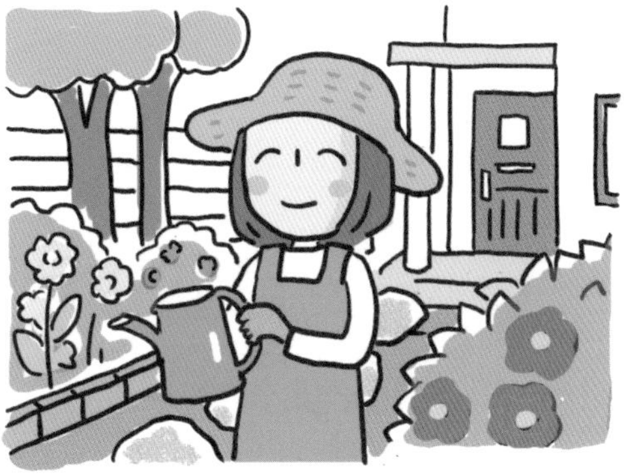

精神症状

ケース19

趣味を避けて、部屋にこもりがちになった

Sさん

女性
90歳代
要介護3

生活レベル	つかまり立ちで、立位が保てる状態。ふだんは車椅子で移動。手の関節がかたく、手がうまく動かない。
既往歴	アルツハイマー型認知症、気管支喘息

もともと陶芸や生け花、編み物、書道など多趣味だった。いざ施設の趣味サークルの場に行くと機嫌がわるくなり、結局やらないことが多い。居室にこもりがちになり、スタッフがさまざまなサークルへ誘うことをくり返している。

介護者の目線

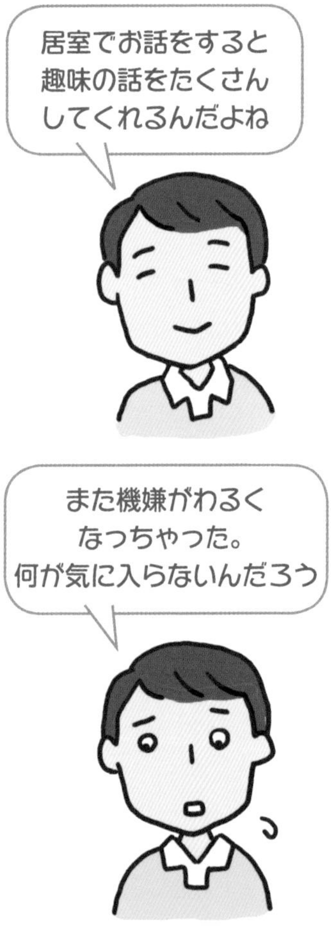
居室でお話をすると趣味の話をたくさんしてくれるんだよね
また機嫌がわるくなっちゃった。何が気に入らないんだろう

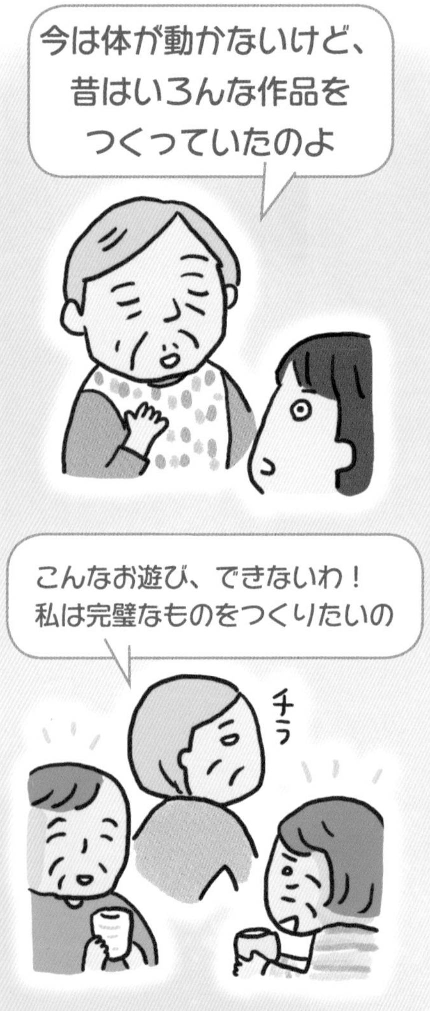
今は体が動かないけど、昔はいろんな作品をつくっていたのよ
こんなお遊び、できないわ！私は完璧なものをつくりたいの
チラ

［いざ趣味サークルの場に行くと、機嫌がわるくなり、やらなくなる。］

利用者の思い

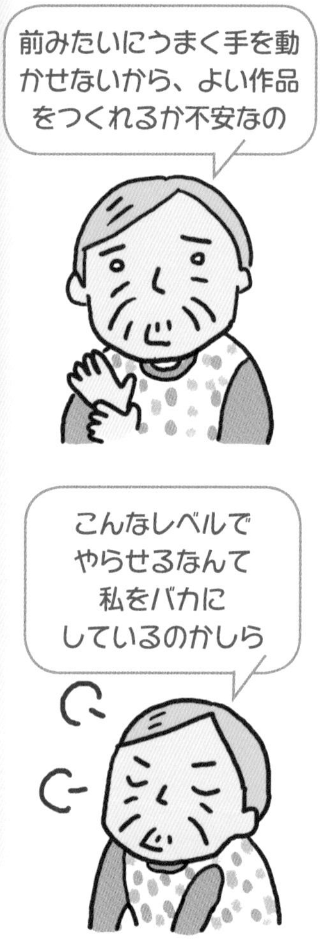
前みたいにうまく手を動かせないから、よい作品をつくれるか不安なの
こんなレベルでやらせるなんて私をバカにしているのかしら

今に寄り添うケア

思う存分、趣味に没頭できたかつてと現在のギャップがある

自分の手足や視力、聴力、あるいは理解力が昔のように働かないために、理想とする活動ができず、趣味から遠ざかることはよくあります。とくに多趣味だった人、セミプロの腕前だった人は、初心者向けの教室だとプライドが傷つくことも。本人が何に傷ついているのかを探ってみましょう。

まずは見学から始めて様子を見てみる

多趣味だった人にはサークル活動を積極的にすすめたくなりますが、まずは見学から始めてみましょう。本人の気が進まないようなら、新しい趣味を探すのも手です。少しでも安心して取り組めるよう、本人の身体機能や認知機能に合わせたサポートも大切です。

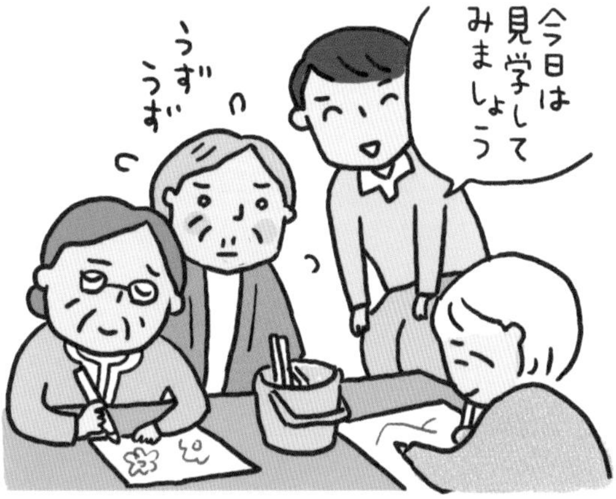
今日は見学してみましょう
うずうず

人生に寄り添うケア

子どもの頃を思い出して目の輝きがもどったSさん

現状・アセスメント

かつての凝った趣味に取り組み、Sさんが満足するのはむずかしいかもしれない。そう考えたスタッフは、回想法（→176ページ）を使い、子どもの頃に住んでいた家や当時の遊びなどについて、話してもらうことにしました。

すると、Sさんは当時の思い出を話しているうちに、今までにない笑顔を見せてくれるようになったのです。それだけでなく、小さい頃は「おはじき」が大好きで、近所の友だちとよく遊んでいたことがわかりました。

対応とその後

そこで、「童心にかえって、おはじきで遊んでみませんか？」と誘うと、「あるの？ やりたい」とSさんの目が輝きました。そして、スタッフがおはじきのやり方を教わりながら遊ぶと、Sさんは無邪気な笑顔を見せながら、当時の思い出話をさらに語ってくれたのです。

その後もこのような機会を重ねていくうちに、Sさんは精神的に安定し、穏やかに過ごせる時間が増えていきました。

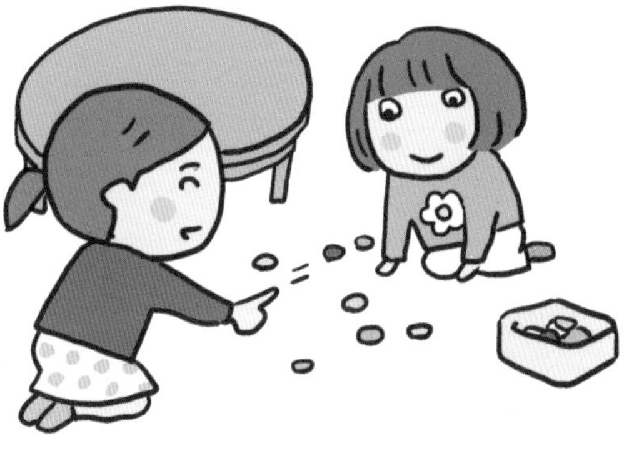

記憶症状

ケース20

鏡を見るとおどろき、怒鳴る

Tさん

女性
80歳代
要介護3

生活レベル	歩行器を使って自立歩行。見守りあり。現在と過去の記憶を混同。
既往歴	アルツハイマー型認知症

エレベーターや洗面所の鏡に映る自分を見て、「知らない人に見られている!?」「誰!?」とおどろく。自分の怪訝《けげん》な表情が鏡に映るので、「にらまれている」と感じ、鏡に向かって怒り、つばを吐きかけることもある。

介護者の目線

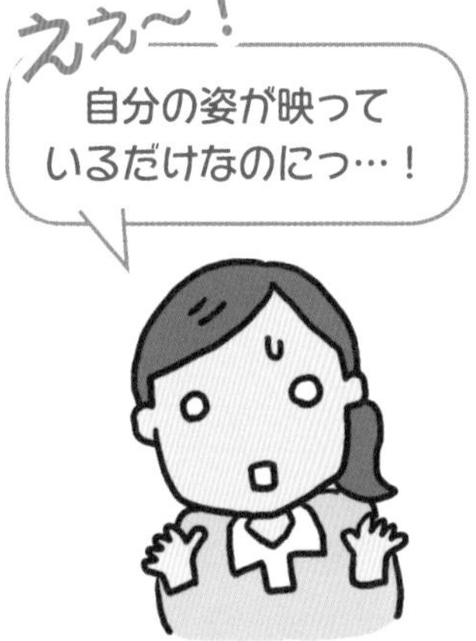
ええ〜!
自分の姿が映って
いるだけなのにっ…!

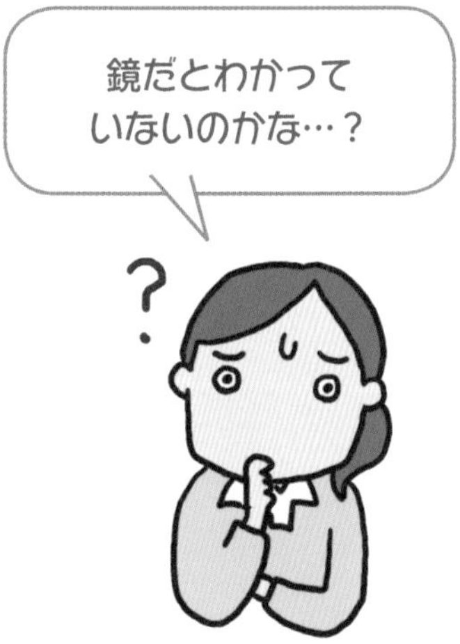
?
鏡だとわかって
いないのかな…?

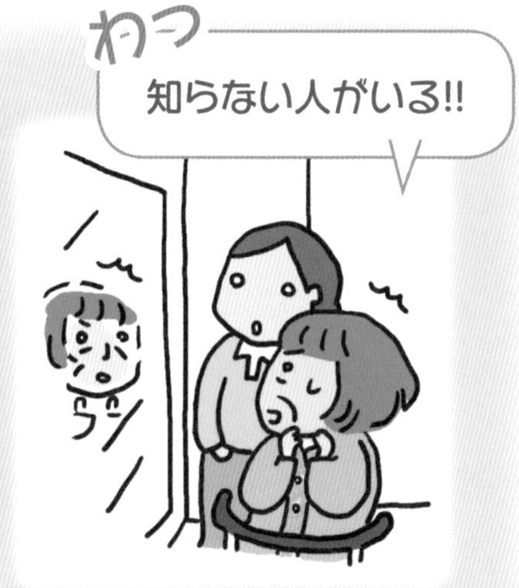
わっ
知らない人がいる!!

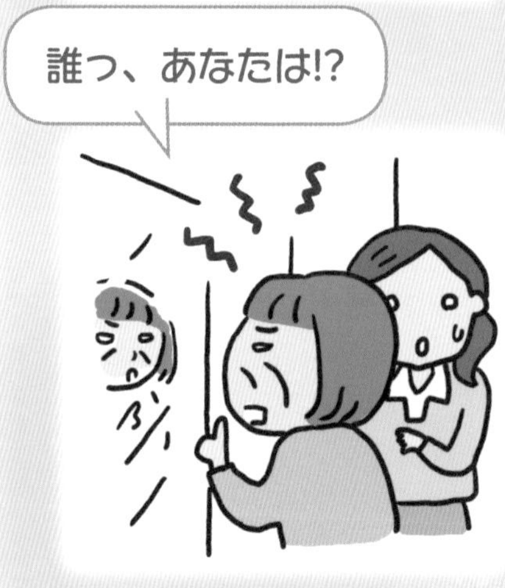
誰っ、あなたは!?

鏡に映った自分の姿を見知らぬ他人と認識し、怒鳴ったり、つばを吐きかけたりする。

利用者の思い

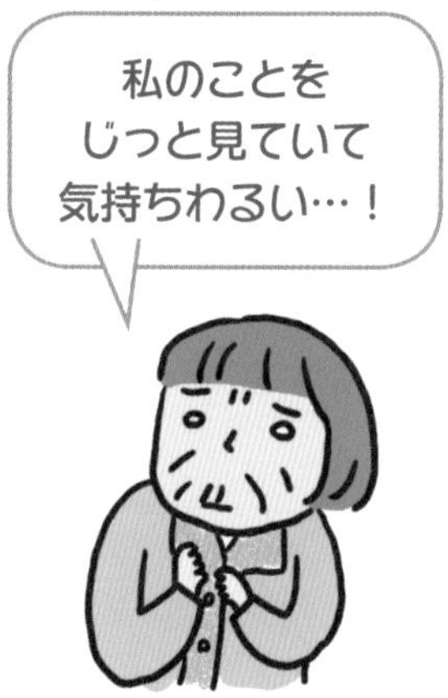
私のことを
じっと見ていて
気持ちわるい…!

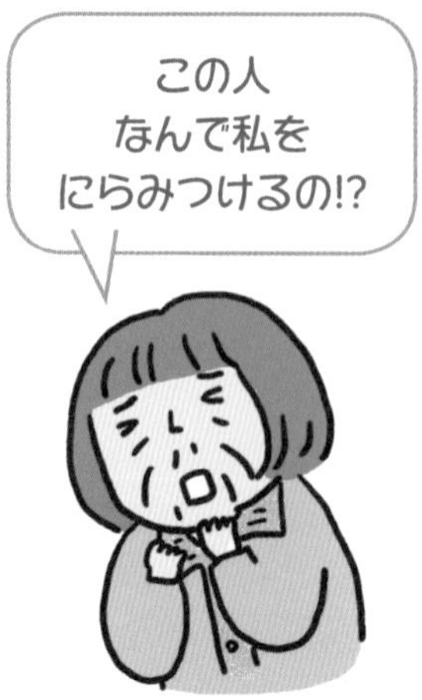
この人
なんで私を
にらみつけるの!?

今に寄り添うケア

鏡に映る老いた顔は自分ではない…！

認知症により短期記憶が失われると、鏡に映る老いた顔が自分のものだと認識できないことがあります。また、怒鳴ったり、つばを吐きかけたりと、過剰な言動をとるときは、鏡を見る前から日常生活の中でうまくいかないことが積み重なり、イライラしたり、不安になっているのかもしれません。

できるだけ鏡を遠ざけ イライラや不安の原因を探る

「知らない人に見られている」という本人の気持ちを受け止め、「あとで確認しておきますね」などと対応しましょう。エレベーターに乗る順番を最後にし、鏡を見せないようにするのも有効です。怒るのは心に余裕がないときと考えられるので、日常生活を観察し、不安の原因を探ってみましょう。

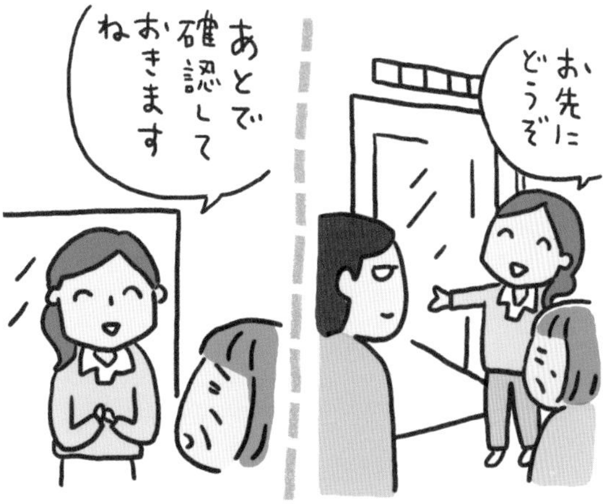
あとで確認しておきますね
お先にどうぞ

人生に寄り添うケア

今の自分を「美しい」とほめてくれる人がいるよろこび

現状・アセスメント

鏡に映る自分の顔を見ておどろく人はいますが、怒鳴ったり、つばを吐きかけたりする人はそう多くありません。Tさんも入居前は、そのような行動をしていませんでした。

行動の理由をスタッフ間で考えていると、「施設の生活に本当の意味で安心していないから」「鏡に映る自分が美しくないから」という意見が出てきました。

対応とその後

そこで、Tさんが心穏やかに過ごせるように、日頃からスタッフ全員で積極的に声かけをすることにしました。

一番効果があったのは、スタッフによるTさんのメイクアップです。Tさんに、「髪を巻いていきますね」「お顔にファンデーションを塗りますね」と声をかけると、鏡を見ても怒りません。

鏡に映る自分がキレイになっていくのを見て、ほめてくれる人がいる。そのよろこびから、Tさんは少しずつ現実を理解できるようになり、鏡を見ても過敏に反応をしなくなっていきました。

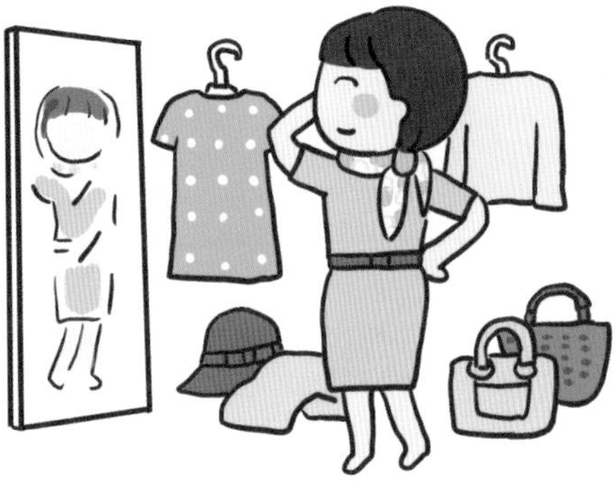

記憶症状

ケース21

「今、何時？」など同じ質問をくり返す

Uさん

女性
80歳代
要介護3

生活レベル	尿道カテーテルをつけたまま、病院から入居。自立歩行の練習を機に、カテーテルを外す。会話はできるが、すぐに忘れる。
既往歴	アルツハイマー型認知症

「今、何時ですか？」と聞き、スタッフが答えるやいなや、またすぐに時間を聞いてくる。聞いた内容を即座に忘れてしまう様子。また、昼夜問わず、自分が気になったことを何度も聞いてくる。

介護者の目線

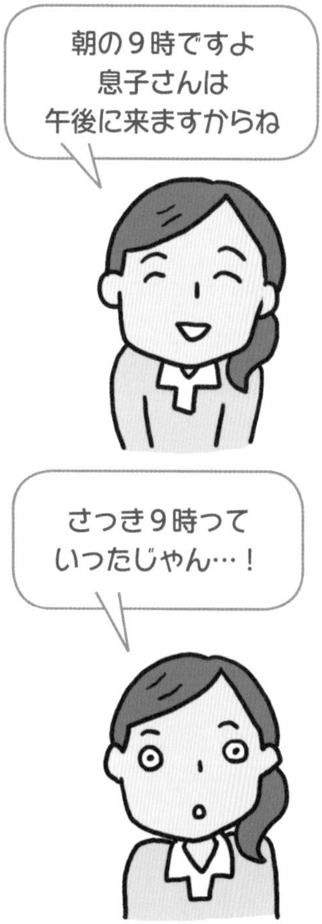
朝の9時ですよ
息子さんは
午後に来ますからね
さっき9時って
いったじゃん…！

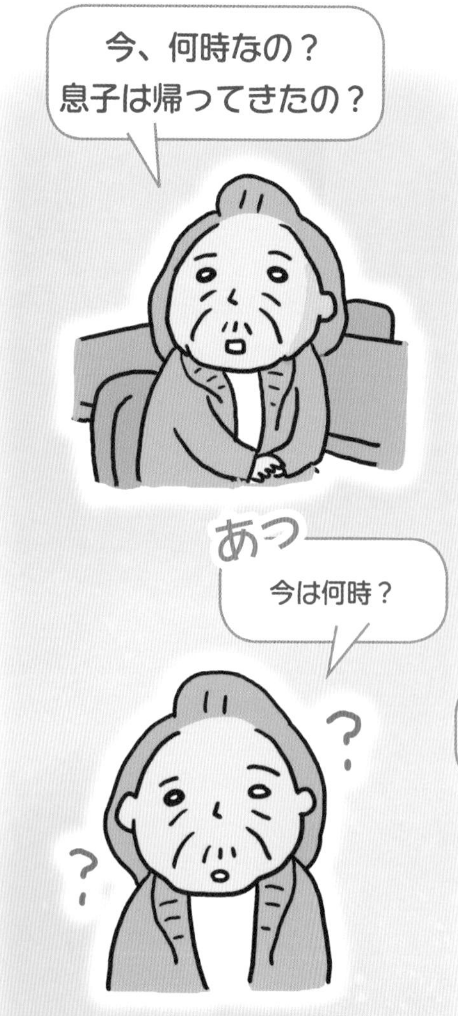
今、何時なの？
息子は帰ってきたの？
あっ
今は何時？
?
?

時間を答えても、数分後にはまた時間を聞いてくる。

利用者の思い

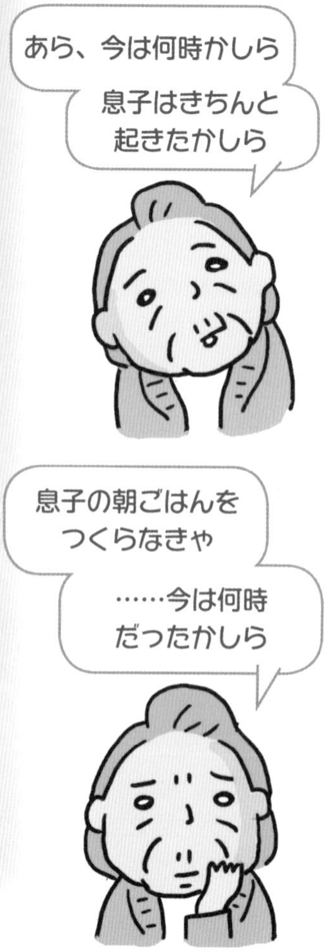
あら、今は何時かしら
息子はきちんと
起きたかしら
息子の朝ごはんを
つくらなきゃ
……今は何時
だったかしら

今に寄り添うケア

どういう答えをするとご本人が安心できるかを考える

認知症により時間感覚がわからなくなっていることに加え、記憶もあいまいになっています。くり返される質問のウラには、本人にとっての大きな不安が隠れていることもあります。Uさんの場合、息子さんのことが心配だと考えられるので、息子さんの話で安心できる返答を心がけましょう。

心配事を共有していますよという返答をする

時間の感覚に対しては、すぐそばに時計を置くなど、いつでも時間を確認できるようにします。また、心配の内容がたとえば「小さい頃、甘えん坊だった息子さんのこと」とわかったら、母性を満たしてもらうためにぬいぐるみなどを可愛がってもらうのも有効です。どんな気持ちを満たすとよさそうか探って対応しましょう。

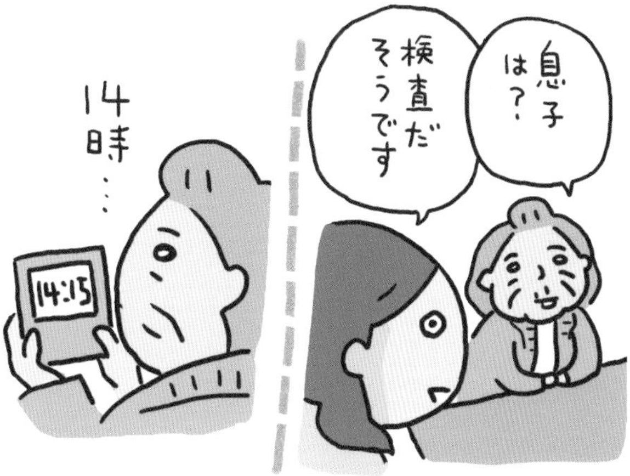
息子は？
検査だそうです
14時…
14:15

人生に寄り添うケア

行きつけのカフェでのひとときがかけがえのない時間に！

現状・アセスメント

Uさんは不安な気持ちになると、すぐに「あの子はどうしてる？」と息子さんの心配ばかりをしていました。でも現在の息子さんは立派に自立され、自分の家族を養われています。

そこでUさんが楽しく過ごせる時間を増やせないかと、息子さんにUさんの趣味や好物などを聞くと、「沿線に行きつけのカフェがあって、そこの紅茶とケーキが大好きでした」と教えてくれました。そのカフェでのひとときは、Uさんが子育てや家事から解放される貴重な瞬間だったようです。

対応とその後

そこで、その行きつけのカフェで、大好きな紅茶とケーキを楽しむ機会を定期的に設けるようにしました。さらに時間の都合がつくときには、息子さんにも参加してもらいました。すると、不安が減っただけでなく、大人になった息子さんを認識できるようにもなっていたのです。「今は何時？」「息子はどこ？」という同じ質問をくり返す回数が減っただけでなく、「息子は今、仕事中なんでしょ？」と質問内容まで変わっていきました。

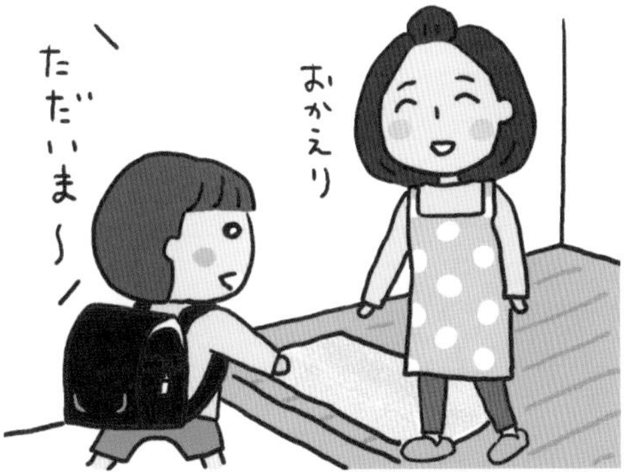
ただいま～
おかえり

記憶症状

ケース22

大事なものを管理できず、すぐになくしてしまう

Vさん
女性
100歳代
要介護2

生活レベル	歩行器での歩行。会話はしっかりできる。
既往歴	アルツハイマー型認知症

自分の大切なもち物を大事にしすぎてしまい、どこにしまったのかわからなくなることが多くなった。物が見つからないことへのいら立ちや、なくしてしまったことへの悲しみを、いつも交互にくり返している。

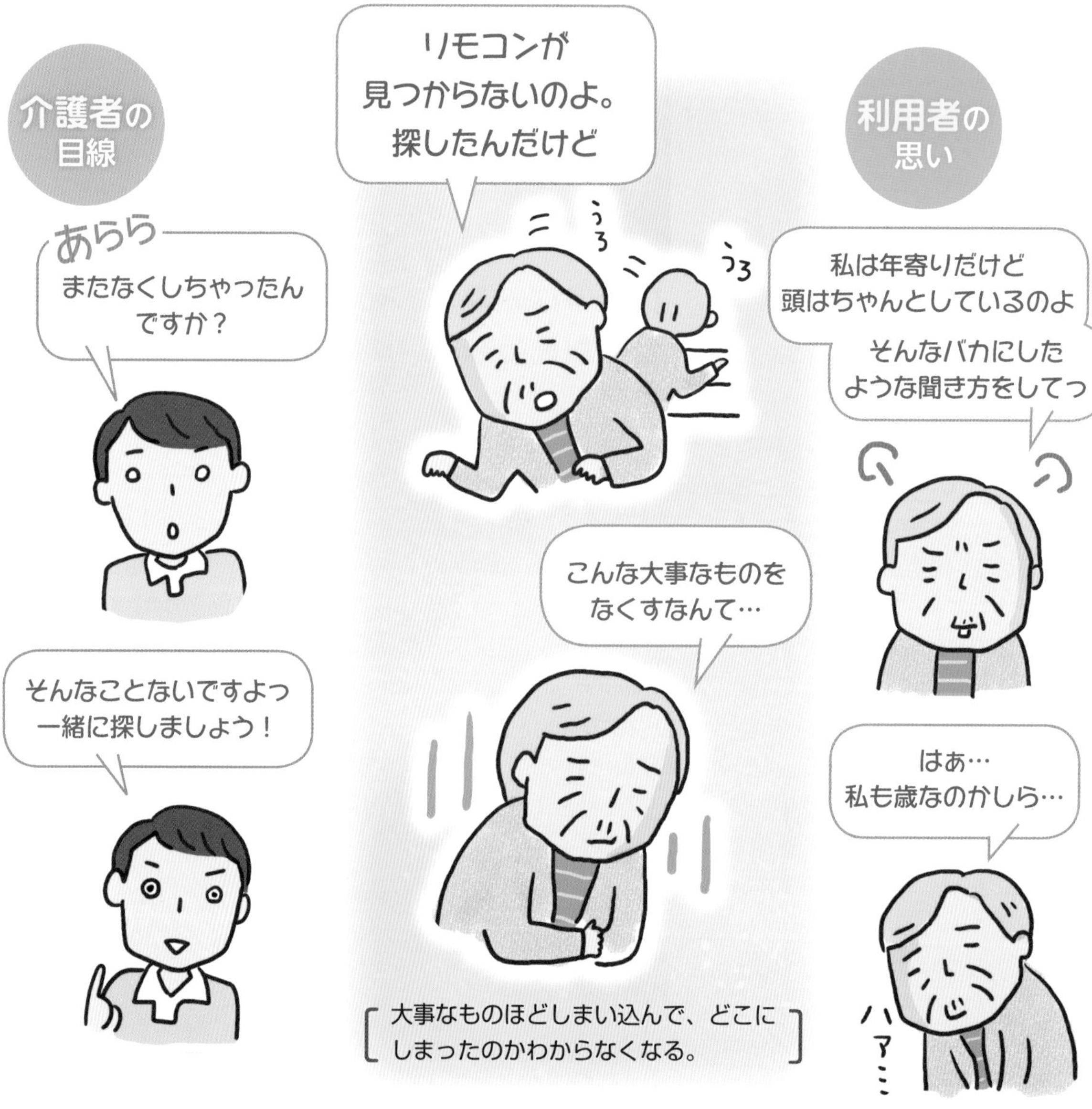

介護者の目線
あらら
またなくしちゃったんですか？
そんなことないですよっ 一緒に探しましょう！
リモコンが見つからないのよ。探したんだけど
うろ
うろ
こんな大事なものをなくすなんて…
利用者の思い
私は年寄りだけど頭はちゃんとしているのよ
そんなバカにしたような聞き方をしてっ
はぁ…私も歳なのかしら…

［大事なものほどしまい込んで、どこにしまったのかわからなくなる。］

今に寄り添うケア

衰えを感じてかなしい気持ち、不安に寄り添ってほしい

物をなくすのは記憶障害によるもの。人前で落ち込むのは不安に寄り添ってほしい気持ちの表れなので、一緒に解決方法を考えましょう。Vさんのように自尊心の強い人には、「どうやったらなくさないですかね？」と問いかけ、本人主導で解決に導き、達成感を得られるようにするとよいでしょう。

シールを貼り
物の位置を明確にする

タンスの引き出しやケースにシールを貼るなどして、物の位置を明確にするとよいでしょう。シールを嫌がる人もいるので、管理方法を本人と相談して決めることが大切です。家族と相談して、少しずつ物を減らしていくのも有効でしょう。相談の仕方には注意して、問い詰めないようにしましょう。

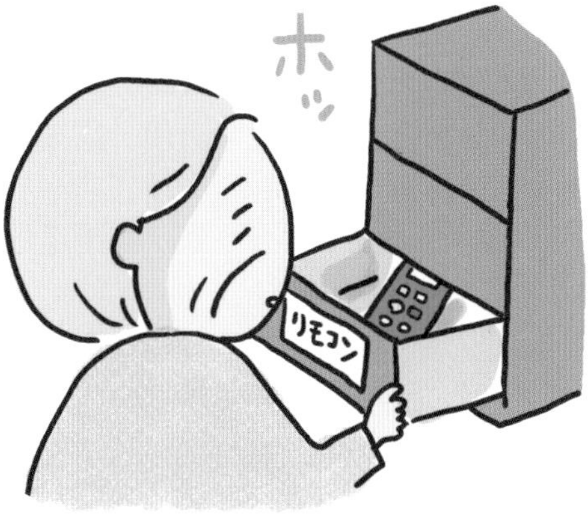

人生に寄り添うケア

自分の誇りを理解してくれていると わかって、不安がうすれたVさん

現状・アセスメント

Vさんは旦那さんや弟さんが高学歴のエリートであり、そうした家族をしっかり支えてきたことを大きな誇りとしていました。そのため、「いつ使いました？」という質問も、物忘れの激しい老人扱いをされた気分になり、イラ立ち、落ち込んでしまうのでした。

対応とその後

まず、Vさん主体で解決策を決めることを心がけました。Vさんはもともとしっかりした方なので、「どうするとなくさないでしょうかね？」などと聞くと、自分なりの解決策を出してくれます。

また、Vさんに自信をとりもどしてもらおうと考え、落ち着いたときに「弟さん、お元気ですか」「旦那さんは○○商社で働いていらっしゃったんですよね」など、Vさんが誇りに思っているエピソードでの声かけを心がけました。

すると、Vさんも「このスタッフは自分を理解してくれている」という信頼感が増したようです。物をなくしても慌てたり、落ち込んだりすることが減りました。

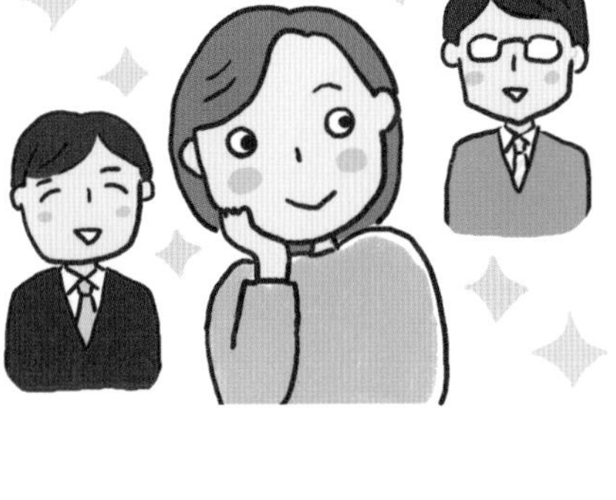

食事ケア

ケース23

食事に興味を失い、何も食べてもらえない

Wさん		
	生活レベル	意思疎通はできるが、理解力が乏しい。身体機能と認知機能も落ちている。
	既往歴	アルツハイマー型認知症

女性
90歳代
要介護4

嚥下《えんげ》も歯も問題ないが、認知機能の衰えと同時に食欲を失う。おやつと水分はとっていたが、やがて食べものを手で払いのけるようになった。本人と家族の意思で胃ろうなどは拒否され、看取りの準備中。

介護者の目線

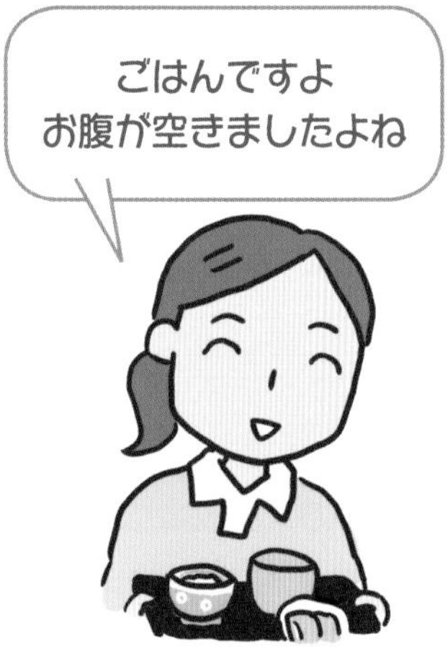
ごはんですよ
お腹が空きましたよね

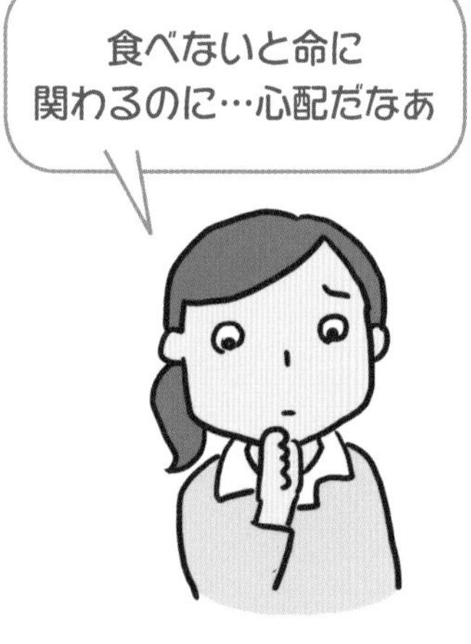
食べないと命に
関わるのに…心配だなぁ

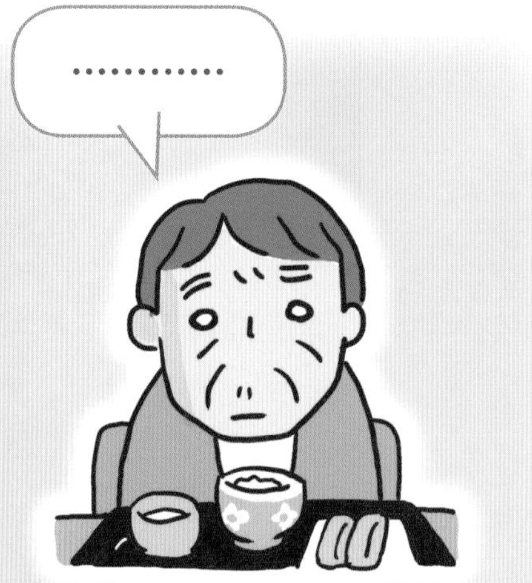
…………

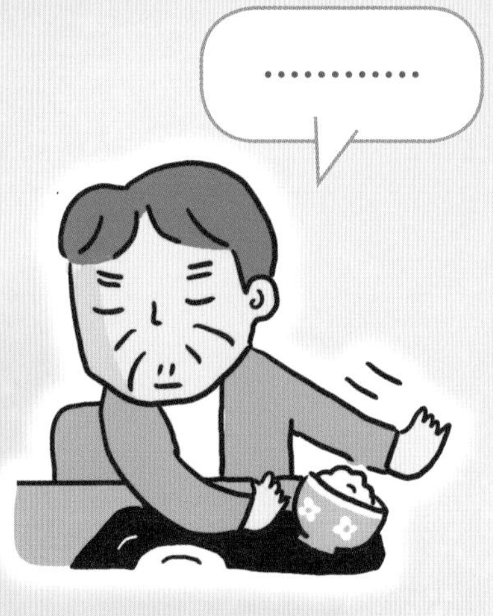
…………

［ごはんのにおいがして機嫌がわるくなり、食べものを手で払いのける。］

利用者の思い

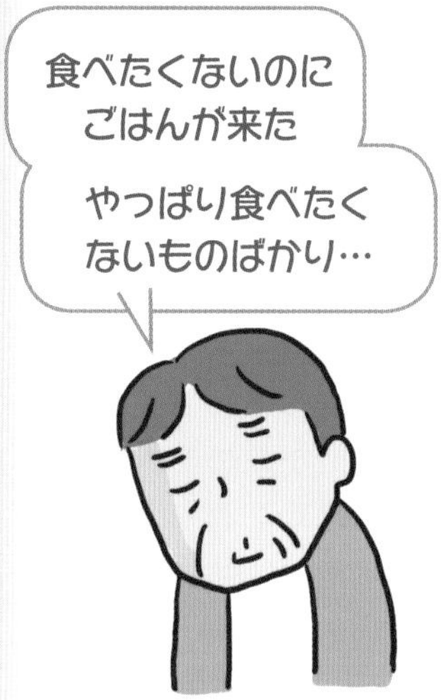
食べたくないのに
ごはんが来た
やっぱり食べたく
ないものばかり…

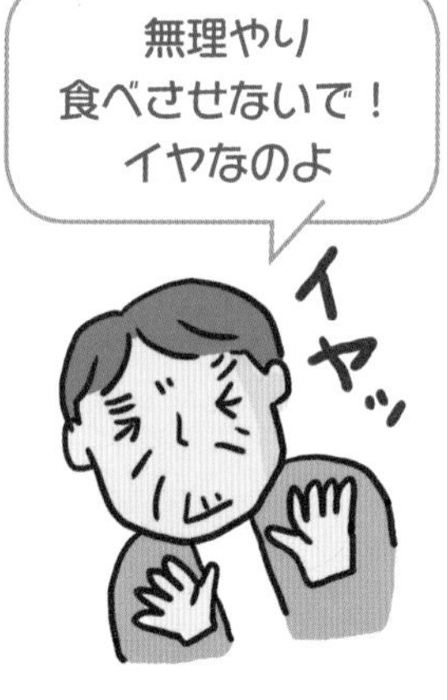
無理やり
食べさせないで！
イヤなのよ
イヤッ

今に寄り添うケア

身体機能が衰えたのか、認知機能が衰えたのかを見極める

食事拒否の理由は、嚥下や咀嚼《そしゃく》の衰えなど身体面によるものと、意欲の低下など精神面によるものがあります。後者の場合、好物が出てこないなど、食事に対する興味を失っている可能性もあります。身体面の問題でなければ、精神面へアプローチします。

本人が食べたいものは何か探ってみよう

命に関わる食事こそ、ケアスタッフによる日頃の観察力の出番です。日々の食事の様子をよく見て、どんなメニューなら食事が進み、何に箸をつけないのかを記録します。家族に好物を聞いてみることも、ヒントになるでしょう。

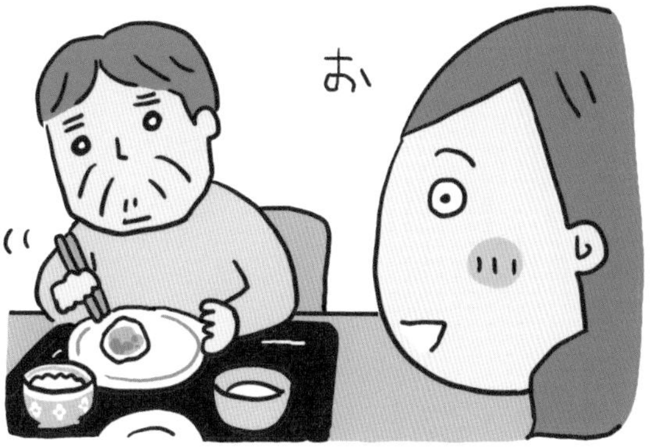

人生に寄り添うケア

好物の味が口いっぱいに広がった途端、食事の興味が復活！

現状・アセスメント

Wさんは肺の病気で入院後、急激に食欲をなくしていきました。さらに亡き夫の延命治療を見た経験から、Wさん自身は胃ろうを拒否。みんなが、「いよいよお看取りか」と覚悟を決めていました。

そんなあるとき、家族の差し入れした果実入りのゼリーに興味を示していることに、スタッフが気づいたのです。

対応とその後

好きなものなら食べられるのではないかと考え、家族も招いてWさんの好物だけを集めた食事会を開催することにしました。

スタッフは改めて家族に、Wさんがよく食べていたものや家族でよく行ったレストランの話を聞きました。そのうえで、厨房マネージャーと相談し、Wさんのためのスペシャルコースメニューをつくりました。

すると、Wさんはいつも手で払いのけていた食事を完食したのです。「好きなものが食べられる」という食への興味を復活させたWさんは、それから常食での食事を続け、元気をとりもどしていきました。

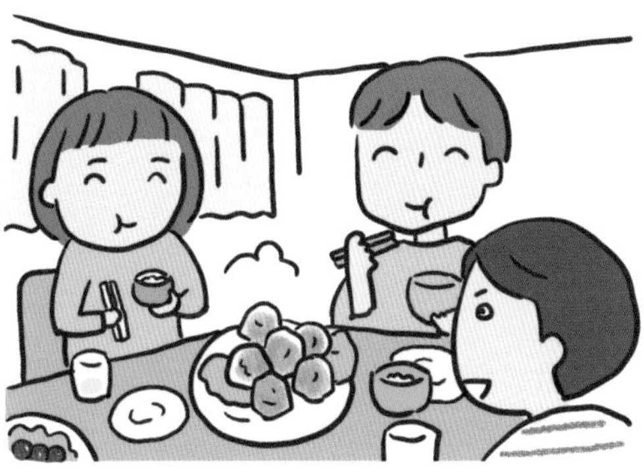

食事ケア

ケース24

食事したことを忘れ、食べすぎる

Xさん	生活レベル	杖歩行で、ときどき車椅子。言葉は比較的はっきりしている。
	既往歴	アルツハイマー型認知症

女性
80歳代
要介護3

食後に、「ごはんを食べていない」と訴える。この食事の訴えは食後にかぎらず、日中に時間ができるとたえずスタッフに訴えている。食事のことがとにかく気になって仕方がない様子。

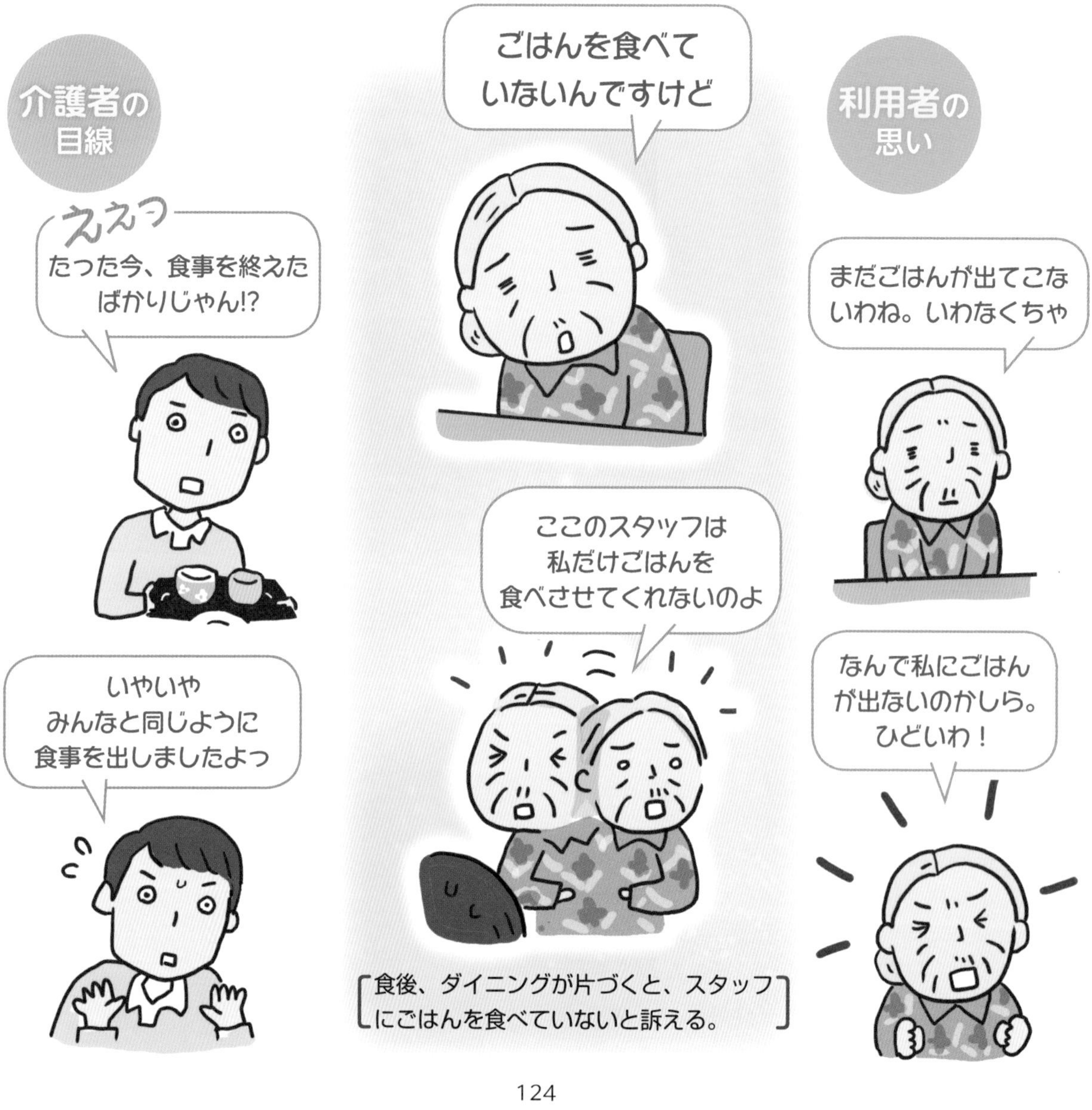
介護者の目線
ええっ
たった今、食事を終えたばかりじゃん!?
いやいや みんなと同じように食事を出しましたよっ
ごはんを食べていないんですけど
ここのスタッフは私だけごはんを食べさせてくれないのよ
利用者の思い
まだごはんが出てこないわね。いわなくちゃ
なんで私にごはんが出ないのかしら。ひどいわ！

「食後、ダイニングが片づくと、スタッフにごはんを食べていないと訴える。」

今に寄り添うケア

心の奥底にある「食べものがない」という不安

記憶障害で食事したことを忘れています。とくに今の高齢者は若い頃に戦中戦後の食糧難を経験しており、食べものに執着する人が少なくありません。食事の楽しさを感じてもらうのはもちろんですが、食事以外の楽しみをもてるように関わることが大切です。

あえて食事の話題をこちらから聞いてみる

「お腹、空いていますか？」と思いきって聞いてみるのも手です。こちらから聞くことで、本人は空腹かどうかを考えます。空腹と答えたら、「おやつの時間まで待ってくださいね」と、待つ理由をきちんと伝えます。満足を感じてもらうため、お茶の甘みを強くしたり、家族からおやつを差し入れたりしてもらうのもよいでしょう。

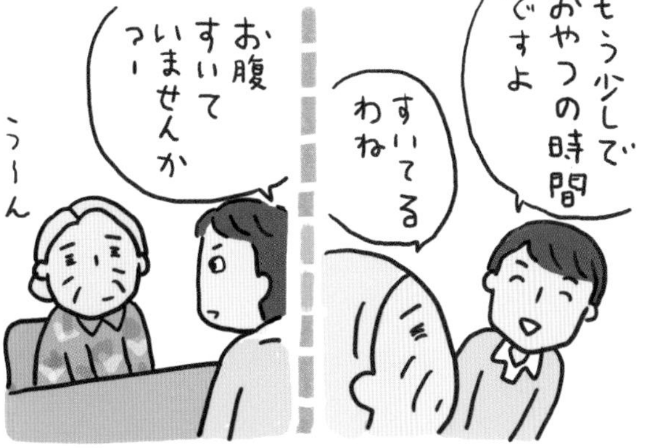
お腹すいていませんか？
う〜ん
すいてるわね
もう少しでおやつの時間ですよ

人生に寄り添うケア

生きがいだった地元の郷土芸能を身近に感じられる安心

現状・アセスメント

あるときスタッフは、「今でも私は踊りたいのだけど、施設に入れられたから踊れないのよ」というXさんの言葉を耳にしました。

よくよく話を聞いたところ、地元の郷土芸能である神楽《かぐら》を、子どもの頃から舞っていたのだそうです。

対応とその後

そこで、スタッフがXさんを近くの能楽堂に連れていくと、Xさんは大よろこび。かつて何度も足を運んでいたようで、四季折々で催し物が違うなど神楽の知識を教えてくれました。さらにXさんが先生となり、スタッフに神楽を教えてくれるようになったのです。

スタッフは家族にも協力してもらい、神楽の映像やXさんが踊る写真をもってきてもらいました。そして、食事の訴えが起きやすい朝10時に神楽の映像と写真を見せると、Xさんは快活な表情を浮かべ、次の食事の時間までニコニコと待ってくれたのです。

自分の生きがいだった神楽と、今でも接点をもてることのうれしさからか、「食事をしていない」と訴える回数も徐々に減っていきました。

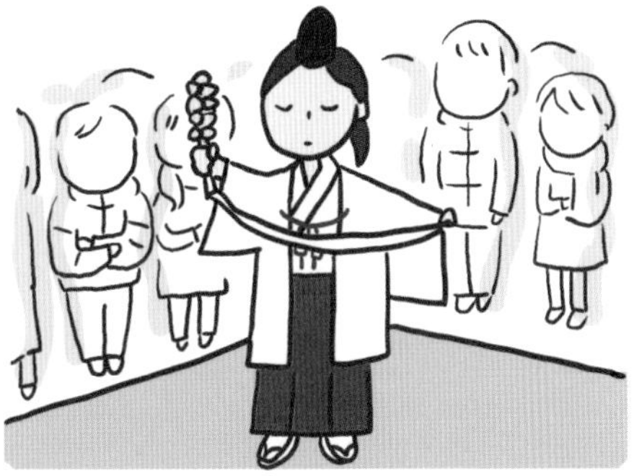

食事ケア

ケース25

人の食事に手を伸ばしたり、人の食事の世話をしたりする

Yさん		
	生活レベル	車椅子で生活。ただし、腕は伸ばせる。「痛い」などの言葉は発せられるが、ほかは会話にならない。
	既往歴	アルツハイマー型認知症
女性 80歳代 要介護4	食事中、自分が食べることよりも、他人に興味をもってしまう。食べるのをやめて食器を重ねたあと、となりの人のお手伝いをしはじめたり、自分の食事を前席の人に食べさせようとしたりする。	

介護者の目線

食べている途中なのに食器を片づけ始めちゃった！

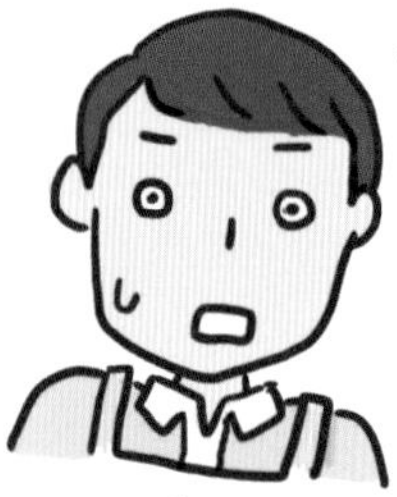

あっ

ほかの人の食器に手をかけてしまった！

もういいわ…

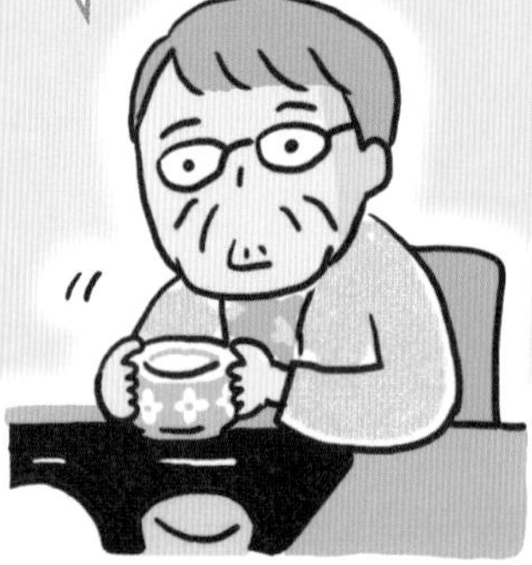

ほら、食べて…

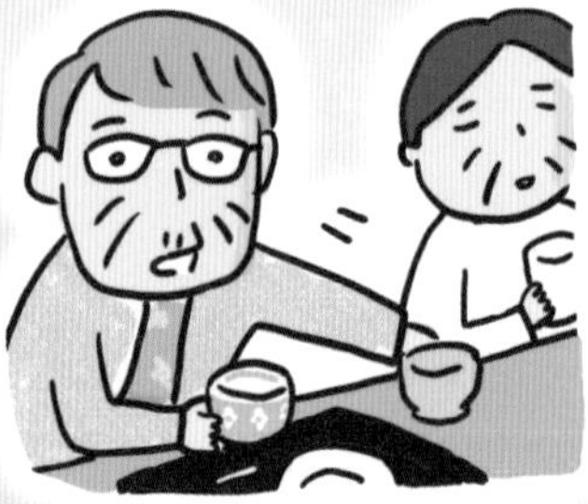

［食事中に食器を片づけはじめ、となりの人の食器を手にして食事をすすめる。］

利用者の思い

食べ終わったから片づけなくちゃ

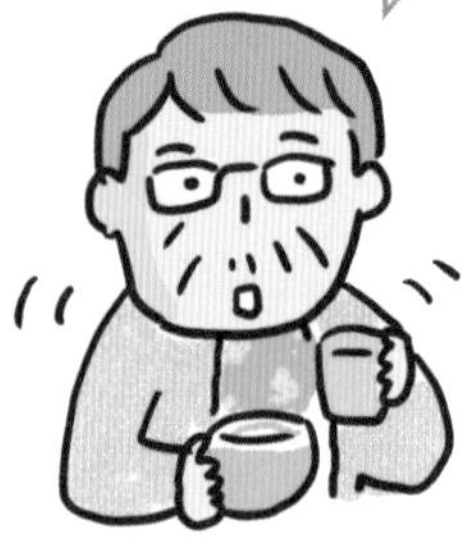

まだ食べていない人がいるのね。食べてもらわなくちゃ

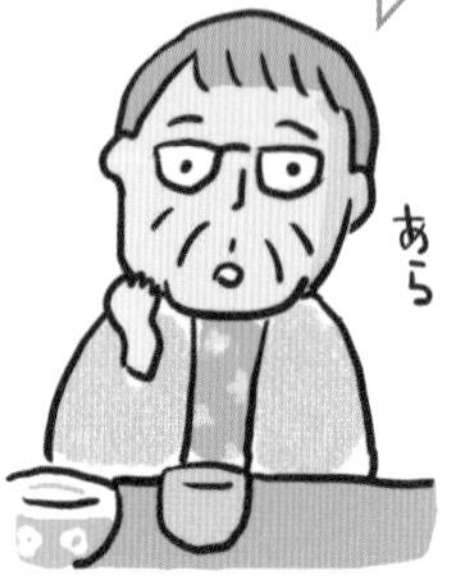

今に寄り添うケア

本人を変えるのではなく、まわりの食事環境を変える

自分と他人の領域が曖昧《あいまい》になるのは、認知症によくある症状です。他人に興味を示すのを止めることはむずかしいため、食事の席を工夫します。本人の席をほかの人から少しだけ離し、スタッフが間に入って様子を見て、会話しながら食事をします。食べ終わった人から離席してもらうと、なお安心です。

本人が手を伸ばす前に視線がどこにあるか確認する

まず、Yさんとほかの入居者の間にスタッフが座ります。人の食器に手を伸ばす前、Yさんはその食器を見つめていることが多いので、スタッフが先に「あの料理はこの魚ですよ」「ご自身のところにもありますよ」と声をかけるとよいでしょう。

人生に寄り添うケア

「お世話をしたい」という気持ちが満たされたYさん

現状・アセスメント

Yさんの食事のときの様子を観察していると、みんなが食べ終わる頃にソワソワし始めることが多いとわかりました。

また、家族に食事のときの「習慣」や「Yさんの役割」を聞いたところ、Yさんは毎食後に、家族みんなへお茶を出していたと教えてくれました。Yさんは家族に対し、食事の世話をするのが当たり前だったため、施設の食事でもお世話をしたくてウズウズしていたのです。

対応とその後

みんなの食事のお世話をしたいYさんの思いを満たせないかと、「同じテーブルの人に、食後に声をかけ、お茶のおかわりを確認する」という役割をYさんにお願いしました。また、夕方にはダイニングのカーテン閉めもお願いしました。本来は施設がすべき仕事を頼むのはよくないですが、Yさんの気持ちが少しでも満たされれば、という思いでした。

実際、Yさんはほかの人のお世話をすることで安心し、気持ちが落ち着いたのでしょう。自分の食事に集中できるようになっていきました。

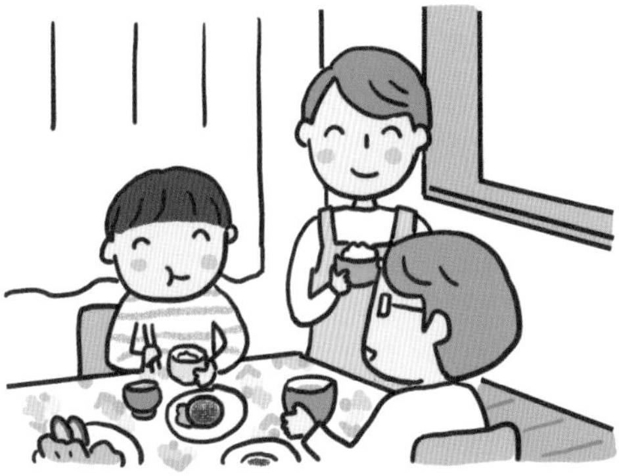

食事ケア

ケース26

食事中、遊んでしまってぜんぜん食べてくれない

Zさん 女性 80歳代 要介護1	
生活レベル	意思疎通は可能。自分がどこにいるかは、わからない。
既往歴	アルツハイマー型認知症

食事中、主食にお茶やジュースなどを入れてしまう。ほかにも、何枚かのお皿に分かれているおかずを1つのお皿に混ぜてしまうなど、食事中、遊んでいるように見えることが多い。食べきれなかったご飯を隠すこともある。

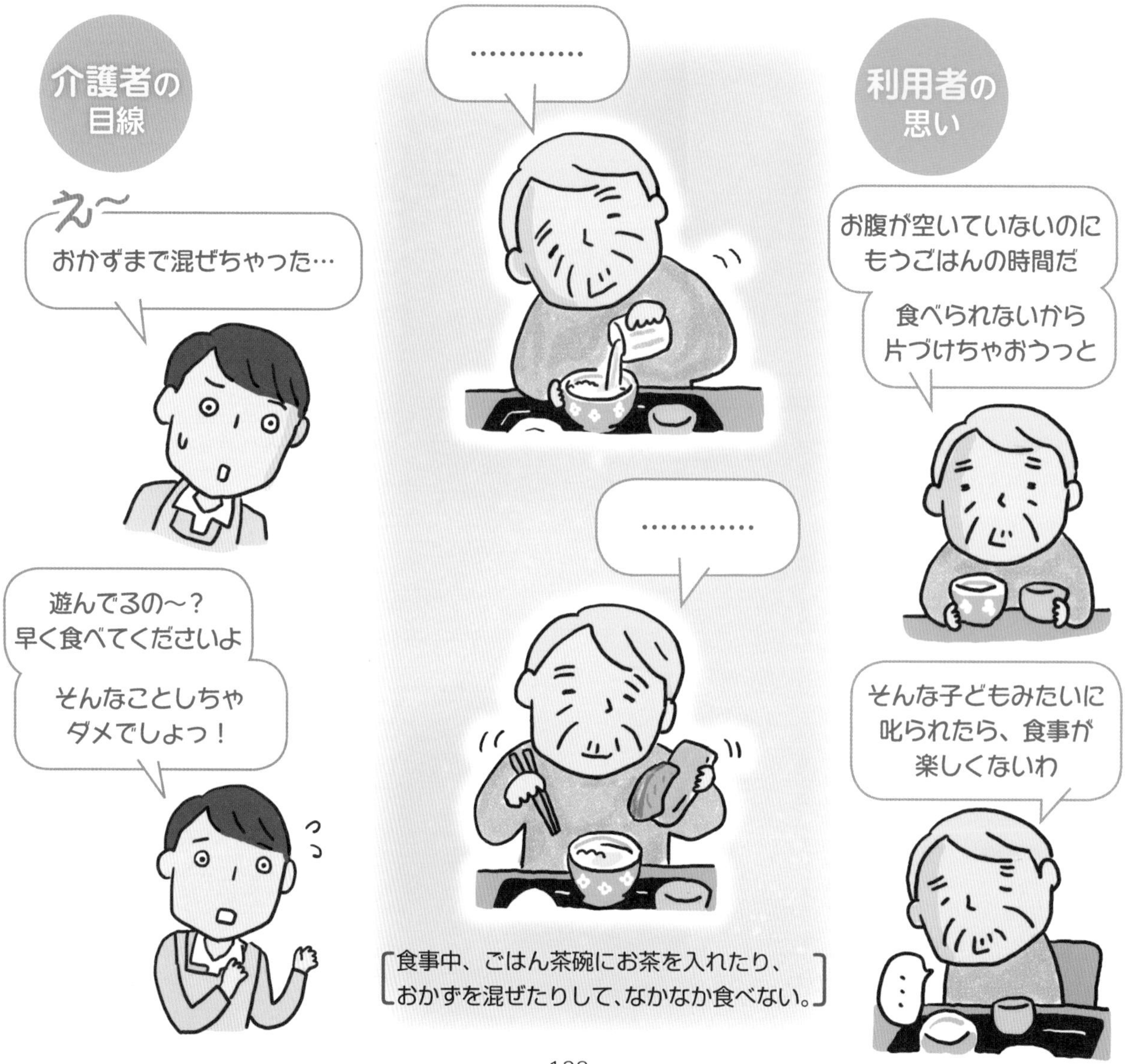

介護者の目線
え〜
おかずまで混ぜちゃった…
遊んでるの〜？
早く食べてくださいよ
そんなことしちゃ
ダメでしょっ！
…………
…………
食事中、ごはん茶碗にお茶を入れたり、おかずを混ぜたりして、なかなか食べない。
利用者の思い
お腹が空いていないのに
もうごはんの時間だ
食べられないから
片づけちゃおうっと
そんな子どもみたいに
叱られたら、食事が
楽しくないわ
…

今に寄り添うケア

決して子ども扱いはせず、観察や傾聴で理由を探る

食事が進まないのは、お腹が空いていない、別のことが気になって集中できない、食事と認識できていないなど理由はさまざまで、本人は決して遊んでいるつもりはありません。とがめるのではなく、観察や傾聴を通して、その理由を考えてみましょう。「ダメ」「あぶない」など、子ども扱いするのは避けましょう。

できるだけ食事に集中できるようにする

本人の空腹状態に合わせ、食事に集中できる環境をつくるために、ほかの利用者と食事時間をずらすのも手です。集中できるよう、次に食べるものをスプーンにのせて、声かけをするなどの工夫をするのもよいでしょう。

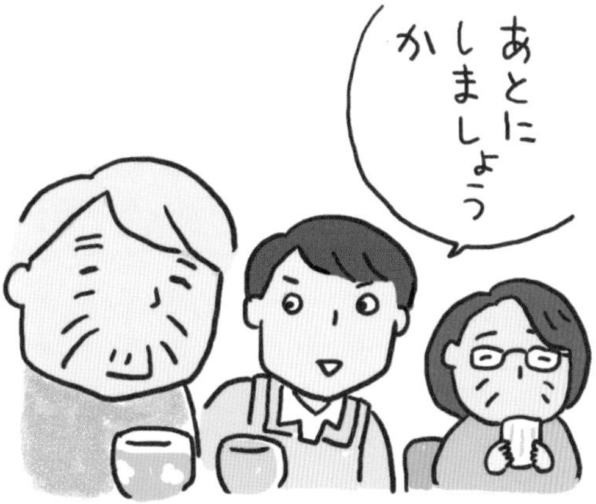

人生に寄り添うケア

通っていたファミレスで食事の楽しさを思い出した

現状・アセスメント

常食を食べられるのだから、Zさんには心から食事を楽しんでほしい。強くそう思っていたスタッフは、「Zさんが楽しく食事できる環境は何か」と思案し、娘さんにも聞いてみました。すると、入居前はあるファミレスに毎日のように通っていたと教えてくれました。

実際、スタッフがそのお店に行くと、なんと店長さんがZさんのことを覚えており、しばらくZさんが来店していなかったことを心配していた、とわかりました。

対応とその後

そこで、そのファミレスでの食事会を開催することにしました。いざお店につくと、Zさんは懐かしさを感じたのか、とても安心した表情を浮かべていました。

そして、店長さんからの情報をもとに、よく頼んでいたという肉料理を注文すると、なんとZさんは遊ぶことなく完食したのです。

慣れ親しんだファミレスでの食事で、食べる楽しみを思い出したZさんは、施設での食事でも遊ぶことが減っていきました。

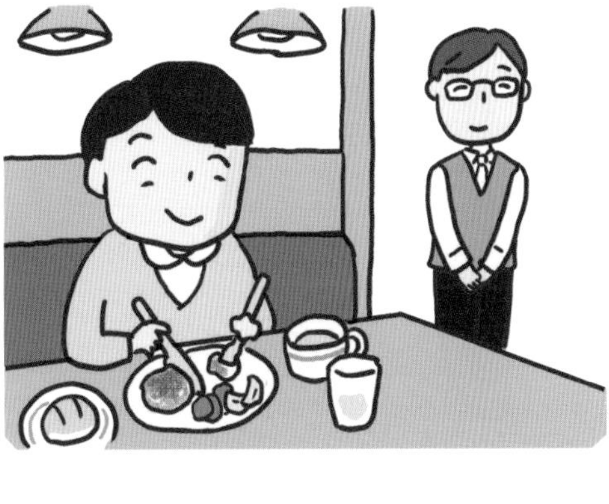

食事ケア

ケース27

食事への認知機能が低下し、おかしな食べ方をする

Aさん

女性
90歳代
要介護4

生活レベル	会話はできるが、視力が落ちたうえに視界がせまい。
既往歴	レビー小体型認知症

目で見える範囲がせまく、味覚がにぶったことで味の濃いものを求めてしまう。メニューを頭の中で理解できていないため、ごはんの上に果物を乗せ、混ぜてしまうことも。おしぼりやティッシュを口に入れてしまうこともある。

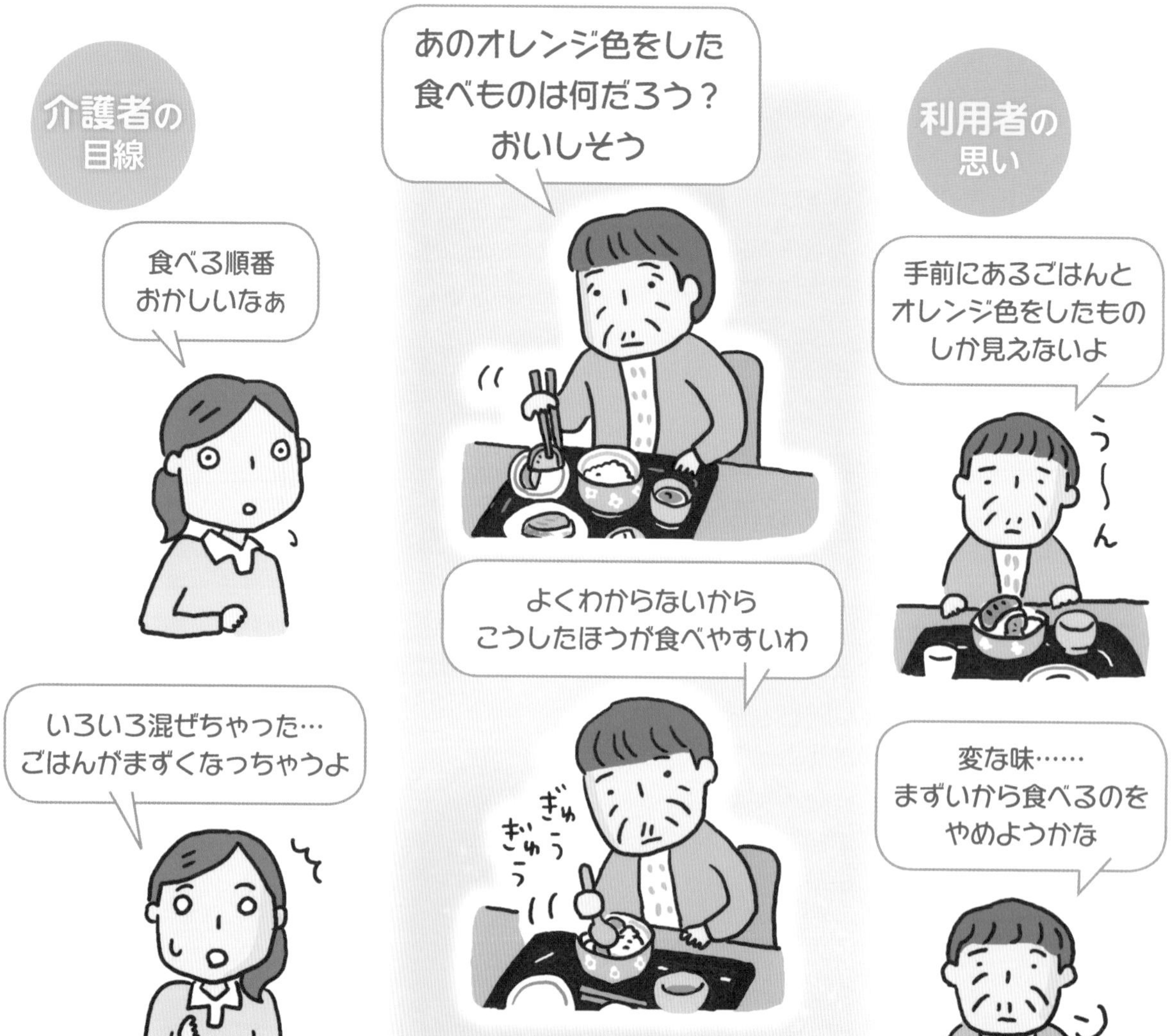

介護者の目線
利用者の思い
あのオレンジ色をした食べものは何だろう？おいしそう
食べる順番おかしいなぁ
手前にあるごはんとオレンジ色をしたものしか見えないよ
う〜ん
よくわからないからこうしたほうが食べやすいわ
いろいろ混ぜちゃった…ごはんがまずくなっちゃうよ
変な味……まずいから食べるのをやめようかな
ぎゅう
ぎゅう

［果物から先に食べたり、おかずとごはんを混ぜて食べたりする。］

今に寄り添うケア

食事に必要なのは見た目よりも、安全と楽しさ

認知症が進むと、徐々に視界がせまくなり、酸っぱい、甘いといった味覚も落ちていきます。さらに症状が進行すると、舌の動きがだんだんわるくなり、飲み込む力も低下します。おいしさを感じなくなれば、食事拒否につながるおそれもあるため、本人が安全に楽しく食事をとれているかを確認しましょう。

食事の楽しさを忘れないよう認知度に応じた食事の提供を

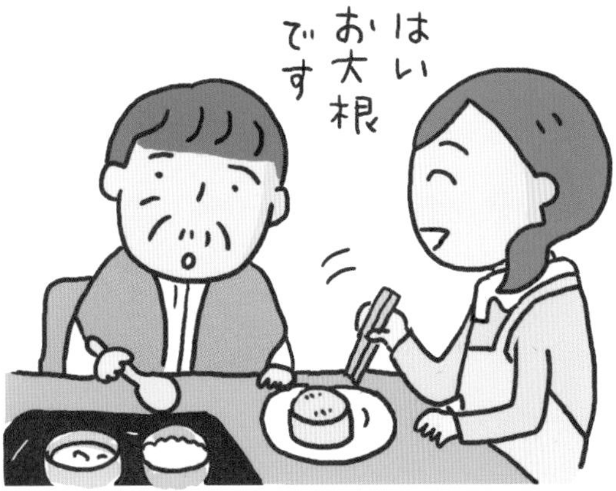

適切な順番や方法で食事をとれないのは、自分が今何を食べているかを認知する機能が落ちているからです。小皿に1品ずつおかずを置き、声かけをすることで、何を食べようとしているのか理解できるようにしましょう。食事はおいしい、楽しいという感覚を本人が失わないようにするのが大切です。

人生に寄り添うケア

好物の和菓子を食べさせたい！家族と協力して実現

現状・アセスメント

Aさんはもともと食欲旺盛な方で、和菓子が大好きでした。お彼岸《ひがん》には桜餅やおはぎを、5月の節句には草餅をつくり、近所にもおすそ分けをしていたと家族から教えてもらいました。

しかし、入居後は視覚障害と認知機能の低下で、以前のように食事を楽しめなくなり、食べる量が減っていました。心配した家族から、「昔からよく通っていたお店の和菓子なら、食べるのでは？」と提案がありました。

対応とその後

そこでスタッフは、Aさんが昔からよく通っていたお店の和菓子を定期的に食べてもらうことにしました。

久しぶりに大好きな和菓子を食べたAさんは大よろこび。「おいしい、おいしい」といいながら、ペロリと平らげたのです。

その後、食べ方こそ相変わらずな日もありますが、きちんと食べられるときもあり、食欲も徐々に回復していきました。

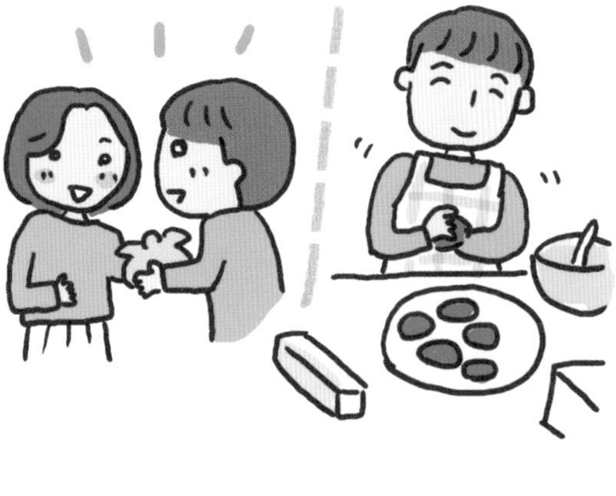

清潔ケア

ケース28

歯みがきの介助を嫌がり、きちんとみがかない

Bさん	生活レベル	元気で言葉も明瞭。歩行も可能。
	既往歴	アルツハイマー型認知症

女性
90歳代
要介護3

日常生活の全般にわたり、介助に強い拒否を示すが、とくに歯みがきの介助を嫌がる。体は元気で言葉もはっきりとしているため、本人は「自分は歳をとっているが、健康で人の介助はいらない」と思っている。

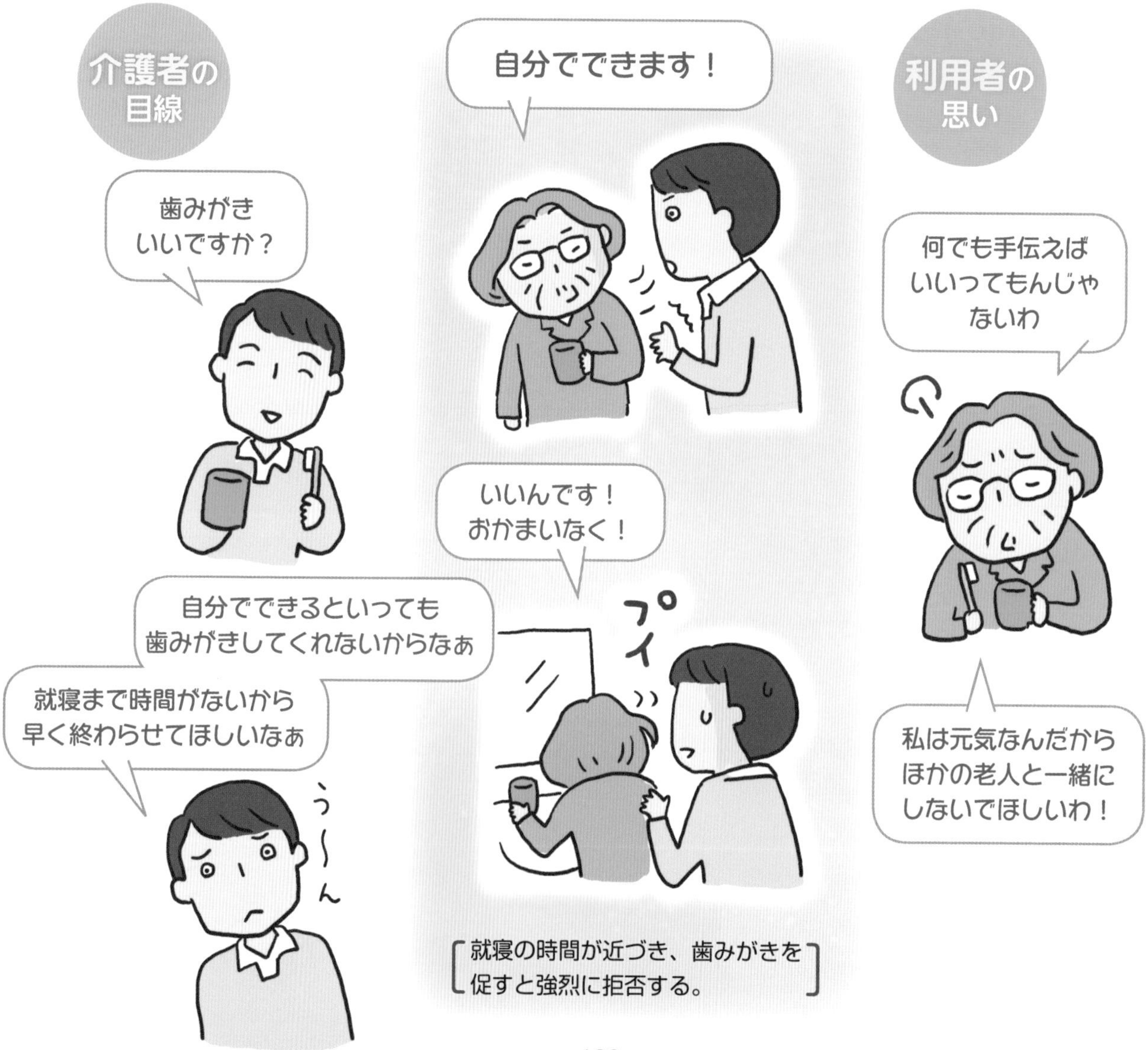

介護者の目線
歯みがきいいですか？
自分でできるといっても歯みがきしてくれないからなぁ
就寝まで時間がないから早く終わらせてほしいなぁ
う〜ん
自分でできます！
いいんです！おかまいなく！
プイ
利用者の思い
何でも手伝えばいいってもんじゃないわ
私は元気なんだからほかの老人と一緒にしないでほしいわ！

［就寝の時間が近づき、歯みがきを促すと強烈に拒否する。］

今に寄り添うケア

本人の自主性を重んじ、信じて相手に託す

歯みがきの必要性がわからなくなり、みがきが不十分になったり、介助を拒否したりするケースはよくあります。介助を拒否するのは、歯みがきの介助が子ども扱いをされている気持ちになるからです。本人自身で歯みがきができると信じて、みがき終わったあとに口の中を見せてもらいましょう。

不機嫌なときは無理せず時間を置いてみる

口腔ケアを行うのが当たり前という態度ではなく、相手の気持ちに寄り添うことからはじめてみましょう。上機嫌のときに歯みがきをすすめてみると、こころよく応じてくれることがあります。不機嫌なときは無理をせず、時間を置いて再度トライするとよいでしょう。

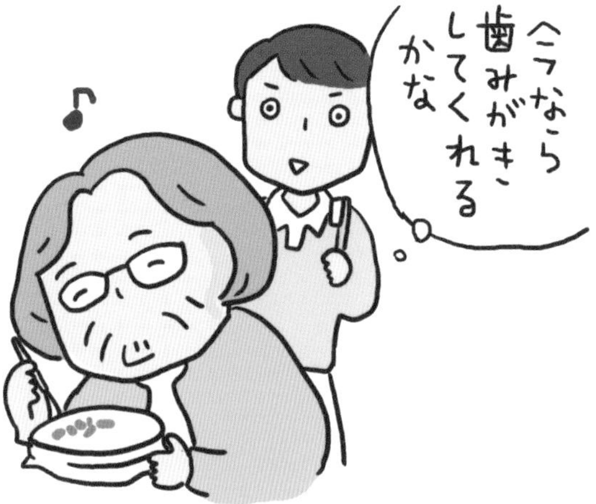
今なら歯みがきしてくれるかな

人生に寄り添うケア

家族旅行など、楽しい思い出で満たされたら面倒なこともできる！

現状・アセスメント

Bさんは気むずかしい人で、歯みがきだけでなく、お風呂の拒否もあり、清潔ケア全般に対して強い抵抗がありました。それでも気分のよいときはスタッフと楽しくおしゃべりをし、よく家族で行った旅行の話をしてくれました。

娘さんにその話をすると、Bさんはとくに海外の観光地が好きで、自宅で世界遺産のテレビ番組をよく観ていたと教えてくれました。

対応とその後

そこで、世界遺産のカレンダーと家族旅行の写真を娘さんにもってきてもらい、介助拒否が出そうな雰囲気を感じたら、それらの写真を見ながら会話をして、楽しい気分になってもらうようにしました。

楽しい思い出でいっぱいになると、Bさんも「お風呂？　入ってもいいわよ」「歯みがきね。やるわ」と協力的になってくれました。

ご主人に先立たれ、娘さんを頼って地方都市から東京へやってきたBさんには、家族旅行の思い出が人生のハイライトだったのです。

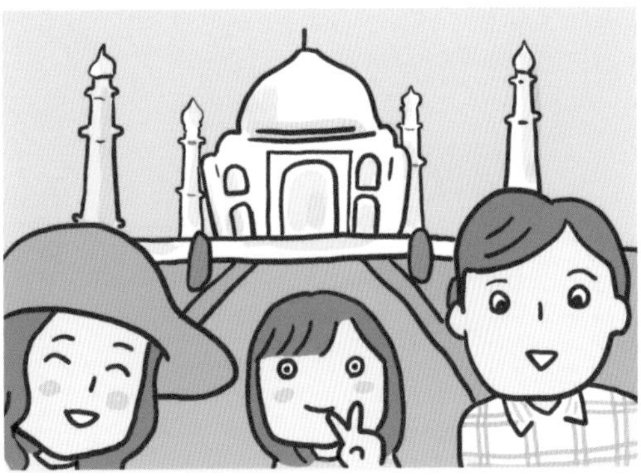

清潔ケア

ケース29

お風呂への介助を嫌がり、ときに乱暴に抵抗する

Cさん

生活レベル	自立歩行や会話は可能だが、行動にかなり偏《かたよ》りが見られる。
既往歴	アルツハイマー型認知症

女性
80歳代
要介護3

入浴の時間が近づくと、嘘をついて回避しようとする。服を脱がせようとすると大声を出す。家族と本人からは、同性介助でないとお風呂に入らないといわれているが、男性介助のシフトもあることの了承を得ている。

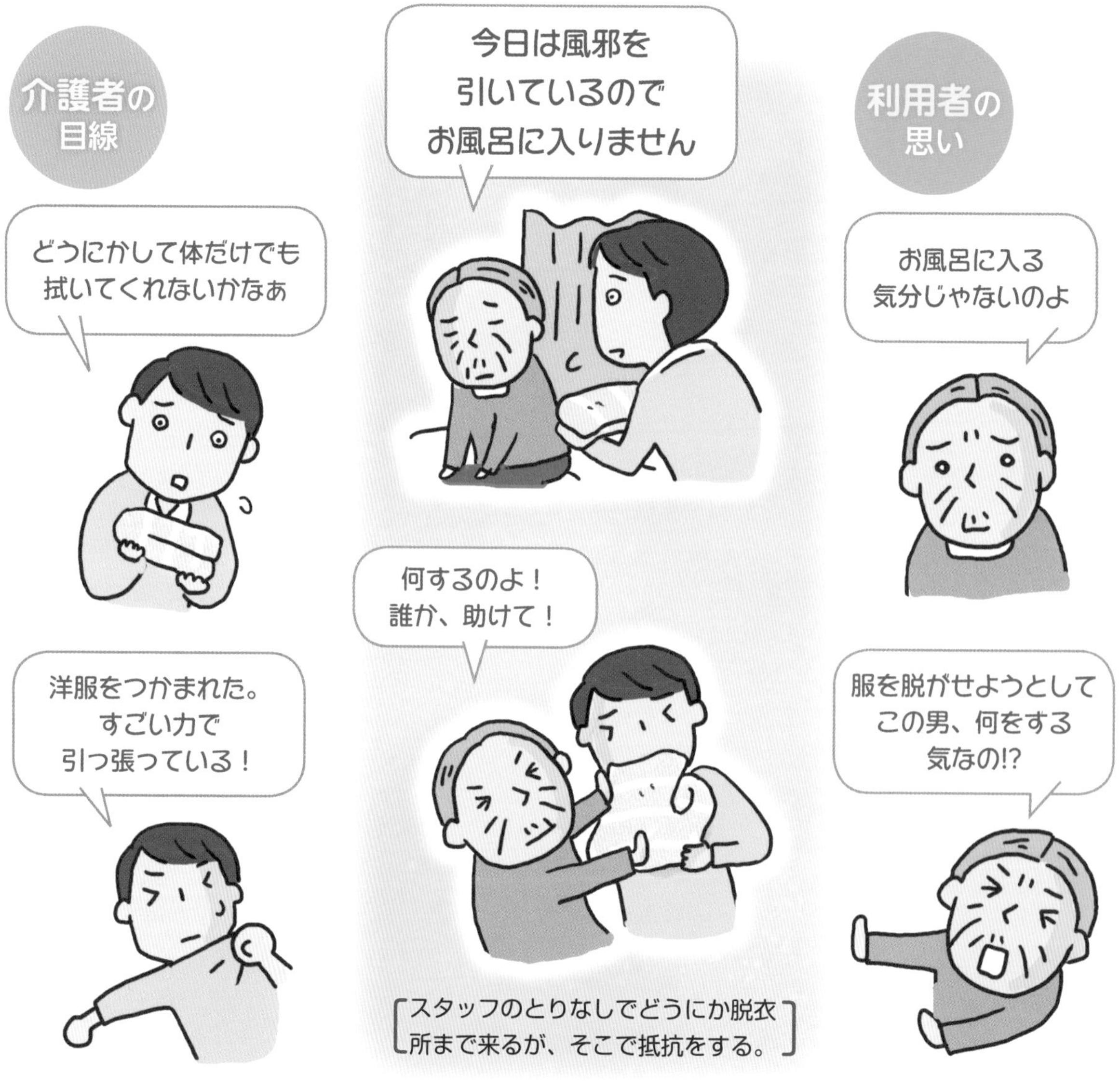
介護者の目線
今日は風邪を引いているのでお風呂に入りません
利用者の思い
どうにかして体だけでも拭いてくれないかなぁ
お風呂に入る気分じゃないのよ
何するのよ！誰か、助けて！
洋服をつかまれた。すごい力で引っ張っている！
服を脱がせようとしてこの男、何をする気なの!?
スタッフのとりなしでどうにか脱衣所まで来るが、そこで抵抗をする。

今に寄り添うケア

誰でも脱衣や入浴する姿を見張られるのは恥ずかしいもの

清潔ケアが億劫《おっくう》になることや荒唐無稽《こうとうむけい》な嘘をついて拒否するのは、認知症特有の症状です。自立した人でも脱衣をスタッフに見られたり、入浴を見張られたりすると、自尊心を少し傷つけられたような気持ちになります。脱衣や入浴する姿を見られるのは恥ずかしいという本人の気持ちをくみとりましょう。

入浴のマイナスイメージを先に消してあげる

体を拭くこと、お風呂に入ることは気持ちいいと想像させながら、「あたたかいタオルがありますよ」などと声かけしてみましょう。脱衣所まで来たものの入浴に抵抗があった場合は、体を拭くだけでOKと、ケアする側が考えを切り替えることも大切です。

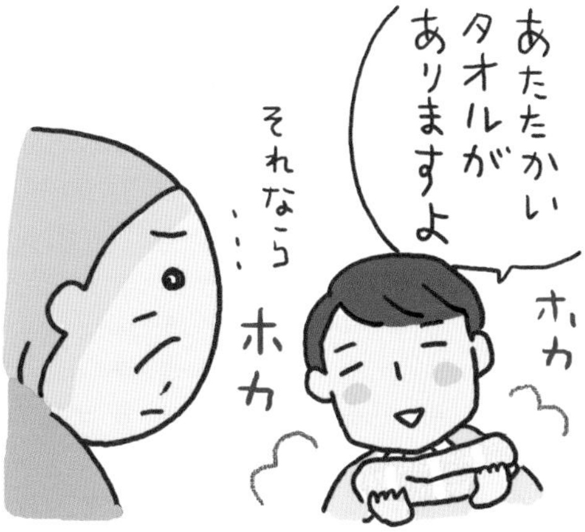
あたたかいタオルがありますよ
それなら・・・
ホカホカ
ホカホカ

人生に寄り添うケア

風呂や男性がイヤではなく、実はスタッフをよく見ていた！

現状・アセスメント

Cさんは子育てに強い思い入れがあり、息子さんと娘さんを育てた話をよく聞かせてくれました。「子育てをしている頃の自分が一番輝いていた」とも教えてくれました。

その話を娘さんにすると、自宅介護のときも子育てを経験した娘さんの介助ならすんなり受け入れ、手間どる息子さんには抵抗していたともわかりました。

対応とその後

そこで、スタッフが子育てに関する話をCさんにしてから、介助に入るようにしてみたところ、拒否はなく、すんなりと受け入れてくれるようになっていきました。

たとえば、「泣く子はどうあやしたらいいんでしょう？」「食べ物の好き嫌いはどう注意したら？」「風邪などの予防は？」など、すでに子どもがいるスタッフはもちろん、未婚の男性スタッフも将来のこととして質問したり、相談したりすると、Cさんは子育ての先輩として熱心にアドバイスをしてくれました。

そうした積み重ねによって、子育て経験のないスタッフにも自分の大事にしていたものが伝わったと感じられるようになったのでしょう。入浴介助を拒む頻度も減っていったのです。

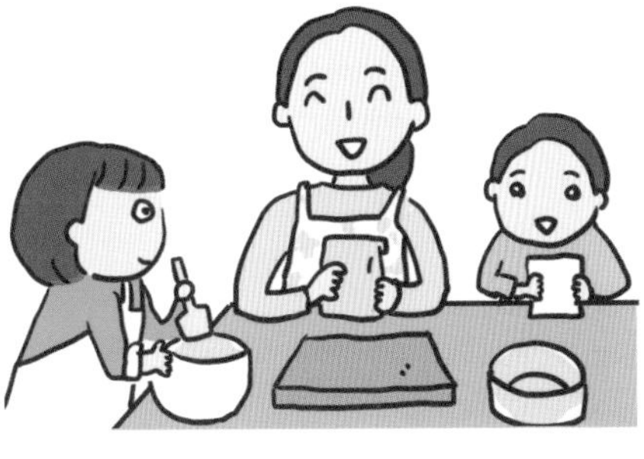

清潔ケア

ケース30

トイレ以外の場所で放尿してしまう

Dさん	生活レベル	歩行は可能。会話も可能で、内容も理解できる。
	既往歴	アルツハイマー型認知症

女性
80歳代
要介護4

トイレが認識できず、排尿の方法もわからなくなっている。本人の中で間違っているという認識はない（本人は、正しくトイレで排泄できていると思っている）。

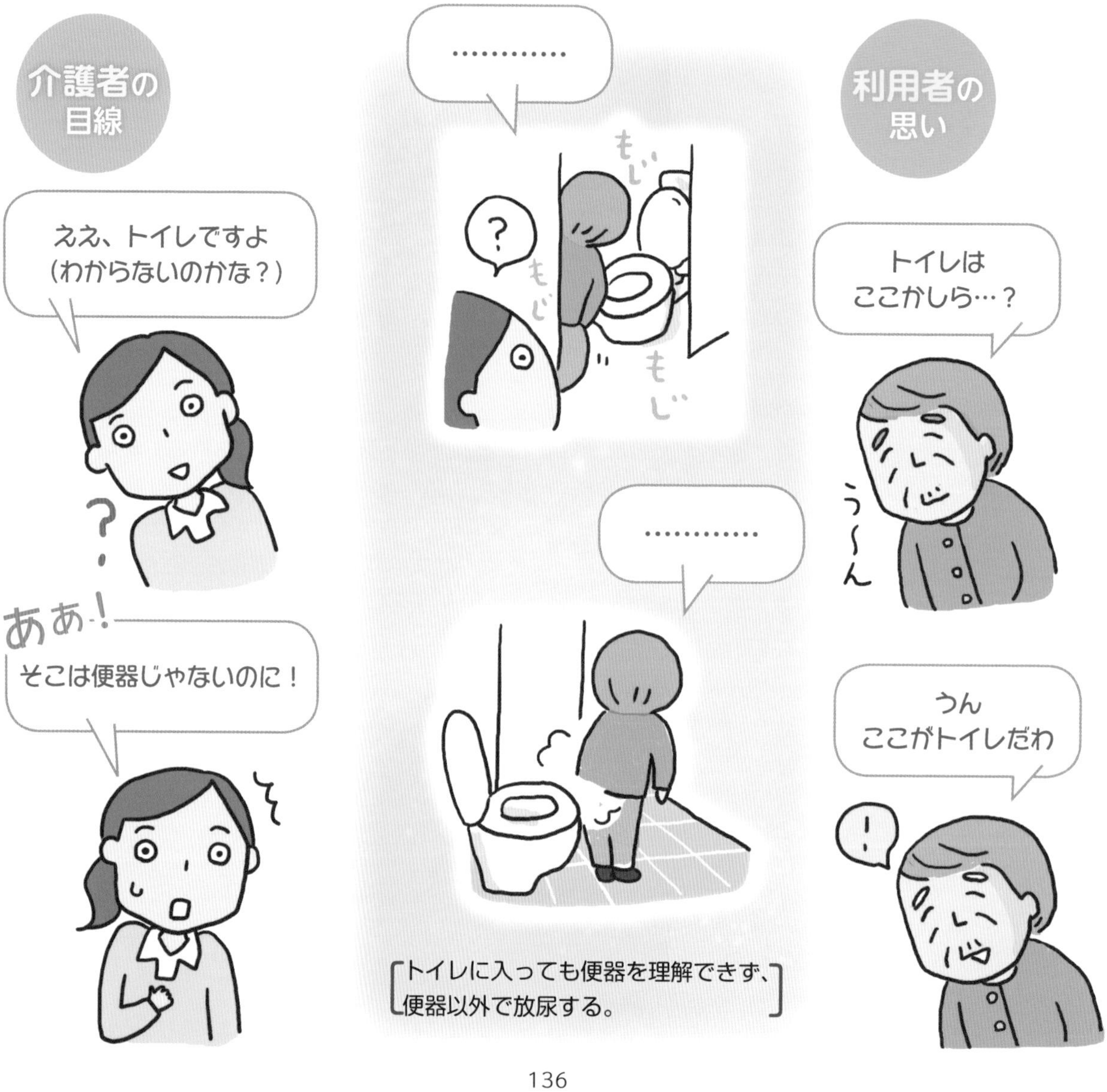
介護者の目線
利用者の思い
…………
?
もじもじ
もじもじ
ええ、トイレですよ
（わからないのかな？）
トイレは
ここかしら…？
?
うーん
…………
ああ！
そこは便器じゃないのに！
うん
ここがトイレだわ
!
トイレに入っても便器を理解できず、便器以外で放尿する。

今に寄り添うケア

回数や時間帯を観察し、前倒しでトイレへ誘導する

考えられる原因は、認知症によりトイレの場所や尿意がよくわからない、身体機能の低下によりトイレにたどり着く前に失禁してしまう、頻尿などの体の異常などです。放尿の回数や時間帯を観察し、前倒しで誘導できるようにしましょう。人によっては頻繁な尿意により、不眠になるので要注意です。

時間を決めて
トイレに誘導する

本人が尿意を感じるよりも前に、時間を決めてトイレに誘導してみましょう。Dさんは昼間よりも夜間の尿意が多く、声かけは就寝前、夜中12時、１時、朝５時としました。泌尿器疾患かどうか、一度医師の診察を受け、それから対策を立ててもよいでしょう。

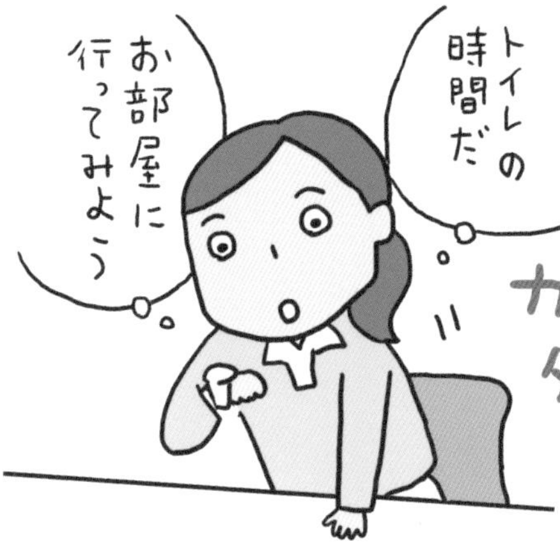
トイレの時間だ
お部屋に行ってみよう
ガタ

人生に寄り添うケア

田舎の家のトイレが再現されて、便器が認識できるようになった！

現状・アセスメント

Dさんは施設の洋式便器を認識できないようで、便器以外のところに放尿していました。それでも本人は「きちんと便器に排尿できている」と思っている様子でした。

このことを息子さんにたずねてみると、「母の田舎の家は、和式のくみとり式だったため、もしかすると洋式便器が認識できなくなっているのかも」とのこと。

対応とその後

そこで、息子さんに田舎の自宅のトイレについて詳しく聞き、トイレのドアの色、貼ってあったカレンダー、小物など、できるかぎり当時のトイレの様子に近づけようと試みました。

すると、Dさんは子どもの頃の記憶がよみがえったのか、カレンダーや小物の位置から、どれが便器か正しく認識できるようになったのです。便器を和式に交換することはむずかしくても、それ以外の再現で十分効果を得られました。

さらにDさんは自信をもって排泄できるようになったことで、日々の生活全般にも活力が徐々にもどっていきました。

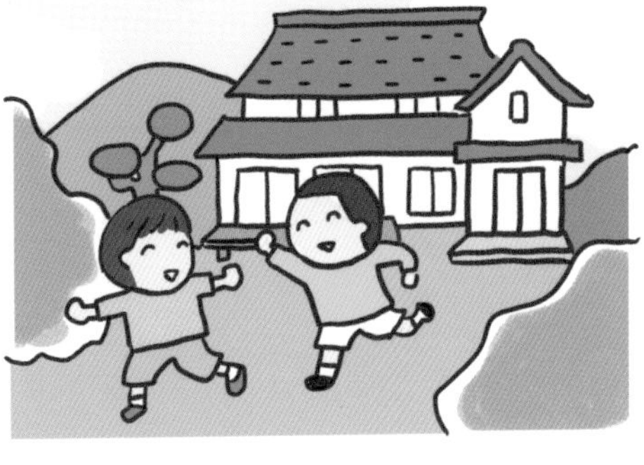

転倒
リスク

ケース31

体がかたくて転倒しやすい

Eさん		
	生活レベル	転倒歴があり、パーキンソン病の症状がある。すり足で足が前に出ない歩行障害がある。歩行支援用手すり（バディー）を使って歩いている。
	既往歴	レビー小体型認知症、糖尿病

男性
90歳代
要介護4

自分は若いと思っており、歩けない現状が理解できていない。「自分は歩ける」という認識があるため、関節がかたくて足をうまく前に出せないのに、大股で一歩踏み出そうとして転倒することがある。

介護者の目線

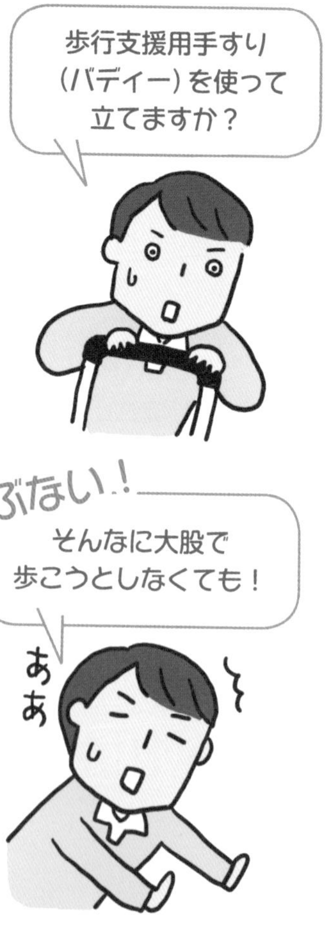

歩行支援用手すり（バディー）を使って立てますか？
あぶない！
そんなに大股で歩こうとしなくても！
ああ

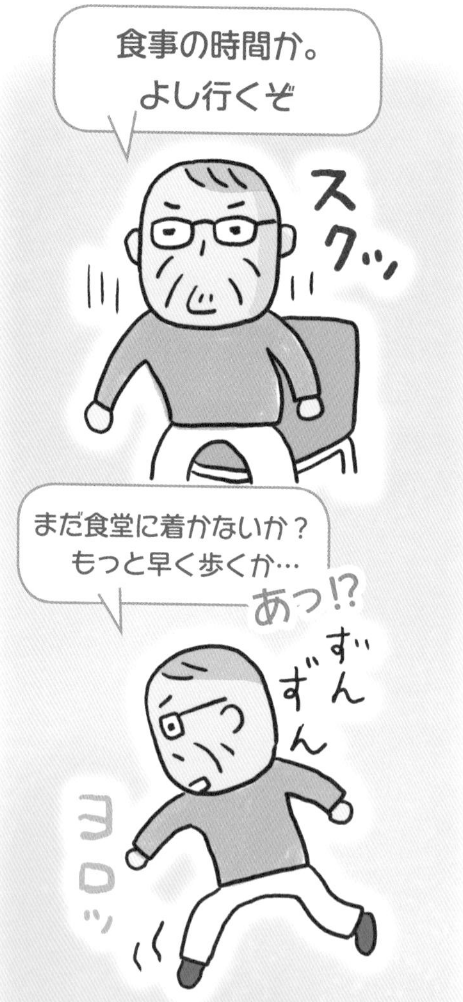

食事の時間か。よし行くぞ
スクッ
まだ食堂に着かないか？もっと早く歩くか…
あっ!?
ずんずん
ヨロッ

［自立歩行する際、ふらつきもあり、歩行障害もあるため、転倒リスクが高い。］

利用者の思い

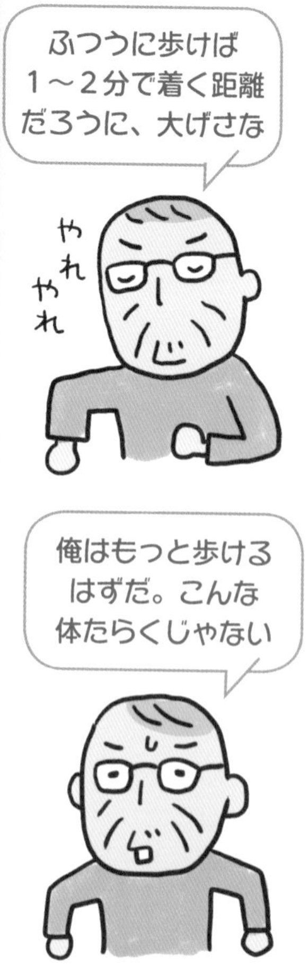

ふつうに歩けば1～2分で着く距離だろうに、大げさな
やれやれ
俺はもっと歩けるはずだ。こんな体たらくじゃない

今に寄り添うケア

リスクを家族に説明しつつ、やる気を伸ばす計画を立てる

うまく歩けないことを忘れて転倒してしまうのは、自分のイメージと実際の身体機能にギャップがあるからです。歩行は危険を伴いますが、本人のやる気と結びつく重要な動作です。家族にも転倒のリスクを説明しつつ、日常生活動作を自立で伸ばす計画を立てていきましょう。

自立による歩行をフォローして見守る

転倒が危険だからといって車椅子に乗せるのは、ADL（日常生活動作）の低下、意欲の減退につながります。自分で歩くのは大変だけど楽しいという気持ちを伸ばし、付き添いと声かけを手厚くして、できるだけ自立による歩行をフォローしていきましょう。

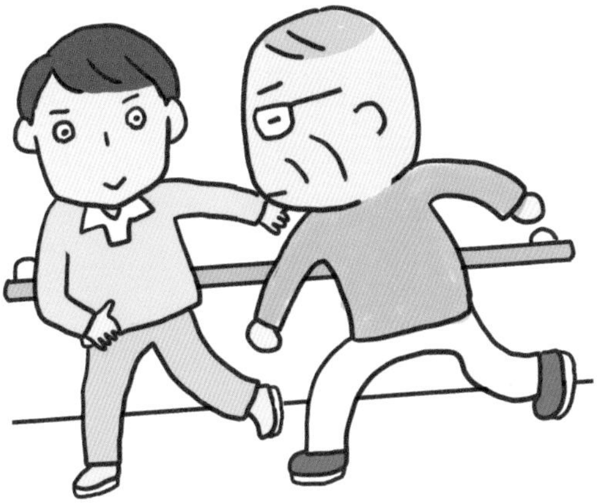

人生に寄り添うケア

正月の１泊帰宅を成功させるために！

現状・アセスメント

Ｅさんはもともと家族が大好きな人で、家族と過ごす時間を大切にしていました。「正月は自宅に帰りたい。もっと家族と過ごしたい」と話していました。

しかし、糖尿病に加え、歩行障害もあるため、受け入れる家族は大変です。そこで家族に相談し、1泊限定の帰宅としました。

対応とその後

スタッフはＥさんの自宅へ行き、転倒リスクの高い場所はないかと、ちょっとした段差でもチェックしました。息子さんと奥さんへも、毎食前に行う血糖測定、パットの当て方、歩行器や杖の使い方、低血糖になったときの対処法などをレクチャーしました。医師や作業療法士（OT）を交えた実技指導に、息子さんも奥さんも頑張って取り組んでくれました。

家族の熱心な対応もあって自宅での1泊計画は成功し、Ｅさんはやりとげた充実感に満ちた表情で施設に帰ってきました。今では、長野の友人宅に1泊する予定も立てています。

このことがリハビリテーションへの大きなモチベーションになり、歩行にも改善が見られ、転倒の回数が減っていきました。

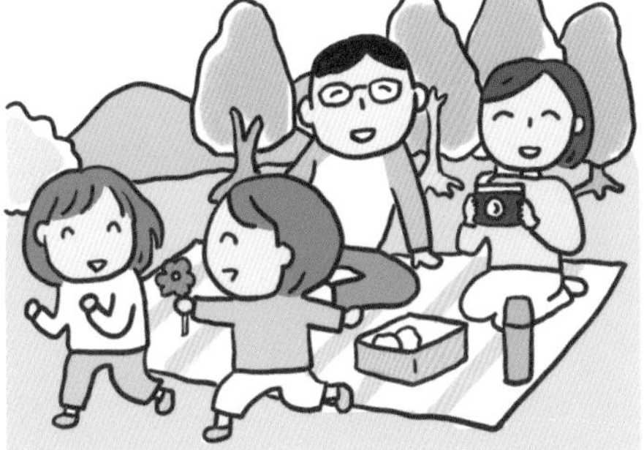

転倒リスク

ケース32

ベッドから転落するおそれがある

Fさん

女性
80歳代
要介護3

生活レベル	歩行器を使っての自立歩行。すり足。転倒歴がある。
既往歴	レビー小体型認知症、うつ病

深夜に飛び跳ねてベッドから落下し、鎖骨を骨折した過去がある。その後も夜中に動き回ることがあり、見回っていたスタッフがかけつけたとき、ベッドに慌ててもどろうとし、サイドレールに顔をぶつけたこともあった。

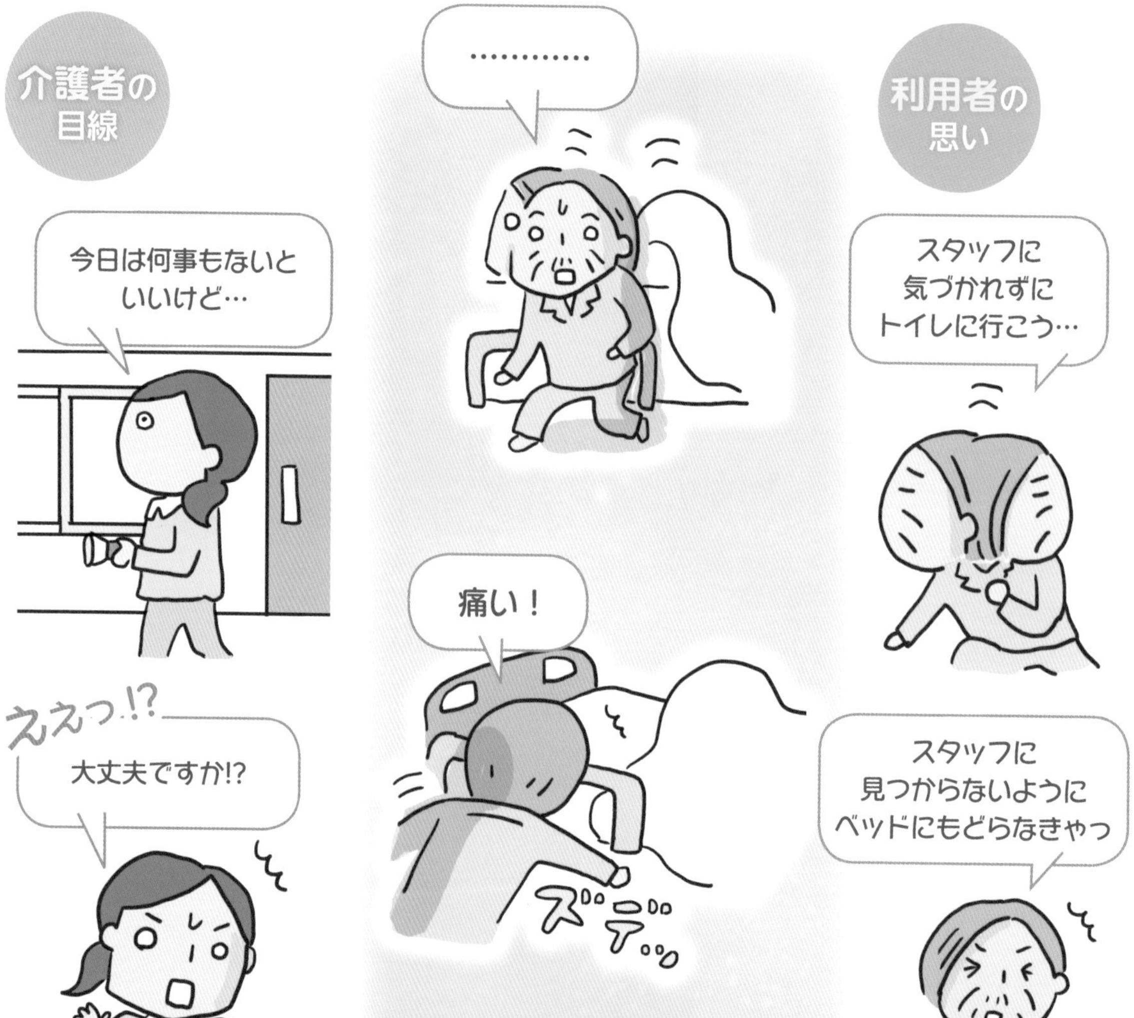
介護者の目線
利用者の思い
…………
今日は何事もないと いいけど…
スタッフに 気づかれずに トイレに行こう…
痛い！
ええっ!?
大丈夫ですか!?
スタッフに 見つからないように ベッドにもどらなきゃっ
ズデ

［スタッフにバレないようベッドにもどるときに、サイドレールに顔をぶつける。］

今に寄り添うケア

誰の手も借りず、自分の力でやりたい、でもうまくできない

何事も自分でできているから、スタッフの手伝いを受けるのはうっとうしい、かまわれたくないと思っているものの、うまくできずに転倒したり、排尿に失敗したりするケースはよくあります。転倒による骨折から寝たきりになるケースもあるので、ベッド周辺での転倒にはとくに注意が必要です。

大ケガにつながる
リスクをなくす工夫を

「１人でトイレに行かないで」というのも、なかなかむずかしいでしょう。ベッドの周囲で転倒しても大ケガにつながらないよう、ベッドのサイドレールにタオルやスポンジなどを巻いて安全対策をしましょう。本人の自尊心と安全面へ配慮し、排尿中だけ部屋を出るなどの工夫も大切です。

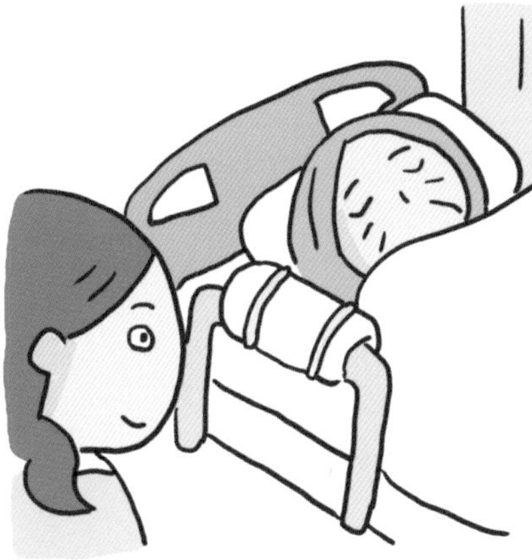

人生に寄り添うケア

居室が慣れ親しんだレイアウトになり、動きやすくなったFさん

現状・アセスメント

Ｆさんは、「大人なので１人でトイレに行ける」と思っています。そのため、スタッフが子ども相手のように接すると、「自分はバカにされているのでは」と傷つき、余計にスタッフの介助を避けるようになりました。

対応とその後

そこで、スタッフは家族にＦさんの自宅の部屋の写真を撮ってきてもらい、そのレイアウトをくわしく聞きました。そのうえで、作業療法士（OT）に入ってもらい、「ベッドから起きたら目の前にカレンダーがある」「居室のトイレはその左側にある」など、居室のレイアウトをFさんの慣れ親しんだ自宅の部屋にできるだけ近づけました。

これは身体機能の状態に合わせて、本人が動きやすいように居室のレイアウトを調整する手法の応用です。今回はＦさんの身体機能の状態に加え、「これまでの人生」の情報からＦさんの動くクセを知ることで、その身体機能を補佐する環境を整えました。

おかげでＦさんは居室の中での転倒が減り、自分でトイレに行けるようになりました。

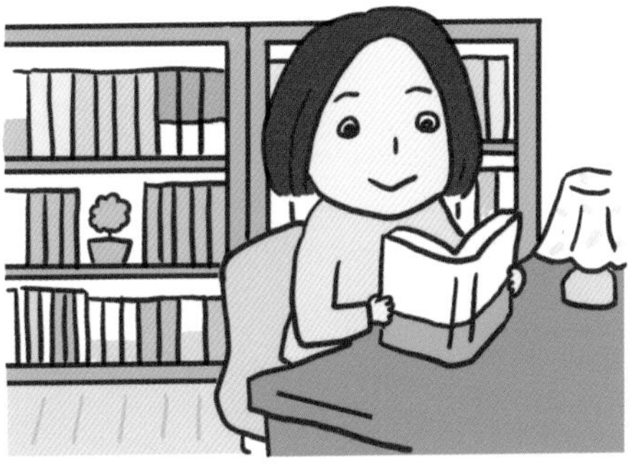

不眠
リスク

ケース33

なかなか眠りにつけず、ナースコールをくり返す

Gさん	生活レベル	杖歩行。会話は普通にできる。
	既往歴	アルツハイマー型認知症

女性
80歳代
要介護3

入居当初は「病院よりも落ち着く」と快活にしていたが、２週間ほど経つと、夜間にナースコールが頻繁《ひんぱん》に鳴るようになる。血圧や脈拍を測ると非常に速く、不安が募《つの》っている様子。表情もかたく、日中も居室に閉じこもりがち。

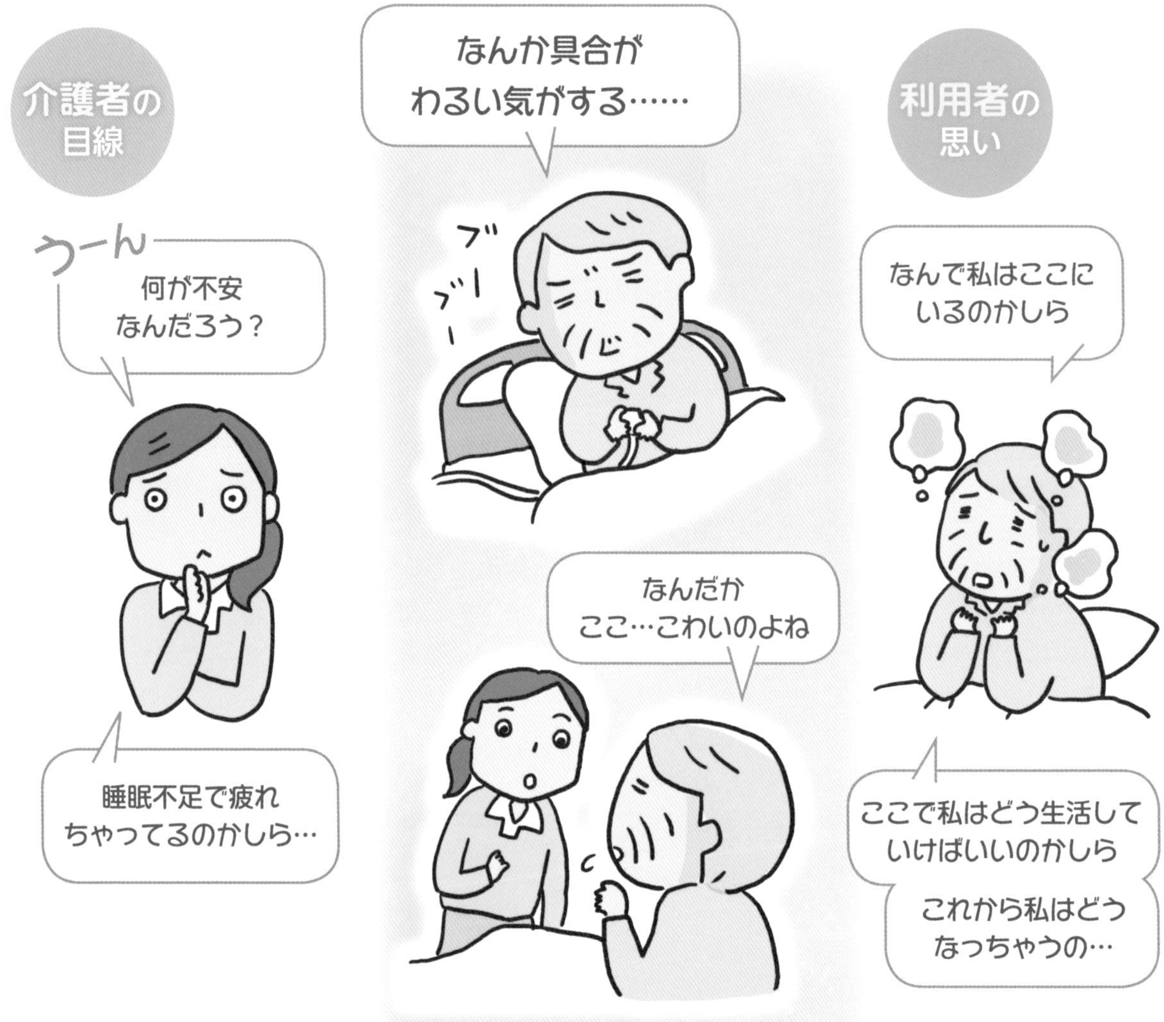
介護者の目線
うーん
何が不安なんだろう？
睡眠不足で疲れちゃってるのかしら…
なんか具合がわるい気がする……
なんだかここ…こわいのよね
利用者の思い
なんで私はここにいるのかしら
ここで私はどう生活していけばいいのかしら
これから私はどうなっちゃうの…

［夜間にナースコールを鳴らし、不安を訴える。］

今に寄り添うケア

夜に１人でいると、不安が胸に迫って眠れなくなる

不眠が続くのは、夜間になると自分の将来について考えてしまうから。今も将来も不安ではないこと、この施設で過ごすことの安心感を感じてもらうのが大切です。居室の温度や湿度、明るさなど就寝環境の問題、夜間の尿意や痛み・かゆみなど身体面の問題が不眠の原因となっている場合もあります。

段階的に新しい生活に慣れてもらう

辛抱強く寄り添い、言葉に耳を傾けることが大切です。日々少しずつ、具体的な不安ポイントを話してくれるようになります。施設での生活になじめるか不安を感じているようなら、３食のうちダイニングで食事をするのは1食だけにするなど、段階を経て施設やほかの入居者となじんでもらいましょう。

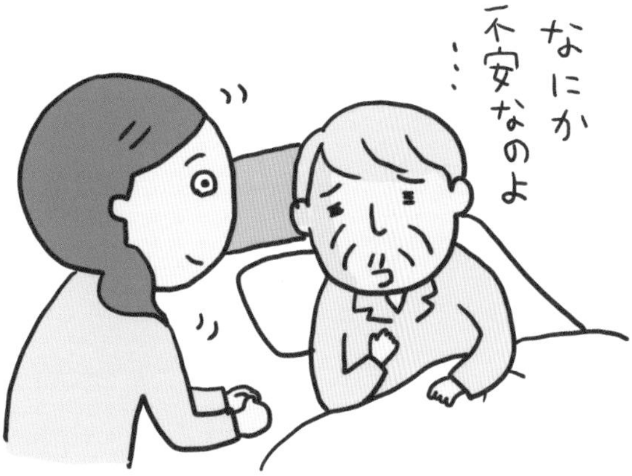

人生に寄り添うケア

自分と似た入居者と意気投合し、不眠がなくなった

現状・アセスメント

Gさんは自立した女性で、結婚に頼らないパートナーシップを結んだ男性がいました。Gさんは定年後も貿易会社に勤め、自ら生計を立てていました。しかし、長年ともに暮らした男性が死去し、Gさんも交通事故に遭ったことで、退院後の生活に不安を感じ、入居を決意したのです。

夜になるとパートナーを失い、独り身になったことが胸に迫り、不眠になるGさん。しかし徐々に施設に慣れ、スタッフに心を開いてくれるようになると、入居前はゴルフが趣味だったことを教えてくれました。

対応とその後

そこで、いきなりゴルフサークルに誘うのではなく、１人で行うパターゴルフに参加してもらいました。すると、とても真剣な顔つきで取り組んでくれたのです。

さらに似た境遇でゴルフを趣味とする女性入居者を紹介すると、２人は意気投合。今ではいつも一緒に食事をとる仲となり、Gさんの不眠もだんだんと解消されていきました。

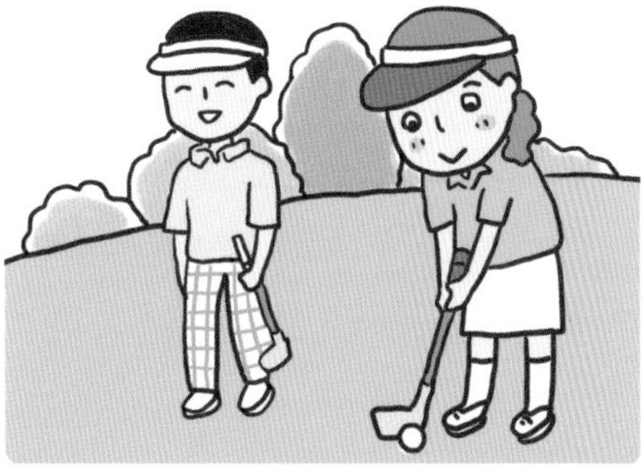

コラム3

利用者のみなさんは経験豊富な人生の大先輩

「植物の話」が2人の関係をより深いものにしてくれた

「人生に寄り添うケア」を進めていくと、利用者の深い人生経験や知識に触れられる機会が増えていきます。

たとえば、45ページでも紹介した植物が大好きな井田さん（仮名）のもとへスタッフが植物図鑑をもっていったときには、井田さんが愛してやまない美しい花から、めずらしい種類のものまで、多くの植物の知識を教えてくれました。井田さんにとっては「自分の大好きな話をしたい」「自分の知っていることを教えたい」という気持ちを満たす場になりましたし、スタッフにとっては植物の知識が増え、井田さんとの会話がより充実したものになりました。

一流ビジネスマンの姿を垣間見た感動！

また、こんなケースもありました。ある会社の重役としてバリバリ活躍していた岩野さん（仮名）。既製品が大量生産で出回る以前、スーツは仕立て屋で自ら仕立てるものでした。かつての岩野さんも仕事ではフルオーダーのスーツを着こなしていて、それを誇りに感じていました。ある日、岩野さんはかつての同僚との食事会に誘われ、悩んでいました。「もう施設に入っているし、昔のスーツは着られない。でも食事会に行きたい」。そんな岩野さんの思いをくみ、ケアスタッフが付き添い、新しいスーツをフルオーダーで仕立てることにしたのです。仕立て屋さんに着くと、岩野さんの目の色や姿勢がみるみると変わり、生地、カフス、ボタン、ネクタイをテキパキと選んでいきます。それは施設の生活では到底見ることのできない、一線級で働いてきたビジネスマンとしての岩野さんの姿でした。

「自分以外の人は何がしかの専門家」という言葉があります。利用者の方々を「何かに詳しい人」という一面で見ると、また新しい関わり方が見えてきます。植物の育て方もスーツの仕立て方も、いずれも介護に必要な知識・スキルではありません。「人生に寄り添うケア」を行っていなければ、一生知らないままだったかもしれません。だからこそ、得がたい学びや体験になります。そんな深い知恵や経験に触れ、自分の人生にも豊かさや彩りを与えてくれる機会が、介護の現場にはあるのです。

第3章

認知症の基礎知識

認知症は脳の機能低下が起こることで、症状が現れるものです。アルツハイマー型、レビー小体型、前頭側頭型、脳血管性などいくつかの種類があります。本章では、そうした認知症という病気について解説します。

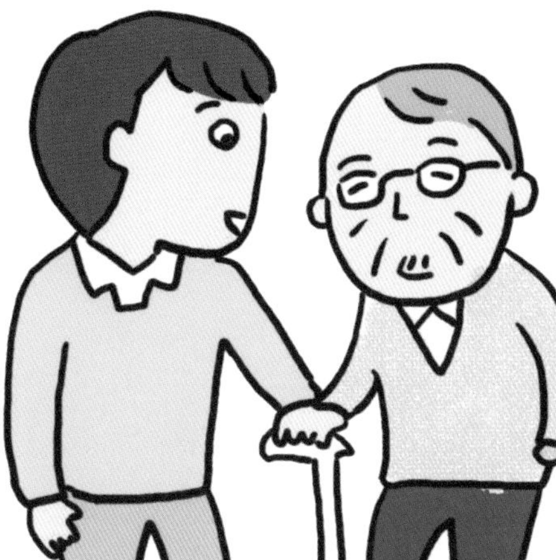

脳の機能低下により症状が現れる認知症

認知症は脳の障害によって、認知機能が低下する病気です。脳の基本的な構造と役割がわかっていると、認知症との関係がよく理解できます。

脳は大きく分けて大脳、小脳、脳幹からなる

脳は大脳、小脳、脳幹《のうかん》などの部分から成り立っています。

脳幹は脳の中央下部にあり、生命の維持に関わる重要な役割を担っています。血液循環、呼吸、嚥下《えんげ》などは脳幹が司っているのです。小脳は平衡感覚に関わって、姿勢の保持などをしています。歩くときに自然と左右の足が交互に動くのも、小脳の働きによっています。

脳の大部分を占めているのが大脳で、その表面は大脳皮質《だいのうひしつ》に覆《おお》われています。大脳皮質は認知、運動、思考、感情など、人間にとって重要で高度な機能に関係しています。大脳皮質は、頭の前側にある「前頭葉《ぜんとうよう》」、上のほうに位置する「頭頂葉《とうちょうよう》」、左右の側面にある「側頭葉《そくとうよう》」、後方にある「後頭葉《こうとうよう》」という４つに分かれていて、下図のようにそれぞれの役割を担っています。さらに側頭葉の内側には、記憶に関わる海馬《かいば》という部分があります。

認知症の種類や進行度で現れる症状が異なるのは、障害される脳の部位が違うからです。

脳は部位ごとに異なる役割を担っている

前頭葉
思考や想像性などを司る部分で、人間らしさに関わっている。前頭側頭型認知症で萎縮する。

頭頂葉
空間の感覚、熱さや冷たさなどの感覚を司る。アルツハイマー型認知症で萎縮する。

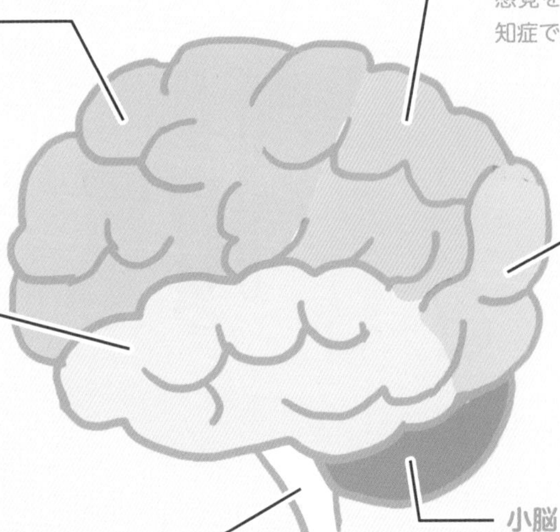

側頭葉
言語理解や聴覚を司る。前頭側頭型認知症、アルツハイマー型認知症で萎縮する。

後頭葉
視覚を司る。レビー小体型認知症で機能低下する。

脳幹
生命を維持するのに必要な循環、呼吸、嚥下などを司る。レビー小体型認知症が進行すると機能低下する。

小脳
平衡感覚を司り、筋肉を制御することで、姿勢の保持などに関わっている。

脳の機能低下によって生じ、物忘れが起こってくる

認知症にはいろいろな種類がありますが、多くは何らかの原因で脳の機能が低下することで症状が現れてきます。認知症の中でもっとも患者数の多いアルツハイマー型認知症でもそうですし、レビー小体型認知症でも、前頭側頭型認知症でも、やはり脳の機能低下によって症状が現れます。とくにアルツハイマー型認知症は脳にアミロイドβ《ベータ》などの物質がたまって機能が低下し、脳の萎縮が見られます。脳の萎縮はMRIなどの画像検査にもはっきりと現れてきます。いずれも脳の表面にある溝が深く広くなるのが、特徴的な画像上の変化です。

認知症の症状は多くの場合、記憶障害からはじまります。アルツハイマー型認知症は、記憶障害からはじまる代表的な認知症です。これは脳の萎縮が、記憶を司っている海馬からはじまるためです。最初に海馬が萎縮するので、さまざまな認知機能の中でも、記憶機能から障害されるのです。

認知症は基本的に進行性の病気ですから、記憶障害からはじまったとしても、症状はそこにとどまりません。経過とともに、いろいろな症状が現れてくることになります。

健康な脳

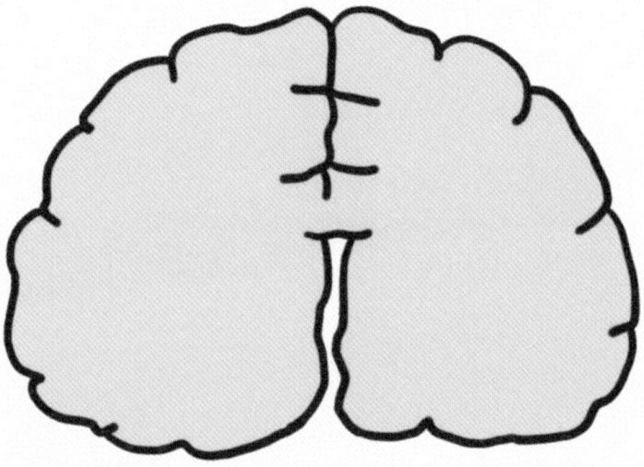

萎縮していない脳。表面の溝が浅く、幅も広がっていない。

萎縮が見られる脳

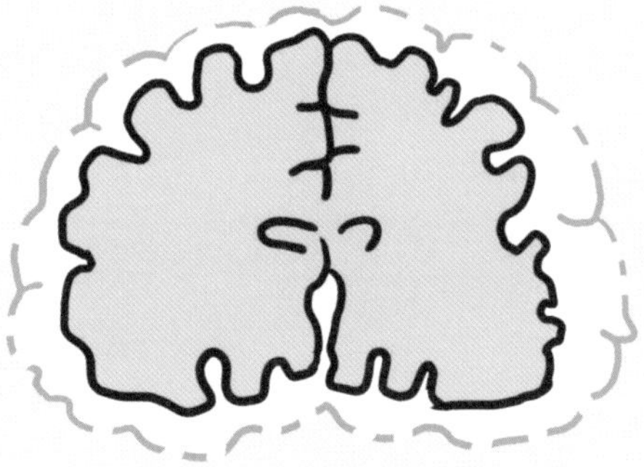

アルツハイマー型認知症で萎縮が見られる脳。表面の溝が深く、幅も広がっている部分がある。

脳の病変は発症の10～20年前からはじまっている

認知症では、認知機能の低下が起こります。ただし、ある日突然、脳が萎縮して症状が現れてくるわけではありません。多くの場合、10～20年も前から脳の病変ははじまっていて、長い時間をかけて徐々に萎縮していくのです。それに合わせ、ゆるやかなカーブを描くようにして、認知機能は徐々に低下していきます。したがって、認知症対策は発症したときからではなく、その10～20年前からはじめたほうがよいことがわかっています。

認知機能の低下により、日常生活に支障をきたすようになると、認知症と診断されます。認知症と診断される前の段階で、認知機能がわずかに低下した状態を、「軽度認知障害」と呼ぶことがあります。現在では、この段階の人を見つけ出し、早期に治療を開始することで、認知症の進行抑制が可能ではないかと、さまざまな検討が行われています。

認知症は原因によって 症状の現れ方が違ってくる

認知症とは、認知機能を低下させるいろいろな病気の総称です。どのような種類があるのか、見ていきましょう。

認知症の発症する原因は大きく2つに分けられる

認知症というのは、認知機能が低下した状態を示す言葉です。認知症には、アルツハイマー型認知症、レビー小体型認知症、前頭側頭型認知症、脳血管性認知症などいろいろな種類があります。

認知機能を低下させる原因により、認知症は2つに分類されます。1つは変性疾患が原因となって起こる認知症。アルツハイマー型認知症、レビー小体型認知症、前頭側頭型認知症などがあります。たとえば、アルツハイマー型認知症では、ある種の老廃物が脳内にたまることで、認知機能が低下したり、脳細胞が死滅したりします。アルツハイマー型認知症で起こる脳の変性が、認知症を引き起こしているのです。

もう1つは、ある病気が起こることで、二次的に引き起こされる認知症です。脳血管性認知症がその代表です。脳血管性認知症は、脳梗塞《のうこうそく》や脳出血などの脳血管障害が起こることで脳の一部が破壊されます。それにより、二次的に認知機能が低下するのです。

変性疾患か、二次性疾患かで分かれる認知症

変性疾患

脳に変性が生じる病気により、認知機能の低下が起こる。

・アルツハイマー型認知症
・レビー小体型認知症
・前頭側頭型認知症　など

二次性疾患

ある病気が起こることで一部の脳細胞が死滅し、それによって認知機能が低下する。

・脳血管性認知症　など

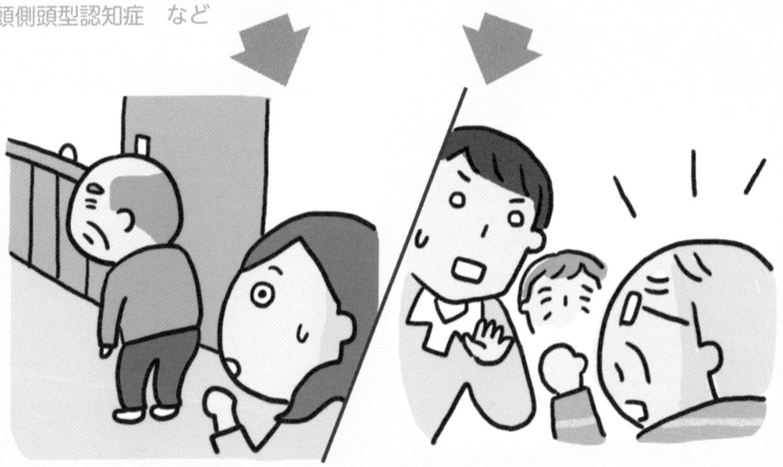

どちらのタイプの認知症かによって、症状の現れ方に違いが見られることがある。

変性疾患による認知症は主に３種類

認知症を引き起こす病気は、細かく見ていくといろいろな種類があります。ここでは、「変性疾患による認知症」のうち、患者数が多いアルツハイマー型認知症、レビー小体型認知症、前頭側頭型認知症の３つについて説明します。

アルツハイマー型認知症は、老廃物であるアミロイドβ《ベータ》やタウたんぱくといった物質が脳に蓄積するといった変性が起こります。それによって、脳細胞の機能が低下したり、脳細胞が死んだりすることで、脳の萎縮が起こるのです。

レビー小体型認知症は、脳細胞の中にレビー小体と呼ばれるたんぱく質ができるという変性が起こります。それにより、認知機能の低下などの症状が現れてきます。

前頭側頭型認知症は、どのような変性が生じるのか、はっきりしたことはわかっていません。典型例では、前頭葉《ぜんとうよう》や側頭葉《そくとうよう》の萎縮が起こり、それによって独特の症状が現れてきます。

変性疾患による認知症における脳の主な萎縮部位

アルツハイマー型認知症

脳の萎縮は、記憶を司る海馬からはじまる。その後、萎縮は側頭葉や頭頂葉へと広がっていく。そのため症状は記憶障害からはじまり、いろいろな症状が現れるようになる。

➡ 150～153ページ

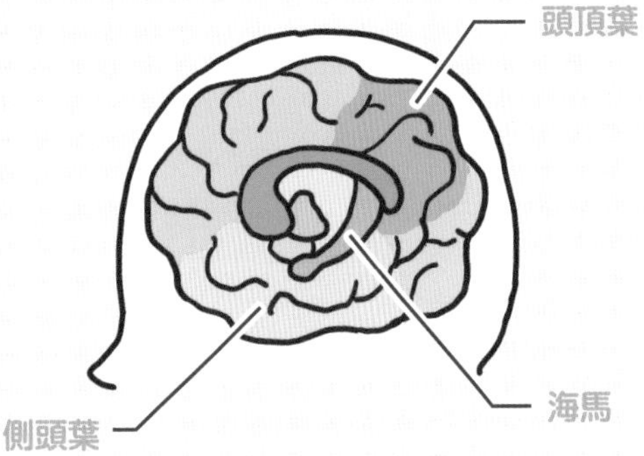

レビー小体型認知症

脳の変性・機能低下は、感情と関係する大脳辺縁系からはじまり、進行すると海馬も変性・機能低下する。さらに視覚を司る後頭葉や、空間感覚などを司る頭頂葉も変性・機能低下する。それにより、幻視などの症状が現れる。MRIでは、脳の萎縮は明瞭でないことも多い。

➡ 154～157ページ

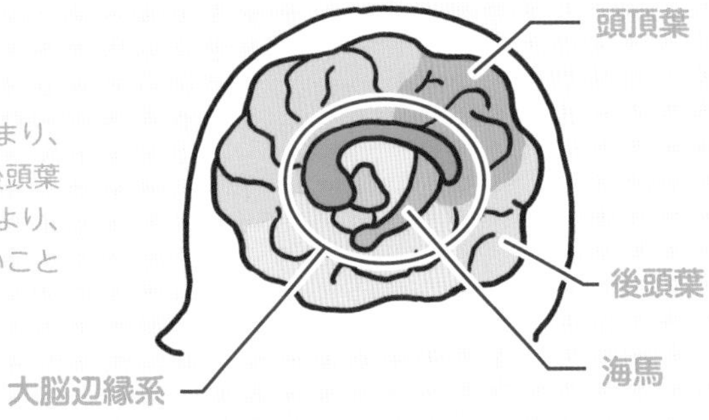

前頭側頭型認知症

前頭葉と側頭葉が変性・機能低下する。それによって、社会的ルールが守れない、他人への配慮が欠落する、同じ行動をくり返すといった特徴的な症状が現れる。記憶力は、ある程度保たれる。

➡ 158～161ページ

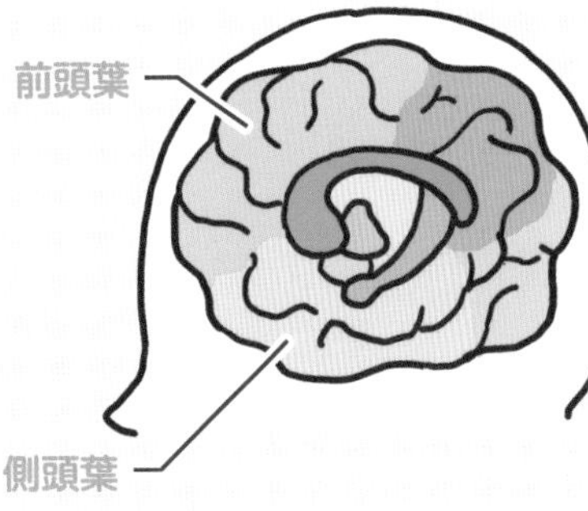

アルツハイマー型認知症の基本的なしくみを知る

脳に特殊なたんぱく質がたまることで、脳の萎縮が起こります。海馬が萎縮することで記憶障害がはじまり、さらにほかの症状へと広がっていきます。

海馬から脳の萎縮がはじまり、広がっていく

アルツハイマー型認知症は、脳細胞が死滅することで、脳が萎縮する病気です。記憶を司る海馬《かいば》から萎縮がはじまるため、アルツハイマー型認知症で最初に現れてくる症状は、多くの場合、物忘れなどの記憶障害です。

記憶障害にはいろいろなタイプがありますが、アルツハイマー型認知症では、新しい出来事を脳に書き込む機能や、それを保持する機能が障害を受けてしまいます。そのため、自分の話した内容を忘れて同じことをくり返し話したり、買ったことを忘れて同じものをいくつも買ったりするようになるのです。

その後、脳の萎縮は側頭葉《そくとうよう》や頭頂葉《とうちょうよう》にも広がっていきます。それに伴い、記憶障害以外のさまざまな症状が現れてきます。

脳の萎縮が広い範囲に広がり、萎縮の程度も高度になってくると、症状も重くなっていきます。着替えなど日常生活に必要な動作ができなくなり、入浴やトイレも困難になります。最終的には歩くことも、話すこともできなくなり、寝たきりの状態になります。また、嚥下《えんげ》にも問題が出るため、誤嚥性肺炎を起こしやすくなります。命に関わる状態となるので、注意が必要です。

アルツハイマー型認知症による脳の萎縮

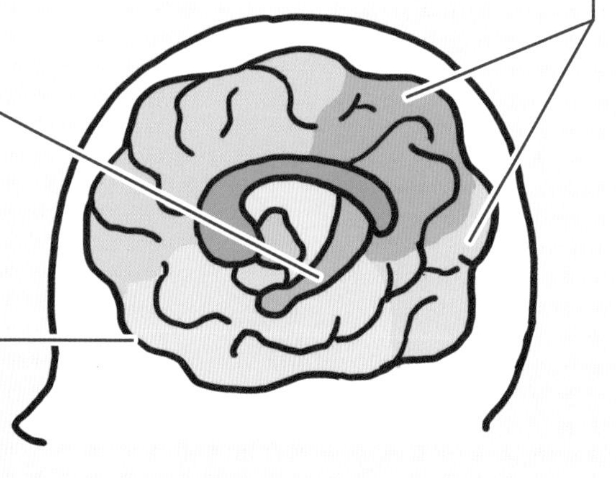
①海馬の萎縮からはじまる
記憶を司る海馬が萎縮することで、症状として記憶障害が現れる。この症状で認知症に気づくことが多い。
②側頭葉から頭頂葉へと萎縮が広がる
萎縮の範囲が広がることで、さまざまな症状が現れるようになる。着替え、入浴、トイレでの手助けが必要になる。
③大脳皮質が広く萎縮する
萎縮の範囲がさらに広がり、萎縮の程度も高度になる。家族もわからない、話すのも歩くのも困難になる。

老人斑の形成と神経原線維変化が見られる

アルツハイマー型認知症で脳が萎縮するのは、脳細胞で老人斑《ろうじんはん》の形成と神経原線維変化《しんけいげんせんいへんか》という2つの現象が起きているからだと考えられています。

アルツハイマー型認知症の人の脳には、斑点状の病変が現れています。この斑点は高齢者の脳でよく見られることから、老人斑と呼ばれています。老人斑はアミロイドβ《ベータ》というたんぱく質が集まったものです。アミロイドβはもともと老廃物なので、できたとしても、ほとんどは脳から排泄されてしまいます。その一部が排泄されずに残り、脳細胞の表面に蓄積して老人斑を形成するのです。

老人斑ができると脳細胞の働きが弱まり、最終的には脳細胞が死んでしまうことがわかっています。それによって、脳が萎縮していくのです。

また、アルツハイマー型認知症の人の脳細胞の中には、糸くずのような物質ができています。これを神経原線維変化といいます。アルツハイマー型認知症の人の脳細胞に、特徴的に現れる変化です。

この糸くずのような物質は、タウたんぱくというたんぱく質が集まったものです。線維のように集まって固まるため、まるで糸くずのように見えるのです。

この2つの現象は、まずアミロイドβが集まって老人斑が形成され、その後にタウたんぱくが集まって神経原線維変化が起こることがわかっています。

老人斑の形成

アミロイドβ（たんぱく質の一種）が集まったもの。脳の表面にたまることで、脳の萎縮につながる。

神経原線維変化

糸くずのような線維である、タウたんぱくが集まったもの。

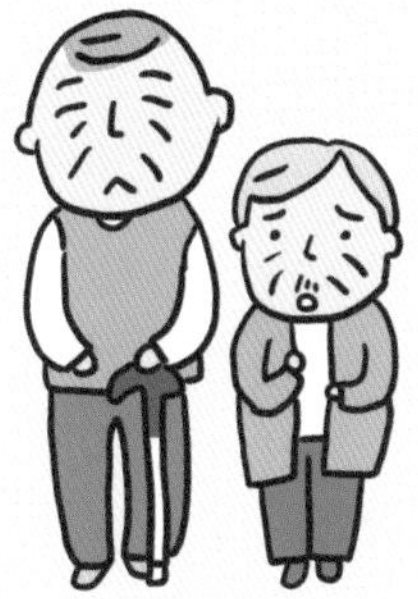

アルツハイマー型認知症は5歳上がると有病率が2倍

アルツハイマー型認知症になりやすいのは、高齢の人です。年齢が5歳上がると、有病率が2倍になるといわれています。家族に認知症の人がいる、意識障害を伴う頭の外傷を経験した、喫煙しているといったこともリスクになります。また、糖尿病、脂質異常症、高血圧などの生活習慣病があると、アルツハイマー型認知症になりやすいことがわかってきました。とくに注意が必要なのは糖尿病で、リスクは2倍以上といわれています。

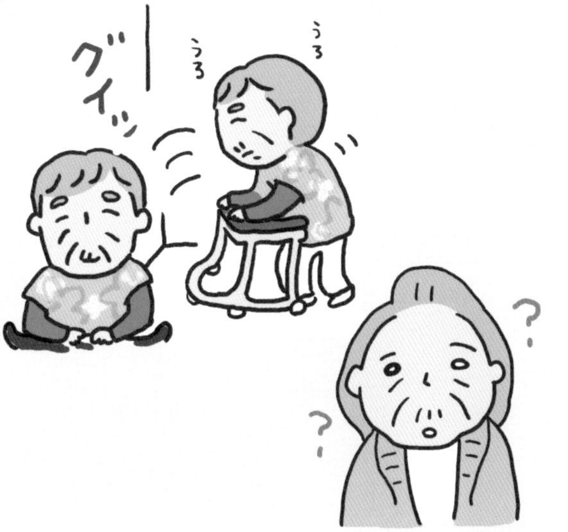

アルツハイマー型認知症の主な症状

記憶障害からはじまり、失語、遂行機能障害、失行などが起こるようになり、日常生活に支障をきたします。これらの症状は徐々に進行していきます。

進行度合によって、さまざまな症状が現れる

アルツハイマー型認知症は、進行していく病気です。進行度は１～３期に分けられ、段階に応じて異なる症状が現れてきます。

最初に現れる症状は、多くが記憶障害です。１期には記憶障害以外に、段取りが立てられなくなる遂行機能障害、日時がわからなくなる見当識障害なども現れてきます。そのため、日常生活での失敗が増えてきます。

２期になると、今いる場所がわからない、会っている人が誰なのかわからないといった症状が現れます。場所と人物に対する見当識障害です。そのため、道に迷うようになります。また、物の名前が出てこない失語、服の着方などがわからなくなる失行、視覚に問題はないのに目の前にあるものが何かわからなくなる失認といった症状も現れます。

３期になると、記憶障害も、ほかのさまざまな症状も重くなります。家族も誰だかわからなくなり、入浴や排泄にも介助が必要になります。人格の変化が起こり、言葉が失われ、寝たきりになることもあります。

これらのような中核症状以外に、周囲の人との関わり合いにより、周辺症状（BPSD）が現れることがあります。

アルツハイマー型認知症の進行は３段階に分けられる

発症前期
（軽度認知障害）

中核症状

- 記憶障害（生活に支障がないレベル）

周辺症状

- 不安や焦燥
- うつ症状

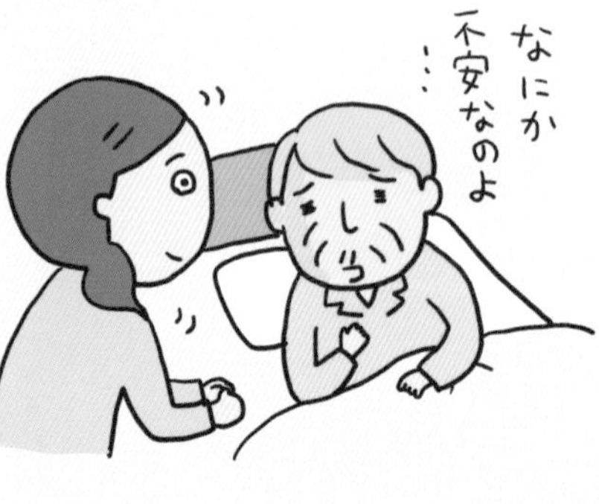

→

１期
（軽度）

中核症状

- 記憶障害（近時記憶障害）
- 遂行機能障害
- 日時の見当識障害

周辺症状

- 無気力状態
- とりつくろい
- 物盗られ妄想

食べたこと自体を覚えられない記憶障害が生じる

アルツハイマー型認知症の記憶障害は、「朝食に何を食べたのか思い出せない」というタイプではなく、朝食をとったのに「まだ食べていない」というタイプのものです。食べたこと自体を記憶していないのです。

記憶に関わる脳の仕事は、３種類に分けられます。ものごとを脳に覚え込む記銘機能、覚えたことを保つ保持機能、それを思い出す再生機能です。アルツハイマー型認知症では、記銘機能と保持機能が障害されるため、経験したことが脳に記憶されないのです。

アルツハイマー型認知症で最初に現れる症状は、このような記憶障害です。時間軸による記憶の分類では、近時記憶（数分～数時間）の障害が初期からはじまります。それにより、同じことをくり返し話す、同じ物を買ってしまう、ということが起こります。遠隔記憶（数週～数十年）は初期には保たれていますが、進行するにつれて障害されていきます。

記銘機能
ものごとを脳に覚え込む。

保持機能
覚えたことを保つ。

再生機能
保持した記憶を思い出す。

ここが
障害
される！

経験したことが脳に記憶されない
朝食を食べたばかりなのに、「まだ食べていない」という記憶障害が起こる。

2期
（中等度）

中核症状

- 記憶障害
  （即時記憶障害、遠隔記憶障害）
- 場所と人物の見当識障害
- 失語
- 失行
- 失認

周辺症状

- 徘徊
- 興奮、暴言

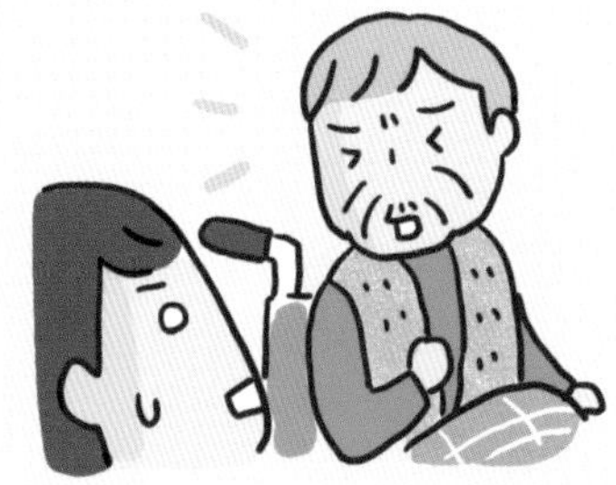

3期
（重度）

中核症状

- 記憶障害（全般的記憶障害）
- 知的機能の重度障害
- 運動機能の障害
- 尿や便の失禁

周辺症状

- 不潔行為（便をさわるなど）

レビー小体型認知症の基本的なしくみを知る

脳細胞の中にレビー小体という物質がたまることで、脳が変性・機能低下する認知症です。認知機能障害に加え、幻視やパーキンソン症状なども現れます。

大脳皮質だけでなく、脳幹にも変性・機能低下が広がる

レビー小体型認知症は、脳細胞の中でレビー小体という物質が形成されることが原因となって発症します。レビー小体はα《アルファ》シヌクレインというたんぱく質が主な成分で、これが変性してつくられます。レビー小体が形成された脳細胞は、変性が起きて働きが低下します。さらに進行すると、脳細胞が死滅して、機能低下が起きるようになります。

脳の変性・機能低下は大脳の広い範囲におよび、さまざまな症状が現れてきます。とくに側《そく》頭葉《とうよう》内側部にある海馬《かいば》にも軽度の変性・機能低下が生じるため、記憶障害が起こります。レビー小体型認知症の記憶障害は、主に再生機能障害です。記銘機能や保持機能は保たれるため、「覚えているけれど出てこない」ということがよく起こります。

後頭葉《こうとうよう》には視覚中枢があるため、ここが変性・機能低下すると幻視などが現れます。前頭葉《ぜんとうよう》には嗅覚中枢があるため、ここが変性・機能低下することで嗅覚障害が出ることもあります。

脳の変性・機能低下は大脳にとどまらず、脳《のう》幹《かん》へも広がっていきます。それによって、パーキンソン症状と呼ばれるパーキンソン病で見られるような症状も現れてくるのです。

レビー小体型認知症による脳の変性・機能低下

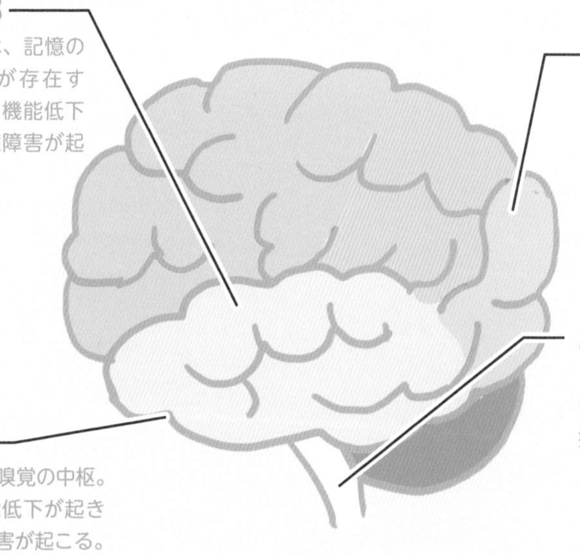

側頭葉の内側部
側頭葉の内側には、記憶の中枢である海馬が存在する。海馬が変性・機能低下することで、記憶障害が起こる。
後頭葉の一次視覚野
後頭葉には、視覚の中枢が存在する。そこに変性・機能低下が起きると、幻視や視覚性記憶障害が起こる。
脳幹
レビー小体が脳幹にまで広がることで、パーキンソン症状が出現する。
嗅球
大脳の前方にある嗅覚の中枢。ここに変性・機能低下が起きることで、嗅覚障害が起こる。

レビー小体型認知症とパーキンソン病は同じもの？

レビー小体型認知症とパーキンソン病は、どちらも脳細胞にレビー小体が形成されて発症します。ただし、症状の現れ方は異なっています。

パーキンソン病では、安静時に手がふるえる、動作が遅くなる、筋肉がこわばる、つまずきやすくなる、歩幅がせまくなるといった症状が現れます。このような症状をパーキンソン症状といいます。レビー小体が脳幹の細胞にできることで、これらの症状が現れるのです。その後、レビー小体が大脳にまで広がった場合には、認知症の症状も加わります。この場合は、「認知症を伴うパーキンソン病」と診断されます。

一方、レビー小体型認知症の場合、レビー小体はまず大脳に出現するため、認知症の症状がまず現れます。レビー小体が脳幹まで広がると、パーキンソン症状も伴います。

これらの病気をまとめて、レビー小体病と呼ぶこともあります。

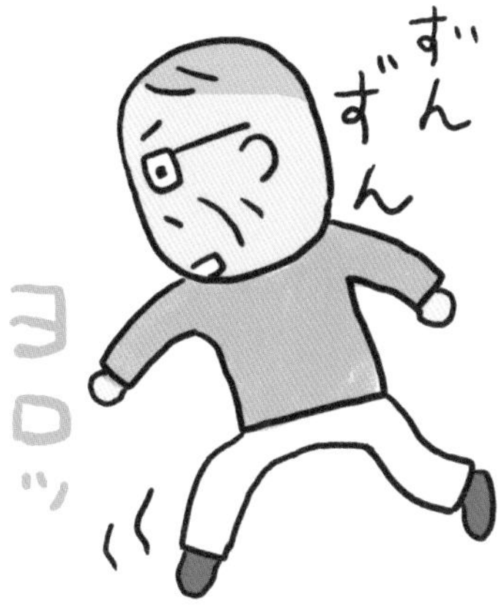

レビー小体型認知症

レビー小体は大脳から出現し、進行すると脳幹へ広がる。認知症の症状が現れ、進行するとパーキンソン症状が現れることもある。

認知症を伴うパーキンソン病

レビー小体が脳幹にとどまらず、大脳にまで広がっている。パーキンソン症状に、認知症の症状も加わる。

パーキンソン病

レビー小体は脳幹から出現し、大脳には広がっていない。パーキンソン症状が現れる。

レビー小体型認知症は 75 歳以上での発症が多い

認知症は高齢者に多い病気ですが、レビー小体型認知症はアルツハイマー型認知症などと比べても、より高齢の人に多い傾向があります。患者さんの多くは70代、80代の人たちで、75歳以上での発症が多いのが特徴です。

男女比は2対1で男性に多く、まじめで勤勉なタイプに多い傾向があるといわれています。遺伝については、ほとんど関係ないと考えられています。

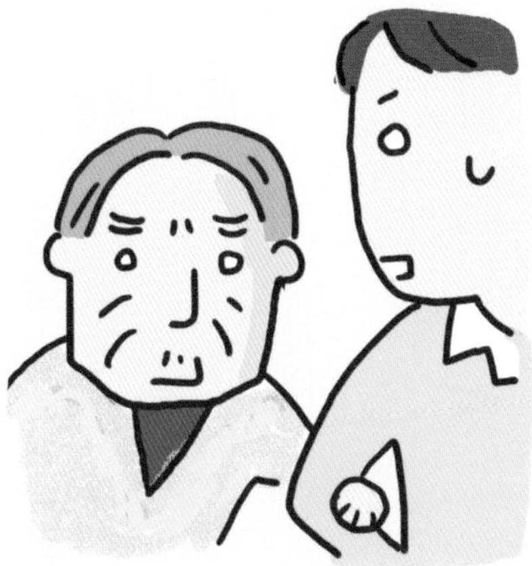

レビー小体型認知症の主な症状

レビー小体型認知症では、認知機能の低下に加え、非常に特徴的な症状が現れます。代表的なものが、幻視とパーキンソン症状です。

大きな特徴は幻視とパーキンソン症状

レビー小体型認知症で必ず現れる症状は、進行性の「認知機能の低下」です。それ以外の症状で、高い頻度で現れるのは幻視とパーキンソン症状です。どちらもレビー小体型認知症で、特徴的に見られる症状です。

幻視は、実際にはいない人物や小動物が見えるという症状です。「部屋の隅に人がうずくまっている」「布団の中に誰かがいる」「庭の茂みに子どもが見える」「壁にたくさんの虫がいる」などと訴えます。多くの場合、こうした幻視は不安感や恐怖感を伴います。薄暗い場所で起こりやすいのも特徴です。

幻視が起こるのは、視覚認知が低下することで、明暗の対比や細かい模様などがはっきり見えなくなることが関係しています。脳がはっきり見ようとするため、ただの陰影や模様が意識されすぎて、人や小動物の幻視を生み出してしまうと考えられているのです。

パーキンソン症状は、パーキンソン病で見られる運動障害の症状です。動作が遅くなる、筋肉がこわばる、つまずきやすくなるといった症状が現れます。パーキンソン病では、ドーパミンという神経伝達物質が減少するため、脳から筋肉へ出された運動の指令がうまく伝わらず、体が動きにくくなってしまいます。それでパーキンソン症状が現れるのです。

レビー小体型認知症の2大症状

幻視

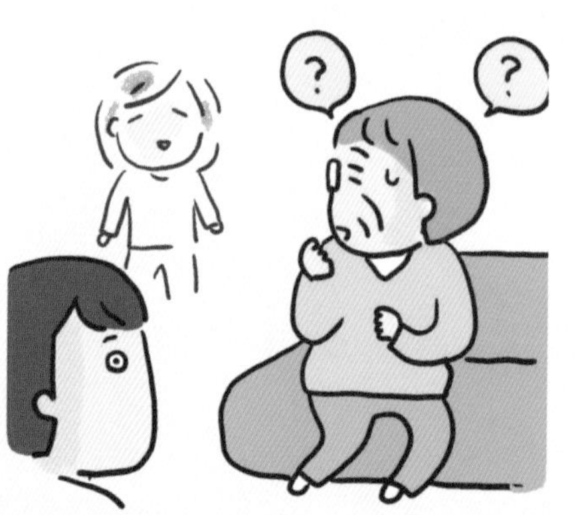

いるはずのない人物や小動物が見える。レビー小体が視覚中枢のある後頭葉に広がり、視覚認知が低下することが原因と考えられている。

パーキンソン症状

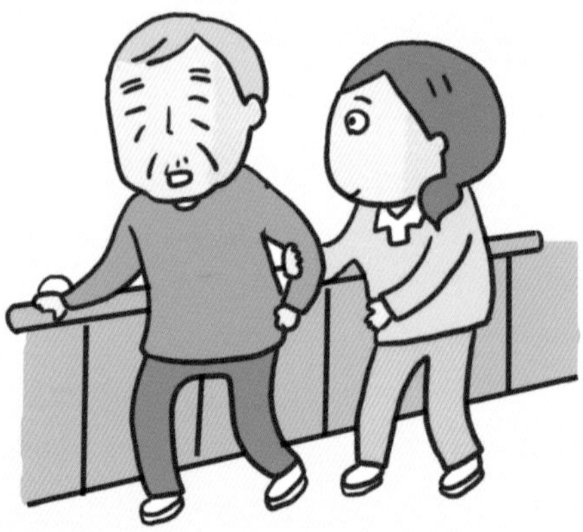

パーキンソン病で現れる運動障害の症状。大脳に現れていたレビー小体が、脳幹にまで広がることで起こる。高齢者が多いので、転倒しやすくなる。

診断では、症状が重視される

レビー小体型認知症では特徴的な症状が現れるため、その診断では症状が重視されています。症状を必須症状と中核症状に分け、それに指標的バイオマーカーの結果も参考にして（→右図）、次のように診断します。

◆レビー小体型認知症が「ほぼ確実」

・必須症状に加え、４つの中核症状のうち２つ以上がそろっている場合。

・必須症状に加え、４つの中核症状のうち１つが存在し、指標的バイオマーカーが１つ以上存在する場合。

◆レビー小体型認知症の「疑いがあり」

・必須症状に加え、1つの中核症状があるが、指標的バイオマーカーはない場合。

・１つ以上の指標的バイオマーカーがあるが、中核症状が存在しない場合。

診断には使われませんが、レビー小体型認知症によく見られる症状として、姿勢の不安定性、くり返す転倒、失神、高度の自律機能障害、過眠、嗅覚鈍麻、焦燥、不安、うつなどが挙げられています。

診断基準となる症状

必須症状

・日常生活に支障をきたす程度の進行性の認知機能低下。

中核症状

・注意や明晰さの変化を伴う認知の変動。
・くり返し現れる具体的な幻視。
・レム期睡眠行動異常症。
・パーキンソン症状。

指標的バイオマーカー

・SPECT または PET によるドパミントランスポーターのとり込み低下。
・MIGB 心筋シンチグラフィでのとり込み低下。
・睡眠ポリグラフ検査によるレム睡眠の確認。

レビー小体型認知症は進行が早い

レビー小体型認知症の進行は、同じ進行性の認知症であるアルツハイマー型認知症や、血管性認知症と比べても早いのが特徴です。発症後の平均生存期間は10年未満と報告されています。発症から１～２年で急速に悪化し、死亡してしまうケースもあります。とくに高齢の患者さんは、予後が悪いことが知られています。また、抗精神病薬に過敏反応を示す患者さんは、そうでない患者さんに比べ、死亡のリスクが２～３倍になることが報告されています。

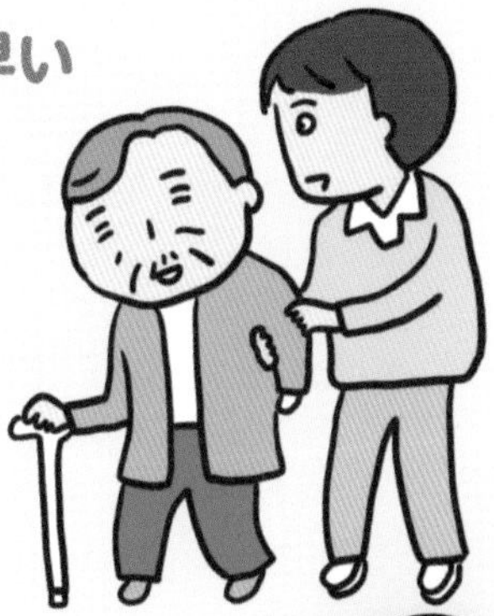

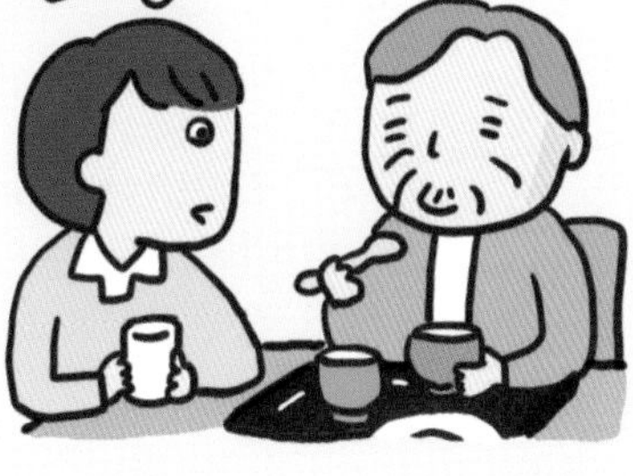

前頭側頭型認知症の基本的なしくみを知る

脳の前頭葉や側頭葉が変性・萎縮することで発症する認知症です。比較的若い年齢で発症することが多く、代表的な初老期認知症となっています。

前頭側頭葉変性症は３種類に分けられる

脳の前頭葉《ぜんとうよう》や側頭葉《そくとうよう》が変性・萎縮し、それによって特徴的な精神症状や言語症状が現れる病気を総称して前頭側頭葉変性症といいます。前頭側頭葉変性症は現れている症状などによって、①前頭側頭型認知症、②意味性認知症、③進行性非流暢性失語という３つの病気に分けることができます。

３つの中でもっとも多いのは①前頭側頭型認知症です。前頭葉が変性・萎縮することで、前頭葉が担っていた抑制が外れてしまい、社会的な行動をとれなくなる症状が現れます。こうした行動障害に加え、人格の変化も起こります。

②意味性認知症は、側頭葉にかぎった変性・萎縮が起こることが原因となります。側頭葉は意味記憶を司る役割をしているので、言葉の意味が失われてしまうのです。そのため、話し方はスムーズでも、言葉の意味がわからないため、会話が成立しなくなってしまう、ということが起こります。

③進行性非流暢性失語は、左側の前頭葉後部が変性・萎縮することで起こります。発語が困難になり、スムーズにしゃべれなくなるのが特徴です。たどたどしい、どもるような話し方になります。文節が短くなり、話し方も遅くなります。

３つの前頭側頭葉変性症の特徴

①前頭側頭型認知症

前頭葉の変性・萎縮によって、社会的な行動ができなくなり、わが道を行くような行動をとる。側頭葉の変性・萎縮により、言葉の意味がわからない、言葉が出にくいといった症状も現れる。

②意味性認知症

側頭葉だけが変性・萎縮することで、言葉の意味がわからなくなってしまう。そのため、スムーズに話すことはできるが、意味が理解できないので、会話は成り立たない。

③進行性非流暢性失語

左側の前頭葉後部の変性・萎縮によって、言葉の意味は理解できるが、しゃべろうとすると言葉が出にくいという症状が現れる。どもるような話し方になるのが特徴。

人間らしさの中枢である前頭葉が変性・萎縮する

①前頭側頭型認知症がアルツハイマー型認知症やレビー小体型認知症と大きく異なるのは、前頭葉が変性・萎縮する点です。前頭葉は「人間らしさの中枢」といわれることがあります。思考や判断、意欲、計画性など高次な脳機能を司っています。また、社会的な存在としてルールを守るといったことができるのも、前頭葉の働きがあるからです。

そのため、前頭葉が変性・萎縮すると、社会的なルールや常識から逸脱した行動をするようになります。万引きや交通違反をくり返すというのが特徴的な症状です。社会のルールや常識にとらわれることなく、わが道を行くような行動をとるようになります。

前頭側頭型認知症による脳の変性・萎縮

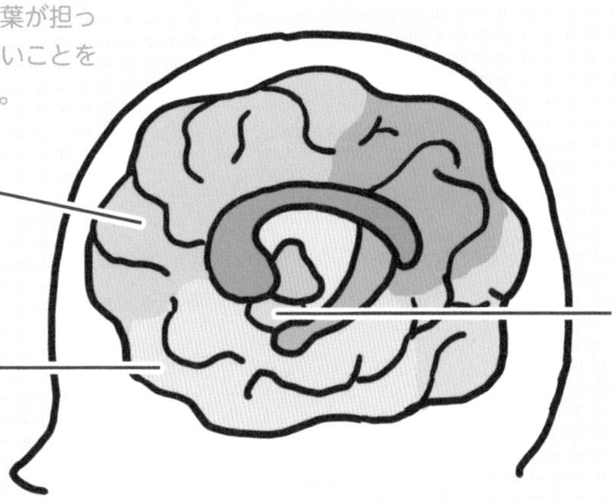
前頭葉
前頭葉が変性・萎縮すると、前頭葉が担っていた抑制が外れるため、やりたいことをやるという行動をとるようになる。
扁桃体
情動（本能的感情）を司る働きをしている。変性・萎縮することで、人格変化が起きる。
側頭葉
側頭葉は言葉の意味記憶を司る働きをしている。ここが変性・萎縮することで、言葉の意味が失われる。

前頭側頭型認知症は発症年齢が比較的若い

ほかの認知症に比べ、発症年齢が比較的若いのが特徴で、多くが65歳未満で発症しています。40～64歳で発症する認知症を、初老期認知症といいます。その中で、前頭側頭型認知症は重要な病気となっています。男女比ははっきりしていません。欧米では家族の中に同じ病気をもつ人がいるケースが30～50%とされていますが、日本ではそうしたことはほとんどありません。そのため、遺伝性の病気ではないとされています。

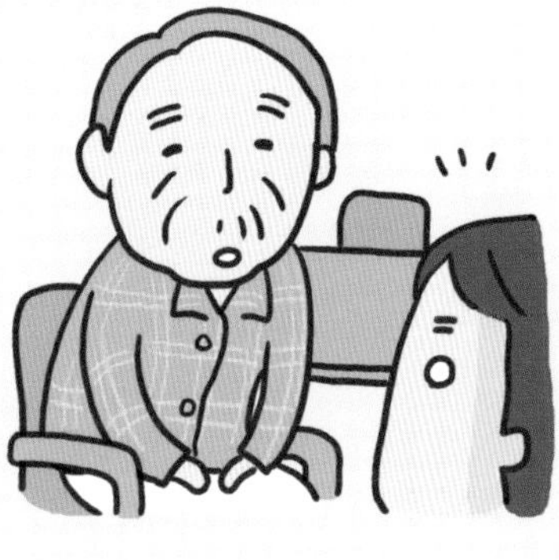

前頭側頭型認知症の主な症状

社会のルールを守らなくなることで、まるで人が変わってしまったように感じられます。ほかの認知症で見られる記憶障害は、あまり進みません。

人格の変化に周囲がおどろくことも少なくない

動物の脳に比べると、人間の脳は大脳の前頭《ぜんとう》葉《よう》が大きく発達しています。前頭葉は、人間が社会に適応できるように、本能を適度に抑制する働きをしています。私たちがルールを守り、トラブルを起こさず社会生活を営むことができるのは、前頭葉が本能に対して抑制を効かせているからなのです。

前頭側頭型認知症で前頭葉の変性・萎縮が起きると、まるで人格が変わってしまったようになることがあります。立派な社会人だった人が社会的ルールを守らなくなり、わが道を行くような行動をとるようになるのです。

たとえば、店頭に並んでいる物が気に入ると、ためらわずにもってきてしまいます。食べたいものがあれば、人の物でも食べてしまいます。交通ルールがどうであろうと、歩きたいように歩きます。人がどう感じるかなどには配慮せずに行動してしまうのです。人格がまるで変わってしまうため、周囲はこうした変化におどろかされます。

ただし、悪意があって万引きや無銭飲食をするわけではありません。ほしいからもってきてしまう、食べたいから食べてしまうだけで、わるいことをしている意識はまるでないのです。そのため、万引きといっても、こっそりと隠れて商品をポケットに入れるようなことはしません。当たり前のことのように、もってきてしまうのが特徴です。

前頭側頭型認知症は大きく3期に分かれて進行する

前頭側頭型認知症は、初期・中期・末期という段階を経て進行していきます。

発症の初期から反社会的行動、常同行動などの症状が現れます。海馬はあまり萎縮しないため、アルツハイマー型認知症などに比べると記憶障害は目立ちません。

中期になると、言語障害が現れてきます。同じ言葉をくり返しますが、言葉が短くなり、内容もとぼしくなってきます。自発性も低下してきます。

末期になると、認知機能も身体機能も著しく低下し、体が衰弱します。発症から亡くなるまでは、ほかの認知症と比べて短いといわれています。

病気の進行は3期

初期

- 反社会的行動
- 常同行動

※記憶障害は目立たない

↓

中期

- 言語障害
- 自発性の低下

↓

末期

- 認知機能、身体機能の著しい低下

前頭側頭型認知症によく見られる症状

常同行動

特定の行動を、同じようにくり返す症状。いつも決まった椅子に座る。決まった少数の食べものに固執する。毎日同じコースを歩き続ける。毎日同じ時刻に決まった行動をする。同じ言葉をくり返す。決まった時間に特定の行動をするようになると、「そうせずにはいられない」という強迫性を帯びるようになる。

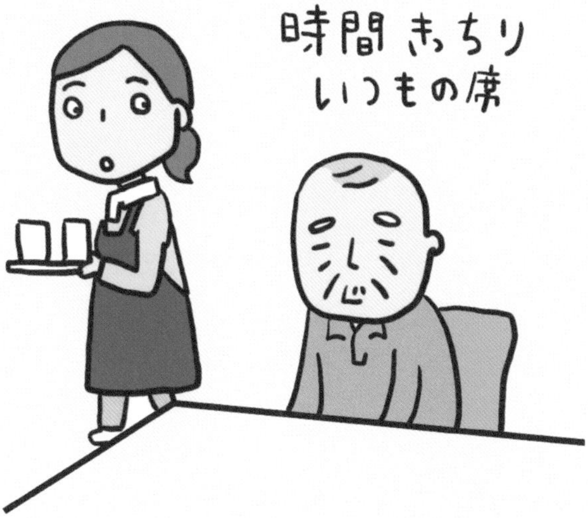

言語障害

相手の問いかけにそのままくり返して答える反響言語、いつも同じ内容を話すオルゴール時計症状などが見られる。

反社会的行動

本能におもむくままの行動をするようになり、周囲への配慮は見られない。過ちを指摘されてもわるびれる様子がなく、あっけらかんとしている。

環境依存症候群

相手が首をかしげると同じように首をかしげる、視野に入った看板の文字を読み上げる、手を握られると強く握り返すなどの症状がある。

怒りやすい 乱暴になりやすい

他者の考えや感情を推察することができず、同情することもできないので、怒り出すことが多い。抑制がきかないので、怒ると乱暴になりやすい。

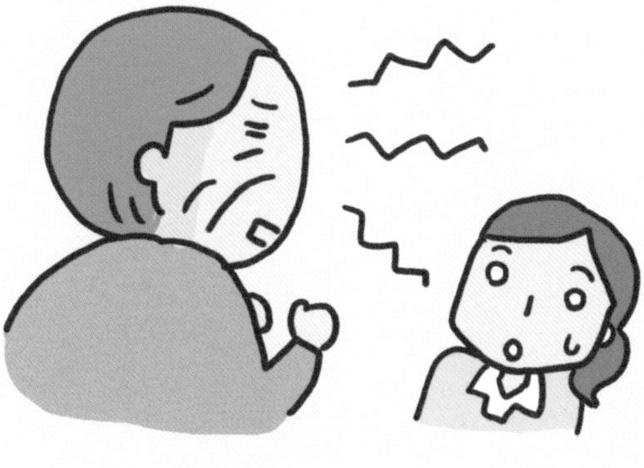

脳血管性認知症の基本的なしくみを知る

脳血管性認知症の原因となるのは、主に脳梗塞。脳血管が詰まることで、血液がいかなくなった部分の脳細胞が死滅し、認知症を引き起こします。

脳血管が詰まることで発症する認知症

脳血管性認知症は、脳血管障害によって二次的に引き起こされる認知症です。脳血管障害には、脳血管が詰まる「脳梗塞《のうこうそく》」、脳血管が破れて出血する「脳出血」と「くも膜下出血」といったものがあります。

どれも脳血管性認知症の原因になりますが、多いのは脳梗塞によるものです。脳梗塞が起こると梗塞部（詰まった部分）より先には血液が流れていかないため、その部分の脳細胞が死滅します。それによって、認知機能の低下が起こるのです。

脳梗塞による脳血管性認知症は、どの血管に梗塞が起きているかによって、いくつかのタイプに分類されます。もっとも多いのが小血管病性認知症です。細い血管に起こる脳梗塞が原因となるもので、脳血管性認知症全体の約半分を占めています。小血管病性認知症は、梗塞の起こり方によって「多発ラクナ梗塞性認知症」と「ビンスワンガー病」に分類されています。次に多いのが、大小の脳血管の梗塞が原因となる「多発梗塞性認知症」です。（→右ページ上図）

脳梗塞などの脳血管障害は多くの場合、高血圧、糖尿病、脂質異常症などの生活習慣病が背景となって起こります。これらを適切に管理することが脳血管性認知症を予防したり、進行を抑えたりするのに役立つのです。

脳血管性認知症が発症するまで

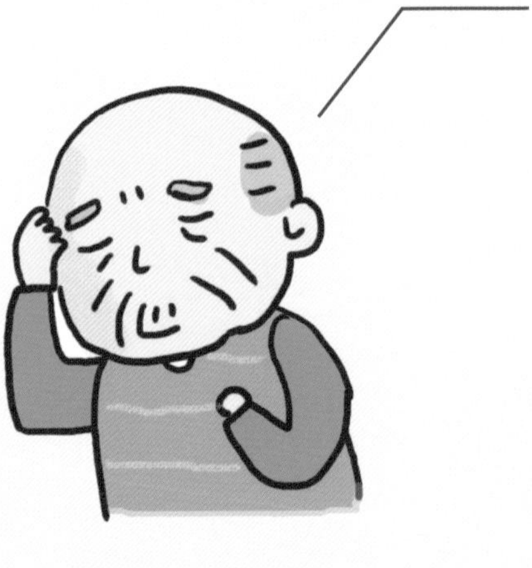

脳血管の動脈硬化が進む

加齢に加え、高血圧・糖尿病・脂質異常症などの生活習慣病や、喫煙、運動不足、肥満、大量飲酒などの生活習慣が加わることで、脳血管の動脈硬化が進行する。

↓

脳梗塞が発症する

動脈硬化を起こして狭窄した（せまくなった）血管が詰まったり、心臓などでできた血栓（血液のかたまり）が流れてきて脳動脈に詰まったりすることで、脳梗塞が起きる。

↓

脳血管性認知症に！

脳梗塞が多発することで、認知症の症状が現れる。

脳のどこで梗塞が生じたかで症状が異なる

多発ラクナ梗塞性認知症

穿通枝という、細い小血管の動脈硬化が進行して詰まるもの。脳細胞が死滅した梗塞巣は、直径が 15mm 以下と小さい。それが脳の中心にある大脳基底核、白質、視床、橋などに多発している。多くは麻痺などの自覚症状がない、無症候性脳梗塞。

ビンスワンガー病

ラクナ梗塞に加え、大脳の白質に広く、びまん性に小さな梗塞巣が広がっている。びまん性とは、広範囲に広がり、患部を限定できないこと。進行性で、高度の認知症の症状が現れる。脳細胞が死滅して減ってしまうことで、脳室が大きくなる。

多発梗塞性認知症

大脳皮質を通る太い血管と、白質を通る細い血管の両方に脳梗塞が多発することで起こるもの。梗塞の起こり方としては、脳血管の動脈硬化が進んでふさがる場合と、心臓でできた血栓が流れてきて詰まる場合とがある。

脳血管性認知症のリスク因子はわるい生活習慣

脳血管性認知症の原因は、脳血管障害です。脳血管障害のリスク因子には加齢のほかに、高血圧、糖尿病、脂質異常症、心房細動（心不全の一種）、心不全、慢性腎臓病などの病気が挙げられます。喫煙や運動不足、肥満、大量飲酒、脱水なども関係することがわかっています。病気がある場合は適切に治療を受け、リスクとなる生活習慣を改善することが予防につながります。

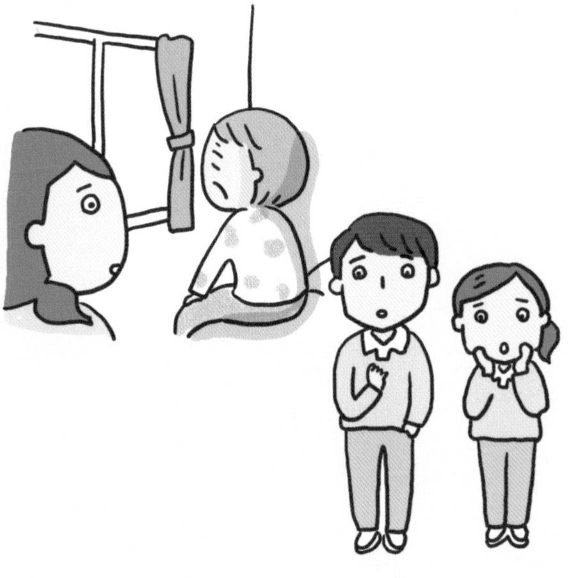

脳血管性認知症の主な症状

認知機能の種類によって、著しく低下するものとあまり低下しないものがあります。認知機能が階段状に低下していくのも、脳血管性認知症の特徴です。

脳血管性認知症は「まだら認知症」とも呼ばれる

脳血管性認知症の症状の現れ方は、アルツハイマー型認知症などほかの認知症とはかなり異なっています。脳血管性認知症の人では、たとえば「段取りを考えて行動することができなくなったけれど、記憶はとくに問題がない」ことが珍しくありません。遂行機能はすっかり低下していても、記憶機能は保たれているわけです。認知機能のある部分は低下しているのに、ある部分は正常なまま保たれている、つまり認知機能が「まだら状」に低下しているのです。そのため、脳血管性認知症は「まだら認知症」と呼ばれることもあります。

こうした現象が起きるのは、脳血管障害によって脳の一部が障害されるためです。障害された部分に関わっていた認知機能は低下しますが、障害されなかった部分に関わっている認知機能は残ります。こうして、ある機能は低下してしまうのに、ある機能は保たれる現象が起きるのです。

ただし、初期にはまだら状に残っていた認知機能も、病気が進行していくことで、多くの機能が低下していきます。そういう意味で、まだら認知症は脳血管性認知症の比較的初期に見られる状態だといえます。

経過は階段状に進んでいく

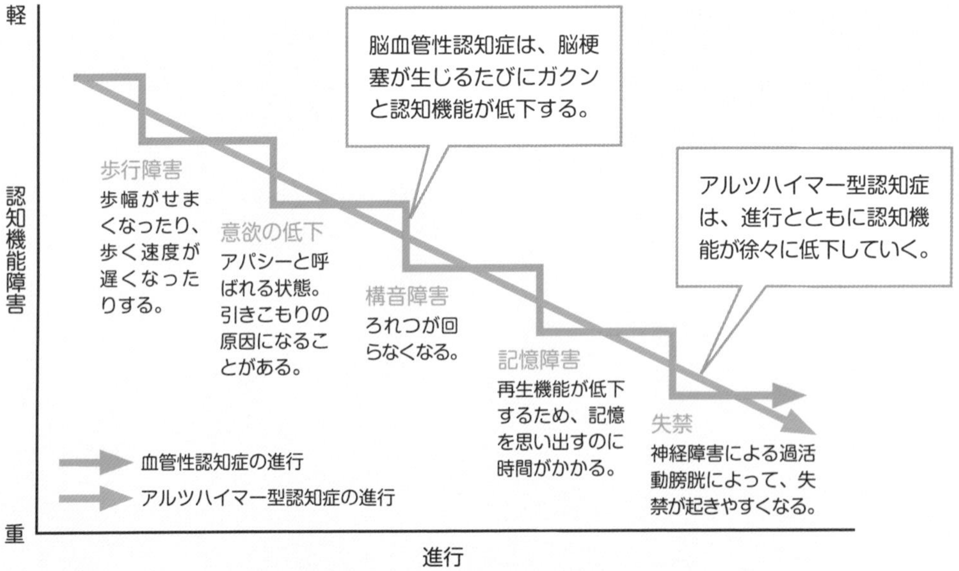

軽
認知機能障害
重
進行
脳血管性認知症は、脳梗塞が生じるたびにガクンと認知機能が低下する。
アルツハイマー型認知症は、進行とともに認知機能が徐々に低下していく。
歩行障害
歩幅がせまくなったり、歩く速度が遅くなったりする。
意欲の低下
アパシーと呼ばれる状態。引きこもりの原因になることがある。
構音障害
ろれつが回らなくなる。
記憶障害
再生機能が低下するため、記憶を思い出すのに時間がかかる。
失禁
神経障害による過活動膀胱によって、失禁が起きやすくなる。
血管性認知症の進行
アルツハイマー型認知症の進行

※『認知症 専門医が語る診断・治療・ケア』池田学（中公新書）をもとに編集部が作成。

脳梗塞が生じる部位によって症状が異なる

脳血管性認知症は、左ページで見たように階段状に進行していきます。具体的には歩くのが遅くなる歩行障害や、自発性ややる気が低下する意欲低下などが早い時期から現れます。進行すると、ろれつが回らなくなる構音障害や、飲食時にむせる嚥下《えんげ》障害も起こるようになり、記憶障害も現れます。さらに進めば失禁などの症状も現れてきます。

脳血管性認知症と診断された人でも、脳梗塞が生じる部位により、現れる症状に違いがあります。とくに見られるのは、感情・欲求の抑制障害、巣症状、仮性球麻痺、遂行機能障害、注意障害、アパシーといった症状です（→下図）。

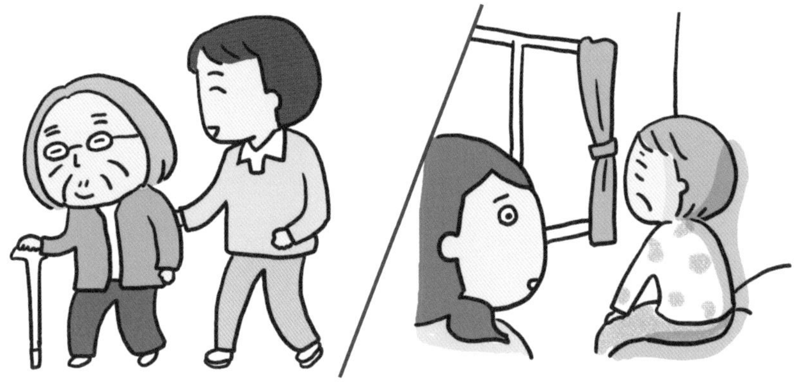

脳血管性認知症によく見られる症状

感情・欲求の抑制障害

前頭葉が障害されることで、感情や欲求の抑制がきかなくなる。突然笑ったり泣いたりする、欲求を抑えられず金銭を浪費する、といった症状が現れる。

巣症状

脳で起きている病巣に対応して麻痺、失語、失行、失認などの症状が現れる。

仮性球麻痺

発語や嚥下に関わる神経が障害され、構音障害や嚥下障害が起きる。

遂行機能障害

段取りを立て、計画的に物事を実行していく能力が障害される。以前はスムーズにできていたことが段取りよくできず、時間がかかるようになる。

注意障害

前頭葉の血流が低下するため、集中力を長く保つことができない。そのため、間違いや失敗が増える。

アパシー

自発性や意欲の低下した状態をアパシーという。活気がなくなり、言葉数も少なくなる。引きこもり生活にもつながることがある。

認知症の診断方法とポイントを知ろう

認知症の治療は疑いがある多くの人の中から、認知症の患者を正しく診断することからはじまります。そのために、信頼できるテストも行われます。

ほかの疾患を除外したあと、認知症の種類を診断する

認知症の診断は、２段階に分けて行います。

まず行われるのが、「認知症の疑いのある人」の中から、「認知症ではない人」を除外していく作業です。加齢に伴う正常範囲の物忘れ（健忘《けんぼう》）であれば、認知症から除外します。使用している薬剤の影響が考えられる場合や、せん妄《もう》などの意識障害、うつ病などの場合も除外します。

認知症以外のよく似た症状の病気がある場合には、鑑別も重要です。内科的疾患としては代謝性疾患、内分泌疾患、感染症、アルコール性の認知症があります。外科的疾患としては正常《せいじょう》圧水頭症《あつすいとうしょう》、慢性硬膜下血腫《まんせいこうまくかけっしゅ》、脳腫瘍《のうしゅよう》などがあります。

これらの病気ではないことが確認できたら、次の段階として、どの認知症かを見分けていきます。画像検査で脳血管障害が見つかり、それに応じた症状があれば、脳血管性認知症と考えられます。記憶障害があり、とりつくろいなどの症状があり、画像で海馬《かいば》の萎縮が見られればアルツハイマー型認知症が考えられます。前頭《ぜんとう》葉《よう》と側頭葉《そくとうよう》の萎縮があり、人格変化や反道徳的行動があれば、前頭側頭型認知症が考えられます。幻視や症状の動揺性が見られれば、レビー小体型認知症が考えられます。

このように①認知症かほかの病気か、②どの認知症かという２段階で診断するのです。

問診や身体診察で診断の手がかりを得る

実際の診察でまず行われるのは、問診と身体診察です。どのような症状が現れているのか、それはいつ頃からはじまったのか、どのように現れてきたのか、といった質問がされます。日常生活でどのようなことに困っているのか、どの程度支障があるのかも重要な情報です。記憶障害などがあるため、本人がきちんと話せない場合には、家族や周囲の人からも話してもらうことになります。

身体診察では、全身の状態を細かくチェックします。身体診察で見つかった所見で、内科的疾患に伴う治療可能な認知症が見つかることがあります。神経学的診察で得られる情報は、種類を見分けるのにも役立ちます。

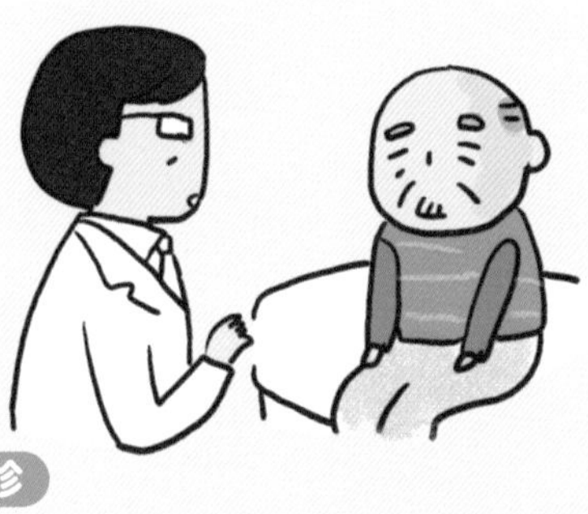

問診

症状や困っていることなどを聞き、認知症が疑われるかどうかを調べる。本人だけでなく、家族や周囲の人からの情報が重要な場合もある。

身体診察

身体診察では、①頭髪と皮膚、②目、③口、④頸部、⑤脈拍と血圧、⑥胸部、⑦腹部、⑧手足について調べる。

認知機能の低下をチェックするテストを行う

問診や身体診察で認知症が疑われる場合には、認知機能テストが行われます。テストによって、認知機能の程度を客観的に調べるのです。

広く実施されているのが、HDS-R（長谷川式簡易知能評価スケール改訂版）とMMSE（Mini-Mental State Examination）の2つです。

HDS-R（→下図）は年齢、時間、場所など、9問の質問に答えていきます。30点満点で、20点以下だと認知症の疑いがあるとされます。

MMSEは、「今日は何日ですか」「ここは何県ですか」といった11問の質問に答えていきます。30点満点で、一般に23点以下だと認知症の疑いがあるとされます。

国際的にはMMSEが広く使われていますが、日本ではHDS-Rも一般的に使われていて、両者に高い相関があることがわかっています。また、時計描画検査（CDT）を行うこともあります（→168ページ）。

HDS-R（長谷川式簡易知能評価スケール改訂版）

質問に正解すると、点数が加算されていく。見当識、言語性記憶、全般性注意・計算、言語など、幅広く認知機能を評価できる。

1	お歳はいくつですか？（2年までの誤差は正解）		0　1
2	今日は何年何月何日ですか？ 何曜日ですか？ （年月日、曜日が正解で それぞれ1点ずつ）	年 月 日 曜日	0　1 0　1 0　1 0　1
3	私たちが今いるところはどこですか？（自発的に出れば2点、5秒おいて家ですか？ 病院ですか？ 施設ですか？ の中から正しい選択をすれば1点）		0　1　2
4	これから言う3つの言葉を言ってみてください。あとでまた聞きますのでよく覚えておいてください。 （以下の系列のいずれか1つで、採用した系列に○印をつけておく） 1：a）桜 b）猫 c）電車、2：a）梅 b）犬 c）自動車		0　1 0　1 0　1
5	100から7を順番に引いてください。（100−7は？ それからまた7を引くと？ と質問する。最初の答えが不正解の場合、打ち切る）	(93) (86)	0　1 0　1
6	私がこれから言う数字を逆から言ってください。（6−8−2、3−5−2−9 を逆に言ってもらう、3桁逆唱に失敗したら、打ち切る）	2-8-6 9-2-5-3	0　1 0　1
7	先ほど覚えてもらった言葉をもう一度言ってみてください。（自発的に回答があれば各2点、もし回答がない場合、以下のヒントを与え正解であれば1点） a）植物 b）動物 c）乗り物		a：0　1　2 b：0　1　2 c：0　1　2
8	これから5つの品物を見せます。それを隠しますので、何があったか言ってください。（時計、鍵、タバコ、ペン、硬貨など必ず相互に無関係なもの）		0　1　2 3　4　5
9	知っている野菜の名前をできるだけ多く言ってください。（答えた野菜の名前を右欄に記入する。途中で詰まり、約10秒間待っても出ない場合にはそこで打ち切る）0〜5＝0点、6＝1点、7＝2点、8＝3点、9＝4点、10＝5点		0　1　2 3　4　5
		合計得点	／30点

30点満点中20点以下は認知症の疑いがある

※「老年精神医学雑誌」加藤伸司ほかをもとに作成。

時計描画検査（CDT）

時計の文字盤と、指示された時刻を指す針を描くテスト。視空間の認識や構成機能をチェックすることができる。

手順

①丸い時計を描く

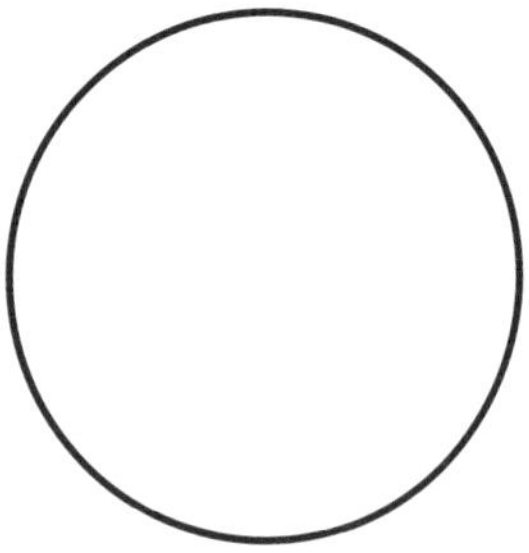

丸い時計を描いてもらう。紙に対し、適当な大きさの整った円が描けるかを見る。

②時計の数字を書き込む

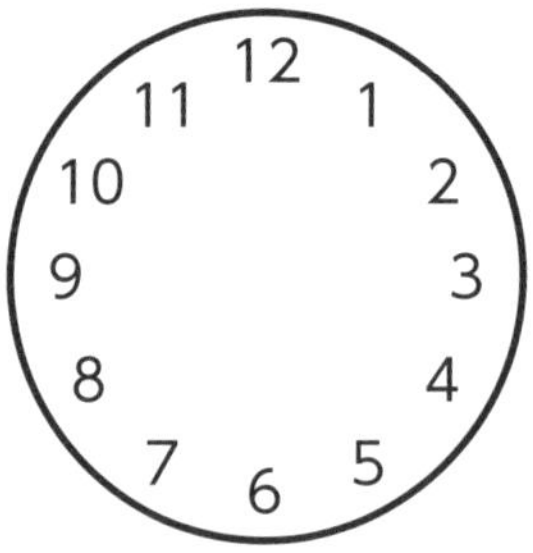

時計の数字を書き込んでもらう。1～12の数字で、順序や位置が正しいかを見る。

③時計の針を書き込む

3時を書いてください

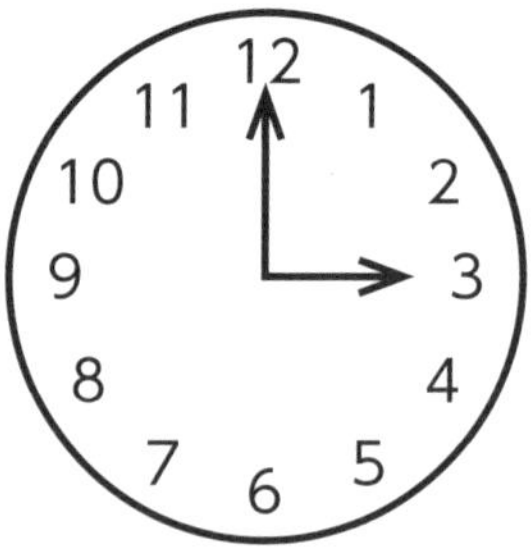

指示した時刻の針を書いてもらう。時針と分針が適切な位置を指しているかなどを見る。

採点

A　円の異常

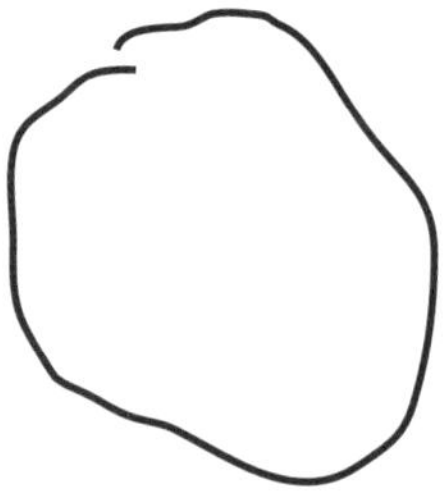

円の形が整っていない。用紙に対し、円の大きさが適切ではない。

1点

B　数字の異常

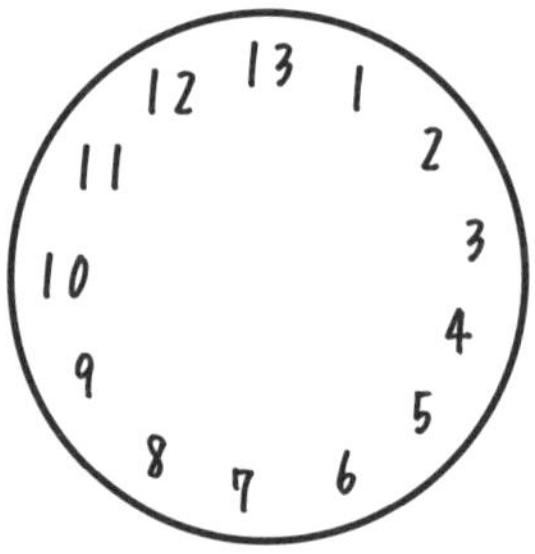

1～12以外の数字が使われている。数字の順序や位置が間違っている。数字が円の外に位置する。

6点

C　針の異常

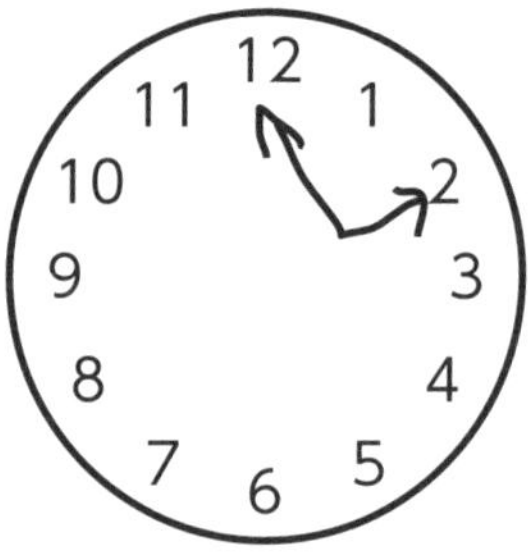

指示した時刻を指していない。分針のほうが短い。針が2本でない。中心が設定されていない。

2点

ABC合わせて9点満点。
1つの異常につき、0.5点減点していく。

↓

合計8点以下なら、認知症の疑いが強い（定量評価の場合）

画像検査で脳の萎縮などを調べる

問診・身体診察、認知機能テストなどを行い、認知症が疑われる場合、何が原因になっているのかを確認するために画像検査が行われます。脳の画像検査には、脳の形を調べる「形態画像検査」と、脳の働きを調べる「機能画像検査」があります。

形態画像検査として行われるのはCTやMRIです。脳の形を画像化することにより、脳の萎縮がよくわかるし、脳梗塞《のうこうそく》の有無や程度などもわかります。また、硬膜《こうまく》下《か》血腫《けっしゅ》、脳腫瘍《のうしゅよう》、正常圧《せいじょうあつ》水頭症《すいとうしょう》など、認知症以外の病気を除外するのにも役立ちます。

機能画像検査として行われるのはSPECTやPETです。脳の血流や糖代謝の状況を画像化してくれます。必要に応じ、これらの画像検査が行われます。

認知症の診断で行われる主な画像検査

CT

X線を周囲から照射することで、断層画像が得られる。硬膜下血腫や脳腫瘍など、認知症の診断で除外すべき疾患を発見するのに適している。脳梗塞も描出することができる。

MRI

磁気を利用して、断層画像を得ることができる。CTよりも脳の萎縮した状態がはっきりと描出されるため、認知症の診断ではよく使われる。血管病変の描出にも優れている。

SPECT

放射性医薬品を静脈注射してから撮影し、脳の血流状態を画像化する。血流の低下している部位がわかるので、脳血流の低下による認知機能の低下を鑑別するのに効果的。

PET

陽電子（ポジトロン）を放出する物質を含む医薬品を静脈注射してから撮影し、脳の糖代謝の状況を画像化する。糖代謝の低下を検出する感度はSPECTより高いが、保険適用はない。

認知症を早期発見するためのチェックポイント

認知症の症状が現れていても、「年のせいだから」などと考えて見落とされることがあります。認知症を早期に発見し、早く治療につなげるためには、家族など周囲の人たちが、認知症の早期のサインに気づく必要があります。右に挙げたようなことが、認知症に気づくポイントです。気になる症状が見られたら、認知症の診療を行っている医師に相談しましょう。

- □同じことを何度もいう、質問する。
- □料理や運転などでミスが増えた。
- □時刻や場所がわからない。
- □人柄が変わった。
- □不安感が強い。
- □趣味などにも興味を示さない。

認知症治療に用いられる薬と服薬介助のポイント

認知症の中核症状に対し、改善や進行を遅らせる効果を期待して４種類の薬が使われています。周辺症状に対しても、薬物治療が行われています。

中核症状に用いられる薬は主に４種類

認知症の中核症状に対する薬物治療は、主にアルツハイマー型認知症に対して行われています。現在、４種類の抗認知症薬を使うことができます。これらの薬は、アルツハイマー型認知症を根本から治せるわけではありませんが、早期から使用することによって、症状を改善させたり、進行を遅らせたりする効果のあることが確認されています。

抗認知症薬は、脳の神経伝達機能を効率よく調整することで、「記憶・学習機能の強化」を期待できる薬です。2つのタイプに分類することができます。

１つはコリンエステラーゼ阻害薬というタイプの薬です。アルツハイマー型認知症では、神経伝達物質のアセチルコリンが減ります。アセチルコリンを分解する酵素の働きを阻害し、分解されるのを防ぐ薬です。ドネペジル、リバスチグミン、ガランタミンという３種類の薬があります。

もう１つは、NMDA受容体拮抗薬というタイプの薬です。メマンチンという薬が使われています。

初期はドネペジル、リバスチグミン、ガランタミンのいずれか。中期になると、この３種類のいずれかとメマンチンを、どちらかだけ使ったり併用したりします。末期には、ドネペジルとメマンチンのどちらか一方、あるいは併用で治療が行われます。

４つの抗認知症薬

タイプ	コリンエステラーゼ阻害薬			NMDA受容体拮抗薬
一般名	ドネペジル	リバスチグミン	ガランタミン	メマンチン
適応する認知症	・アルツハイマー型認知症 ・レビー小体型認知症	・中等度までのアルツハイマー型認知症	・中等度までのアルツハイマー型認知症	中等度以上のアルツハイマー型認知症
特徴	脳を興奮させる作用が強く、抑うつ、無気力に効果がある。	日常生活動作（ADL）の改善など。	不安、脱抑制（さまざまな異常行動、精神症状）、妄想などに効果がある。	抑制系であり、興奮を鎮める効果がある。めまい、ふらつき、傾眠などの副作用もある。

周辺症状には症状に合わせて処方される

非薬物療法（→172～177ページ）で周辺症状を抑えきれない場合には、薬が使われます。

不安や焦燥、幻覚、暴力、せん妄などの症状が強い場合には非定型抗精神病薬が用いられます。この薬を使用すると、転倒や誤《ご》嚥《えん》を起こしやすくなるので、少量から慎重に使用する必要があります。

うつ症状が強い場合には、抗うつ薬が使われます。抗うつ薬は、前頭側頭型認知症の症状改善に用いることもあります。不安、緊張、易刺激性、不眠などがある場合には、抗不安薬が用いられます。この薬も転倒しやすくなるので注意が必要です。夜間せん妄《もう》を伴うような不眠には、睡眠薬も使用されます。

周辺症状の治療に用いられる薬

周辺症状（BPSD）	不安	焦燥	幻覚・妄想	うつ症状
グレード ・薬物の一般名	グレードB ・リスペリドン ・オランザピン グレードC1 ・クエチアピン	グレードB ・リスペリドン ・オランザピン ・クエチアピン ・アリピプラゾール グレードC1 ・バルプロ酸 ・カルバマゼピン	グレードB ・リスペリドン ・オランザピン ・アリピプラゾール グレードC1 ・クエチアピン ・ハロペリドール	グレードC1 ・SNRI（セロトニン・ノルエピネフリン再取り込み阻害薬） ・SSRI（選択的セロトニン再取り込み阻害薬） ・ドネペジル
周辺症状（BPSD）	暴力・不穏	徘徊	睡眠障害	
グレード ・薬物の一般名	グレードC1 ・リスペリドンほか非定型抗精神病薬 ・気分安定薬	グレードなし ・リスペリドン	グレードC1 ・ベンゾジアゼピン系薬物 ・リスペリドン ・ドネペジル ・抑肝散	

グレード　B……科学的根拠があり、行うよう勧められる。　C1……科学的根拠はないが、行うよう勧められる。
なし…科学的根拠が不十分で、使用に十分な注意が必要。

『認知症疾患治療ガイドライン 2010 コンパクト版 2012』（日本神経学会監修）を一部改変。

飲み間違い、飲み忘れをなくすしくみを！

認知症の薬物治療では、飲み忘れを防ぎ、医師の指示通りに服用できるように、ケアスタッフや家族などによる服薬介助が必要です。

まず、１回に服用する薬をまとめて、一包化しておきます。これで間違った薬を飲んでしまうリスクを避けられます。次に服薬カレンダーなどを使い、その日の朝・昼・夕・寝る前などに飲む薬がわかるようにしておきます。これで飲み忘れを防ぐことができます。

ただ、本人が服薬カレンダーを見なければ、服薬を忘れてしまうかもしれません。「お薬を飲みましたか」と書いた紙をテーブルに置いたり、声をかけたりすることが必要です。

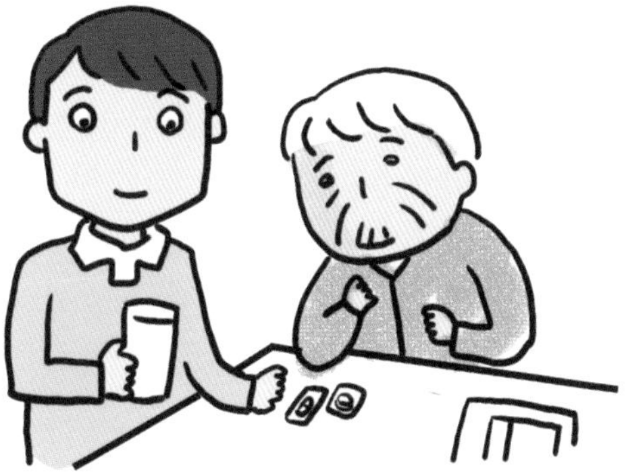

- １回に服用する薬をまとめて、一包化しておく。
- 服薬カレンダーで、朝・昼・夕・寝る前に飲む薬がわかるようにする。
- 「お薬を飲みましたか」と声かけをする。

薬物を使わないさまざまな治療法

認知症の治療には、薬を使わない方法もあります。介護者と利用者のコミュニケーションを促し、とくに周辺症状の改善に効果が期待できます。

①センター方式　目的に合わせてシートを選んで活かす

どんな療法？

認知症の人をサポートする介護者が、本人や家族を中心にして協力し合い、どこに住んでいても、最後まで「その人らしい生活」が送れるようにすることを目的に、認知症介護研究・研修東京センターによって開発されたケアの方法。『認知症の人のためのケアマネジメントセンター方式』が正式名称。

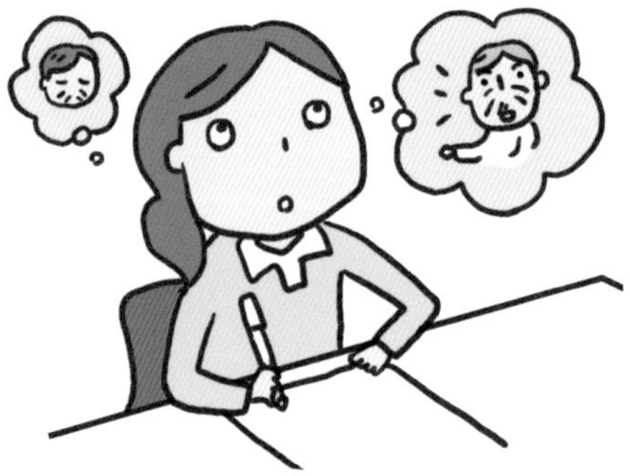

やり方

センター方式には、次の５つの理念と視点があります。

①尊厳、利用者本位（その人らしさ）
②安心、生の充実（安心、快）
③自立支援、リハビリテーション（力の発揮）
④安全・健康・予防（安全・健康）
⑤家族や地域と共に進むケア（くらしの継続性）

認知症の人とその家族を含めた介護者が、共通のシートを使って情報を共有します。介護者がシートを共有することで、利用者の１日の生活パターンが把握でき、どのような人生を送ってきたのか、何ができて何ができないのかもわかります。それに基づいてどのようなサポートが適切なのかを話し合い、最適のケアプランを作成するのです。

効果

多くの情報を共有することで、利用者と介護者が打ち解けた関係を築きやすくなります。また、自主性を尊重するケアによって本人の尊厳が守られ、否定されない環境が本人の安心につながります。なるべく生活を自立させるように支援することで、意欲なども保たれ、心身の力の発揮が維持されます。なじみの暮らしに配慮することは、環境変化による周辺症状の悪化などを防ぐのに役立ちます。

センター方式のシート一覧

A-1	基本情報（私の基本情報シート）
A-2	基本情報（私の自立度経過シート）
A-3	基本情報（私の療養シート）
A-4	基本情報（私の支援マップシート）
B-1	暮らしの情報（私の家族シート）
B-2	暮らしの情報（私の生活史シート）
B-3	暮らしの情報（私の暮らし方シート）
B-4	暮らしの情報（私の生活環境シート）
C-1-2	心身の情報
D-1	焦点情報（私ができること・私ができないことシート）
D-2	焦点情報（私がわかること・私がわからないことシート）
D-3	焦点情報（生活リズム・パターンシート）
D-4	焦点情報（24時間生活変化シート）
D-5	焦点情報（私の求めるかかわり方シート）
E	24時間アセスメントまとめシート（ケアプラン導入シート）

センター方式のシート（例）

B-2 暮らしの情報（私の生活史シート）

名前　　　　　　　　　　記入日:20　　年　　月　　日／記入者

◎私はこんな暮らしをしてきました。暮らしの歴史の中から、私が安心して生き生きと暮らす手がかりを見つけてください。

私の生活歴（必要に応じて別紙に記入してください。）
※住み変わってきた経過(現在→過去)をわかる範囲で記入しておこう。認知症になった頃に点線(…)を引いておこう。

年　月	歳	暮らしの場所(地名、誰の家か、病院や施設名など)	一緒に暮らしていた主な人	私の呼ばれ方	その頃の暮らし・出来事	私の願いや支援してほしいこと ●私が言ったこと △家族が言ったこと ○支援者が気づいたこと、支援のヒントやアイデア
現在						

一日の過ごし方（私にとってのいい過ごし方を見つけてください。）

長年なじんだ過ごし方
（いつ頃　　　　　　　　　　　　）
時間
4時

現在の過ごし方
時間
4時

私の好きなこと、好まないこと

私がしてきた仕事や得意なことなど

支援者とは、本人を支える人（介護職、医療職、福祉職、法律関係者、地域で支える人、家族・親戚等）であり、立場や職種を問わない。

このシートでは、本人がどのように暮らしてきたのかを記録することができる。本人の暮らしの歴史の中から、安心して暮らすための手がかりを見つけることができる。

②ユマニチュード　４つの柱と５つのステップで行う

どんな療法？

利用者のことを大切だと思っていても、ケアするときにその気持ちを、利用者が理解できるように表現しなければ伝わりません。ユマニチュードは、４つの柱と５つのステップを使い、ケアの中で「あなたは私にとって大切な存在です」と伝える技術です。フランスのイヴ・ジネストとロゼット・マレスコッティによって、開発されました。

やり方

ポイントは、見る・話す・触れる・立つ、の４つです。

同じ目の高さで見ることで「平等な存在であること」、近くから見ることで「親しい関係であること」、正面から見ることで「相手に正直であること」を伝えます。低めの声は「安定した関係」を、前向きの言葉を選ぶことで「心地よい状態」を実現できます。広い面積で触れる、つかまない、ゆっくりと手を動かすことで「優しさ」を伝えることができます。1日20分立つことを目指します。また、すべてのケアを一連の物語のような「５つのステップ」で実施するのも特徴です。

４つの柱

見る

相手の目と同じ高さで、近くから、正面から見るようにする。

話す

低めの、大きすぎない声で、前向きな言葉を選んで話す。

触れる

広い面積で触れ、つかまず、ゆっくりと手を動かすようにする。

立つ

１日合計で 20 分間は、立つ時間をつくる。

ケアのための５つのステップ

1　出会いの準備

自分の来訪を告げ、入る許可を得る。

2　ケアの準備

ケアを行うために合意を得る。

3　知覚の連結

ケアを行う。

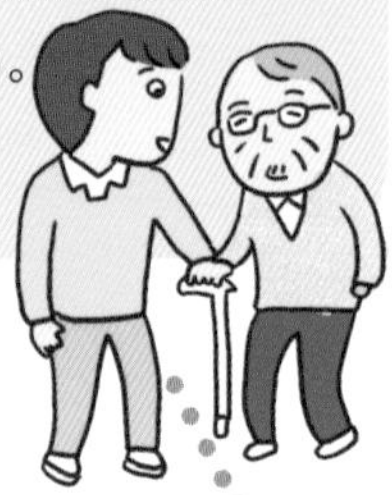

4　感情の固定

ケアのあと、ともによい時間を過ごしたと振り返る。

5　再会の約束

次のケアを受け入れてもらうための準備。

効果

ユマニチュードの技術を使うことで、ケアに当たる人の思いが利用者にきちんと伝わり、ケアを拒絶されることがなくなり、穏やかに受け入れてもらえるようになります。それにより、利用者の人間としての尊厳を維持したケアを行うことが可能になります。

③バリデーション　共感的に支援するコミュニケーション法

どんな療法？

認知症の人とコミュニケーションをとるための方法で、アメリカのソーシャルワーカーであるナオミ・ファイルによって構築されました。傾聴や共感の態度をとることで、本質的な会話につなげていくことができます。認知症の人の言葉や行動を、意味のあるものだとして捉え、それを受け入れることを主軸としています。

やり方

バリデーションには、14の技法があります。その基本となっているのが、傾聴と共感です。相手の気持ちをくみとりながら聞き、相手を否定せずに受容し、認知症の人の世界に歩み寄るようにします。こうした基本態度がしっかりしていると、14の技法が生きてきます。コミュニケーションをとって負の感情も表に出してもらい、それに受け手が共感するのです。

基本態度と14の技法

基本態度

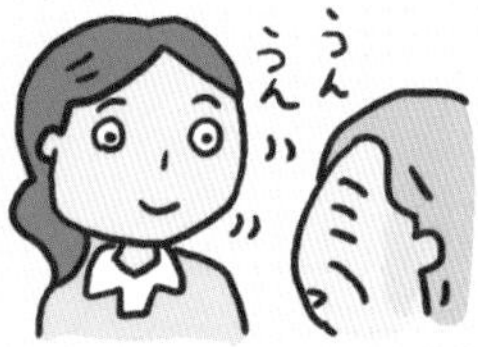
うん
うん

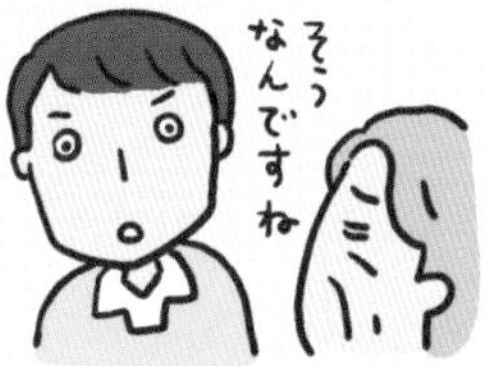
そう
なんですね

- 傾聴する
- 共感する
- 受け入れる
- 嘘をつかない、ごまかさない

14の技法

①センタリング
下腹部に意識を集中させ、ゆっくり呼吸して、怒りやイライラの感情を追い出す。

②オープンクエスチョン
「いつ？」「どこで？」「誰が？」「何を？」など、話が広がっていく質問をする。

③リフレージング
相手が言ったことをくり返す。「財布がなくなった」➡「財布がなくなったんですね」など。

④アイコンタクト
⑤タッチング
⑥極端な表現を使う
⑦反対のことを想像させる
⑧レミニシング
⑨曖昧な表現を使う
⑩高齢者の好きな感覚を用いる
⑪はっきりとした低い、優しい声で話す
⑫音楽を使う
⑬ミラーリング
⑭満たされていない人間的欲求と行動を結びつける

効果

負の感情を表に出してもらい、その感情に受け手が理解を示すことで、認知症の人が自分の人生の意味や存在価値を確認するのを手助けします。

それにより、認知症の人の多くが抱えている喪失感を埋めることができ、ストレスや不安の軽減、周辺症状の緩和、自尊心の回復、途絶していた他者との交流の回復といった効果が期待されています。

さらに認知症の人だけでなく、その家族やケアスタッフに対しても、よい影響が現れるといわれています。

④回想法　過去を思い出し、人生を肯定する

どんな療法？

自分の過去を思い出して話すことにより、精神状態を安定させ、認知機能にもよい影響が期待できる心理療法です。もとはアメリカの精神科医ロバート・バトラーによって開発されました。認知症の人でも過去のことはよく覚えている特性を利用しています。昔の話を共有できる人がいることで、精神的な安定が得られます。

やり方

１対１で行う方法と、６～８人程度のグループで行う方法があります。グループで行う場合は１つのテーマを決め、そのテーマに沿って、それぞれの過去の話をしてもらいます。時間は１時間程度を目安にします。

回想法を行う際のポイント！

- 話しやすいテーマを選ぶ。
- 聞かれたくないことを把握しておく。
- 話した人のプライバシーを守る。
- 参加者の反応から、本人の尊厳を守る。
- 話の内容に間違いがあっても、訂正しない。
- 話したくないことを無理に聞かない。

効果

過去を思い出すだけでなく、それを人に語ることも、脳に刺激を与えます。また、昔の記憶をたどっていくと懐かしさや楽しさがよみがえり、穏やかな気持ちになります。過去に得た自信をとりもどすことで、表情も明るくなります。こうしたことから、周辺症状が軽減することが確かめられています。グループで行うと、参加者の不安や混乱が収まり、人間関係が改善したり、コミュニケーションが深まったりする効果も期待できます。

回想法の流れ

①準備を行う

参加するメンバーを決める。参加者それぞれの情報を集めておく。

↓

②あいさつ・テーマ紹介

思い出話をしてほしいことを伝え、その日のテーマを紹介する。

↓

③回想の展開

１人ひとりに話をしてもらう。共感して聞くことで、話を引き出す。

↓

④まとめ

楽しい気持ちになれる話や希望をもてる話で終わりにする。

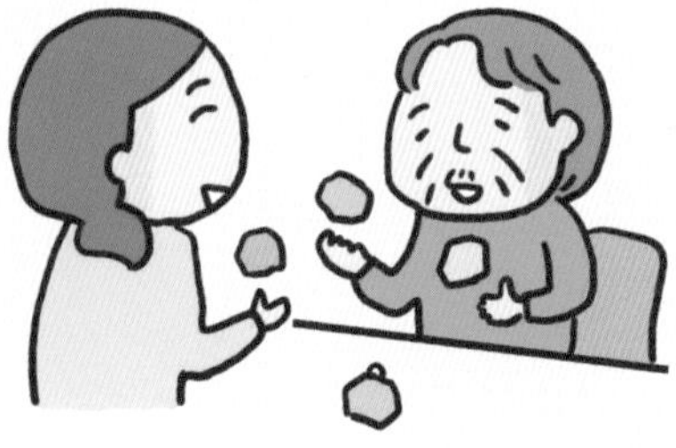

「思い出会」などと銘打つことで、参加者がリラックスして取り組むことができる。

テーマ例

- 子どもの頃の遊び
- 旅行の思い出
- 学校での出来事
- 昔住んでいた家
- 最初の仕事

モノを用意する

過去を回想しやすいように、昔の写真や懐かしい品物を準備しておいてもよい。

⑤音楽療法

目的・やり方

脳を活性化させたり、心身の状態を安定させたりすることを目的として行います。音楽を聴く受動的音楽療法と、歌を歌ったり楽器を演奏したりする能動的音楽療法があります。音楽療法士が演奏して聴いてもらったり、伴奏をして合唱や合奏をしてもらったりする方法が一般的です。

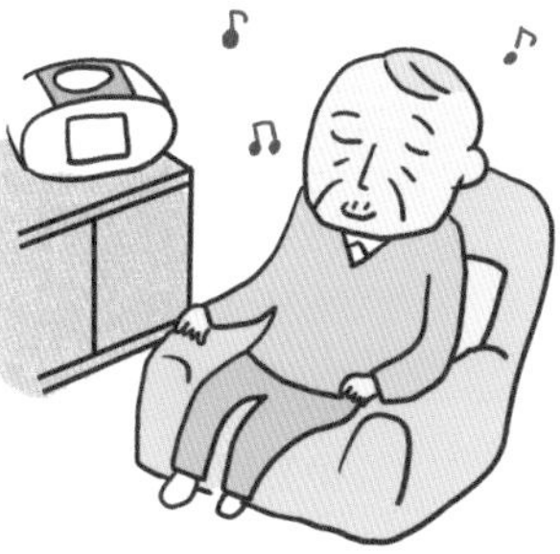

効果

心身をリラックスさせる効果や、ストレスを軽減する効果があります。心地よい音楽を聴くことには、不安や緊張を緩める効果も期待できます。歌を歌うときには、メロディーを聞き、リズムに合わせ、歌詞を思い出し、声を出すという作業を行います。それによって、脳の働きが活性化します。

⑥絵画療法

目的・やり方

脳を活性化させたり、精神状態を安定させたりする目的で、絵を描いたり、ぬり絵に色をぬったりする芸術療法の一種です。本人の状態に合わせ、無理なく制作できるものにします。描いた作品に対しては、良し悪しの判断はせず、受容します。みんなで作品のよいところをほめ合う時間をつくるとよいでしょう。

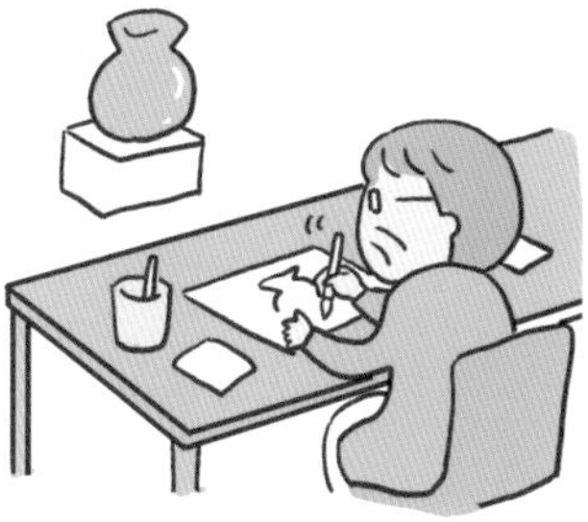

効果

線を引いたり色をぬったりしているとき、脳は活性化しています。また、作品が出来上がることで、幸福感や達成感を味わうこともできます。その作品が周囲の人たちに受け入れられると、自信がつきますし、よろこびや充足感から心の安定を得ることにつながります。

⑦ペット療法

目的・やり方

動物と触れ合うことにより、ストレスの緩和、情緒の安定、自発性の向上などを目指す療法です。集団を対象にする方法と、１人を対象に行う方法があります。１人を対象にする場合は改善したい目標を決め、それに沿った内容のプログラムを作成します。１人につき20～30分程度で、犬をなでたり餌を与えたりしながら、コミュニケーションをとります。

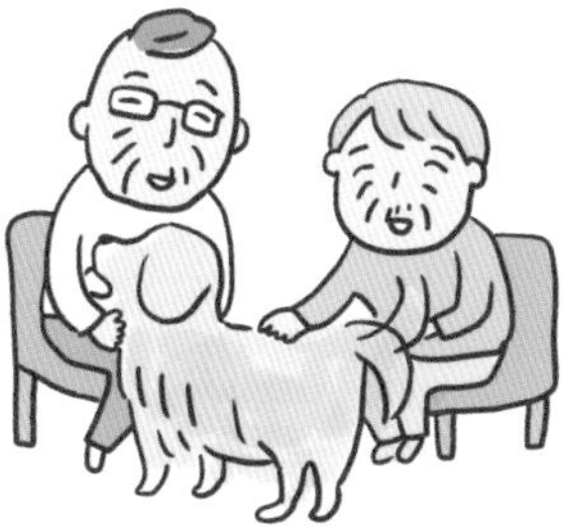

効果

犬をなでたり触ったりすることで、自然とストレスが緩和し、情緒が安定して穏やかになることがわかっています。うつ状態の改善にも有効といわれています。また、自発性が見られなかった人でも、動物との交流を求めて積極的に動くようになるので、意欲の向上や身体機能の向上も期待できます。

コラム4

意外と奥深く、味わい深い生活歴のアセスメント

小さな発見が利用者の大きな変化につながることもある

ケアに必要な利用者の情報は、アセスメントシートという書類にまとめていきます。シートの項目は施設によってさまざまですが、利用者本人や家族への聞きとりで埋めていくのが一般的です。生活歴のアセスメントなら、なおさらです。ただし、ほとんどの場合、最初の聞きとりでシートの半分も埋まらないでしょう。シートが埋まらないことは、さして問題ではありません。アセスメントをきっかけにケアスタッフも家族も、本人をもっと知ろうとすることが大事なのです。

シートの埋まらない部分は、本人との日々の関わりや観察などで埋めていきます。そうした何気ない関わりや観察が、その後のプランに大きく貢献したケースも少なくありません。

「何か夢中になれるものはないか」という思いによって発見されたもの

たとえば、第2章のケース 19 で紹介したSさんは回想法で子ども時代の思い出話をひもとくことで童心に返り、精神的な安定感をとりもどしていきました。そうした機会を重ねることでスタッフとの信頼関係も築かれていったのですが、継続できる趣味の試行錯誤はずっと続いていました。そのような中、ヒントは意外なところから見つかりました。

担当スタッフは「今のSさんが夢中になれることは何かないか」と思い、Sさんの生活を日々見守っていたのですが、ある大晦日の夜に格闘技の特別番組を食い入るように観る姿を発見したのです。そのことを家族に伝えると、実はプロレスが大好きだったとわかりました。それならとスタッフがプロレスのDVDを借りてきて上映会を開催すると、Sさんは大興奮の表情で、最後まで楽しんでくれました。それ以後、プロレスのDVDを観ることが、Sさんの生活の楽しみの１つになりました。

本人の大事なものやこだわりに気づくのは、ふとした瞬間です。Sさんのケースは、「人生に寄り添うケアのためのアセスメント」という意識を日々もっていたからこそ、その大事なものに気づけた好例です。「この方の好きなこと、大事にしているものは何だろう」と思いながら関わっていれば、きっと発見できる場面に出会えます。ぜひ、そうしたアセスメントの奥深さ、醍醐味《だいごみ》を味わってほしいと思います。

第4章

いかに利用者の人生に寄り添うか

「人生に寄り添うケア」は計画的に、チームで、行うことが大切です。本章では、どのように計画を立てて進めていくのか、チームづくりのポイントは何かについてを解説します。

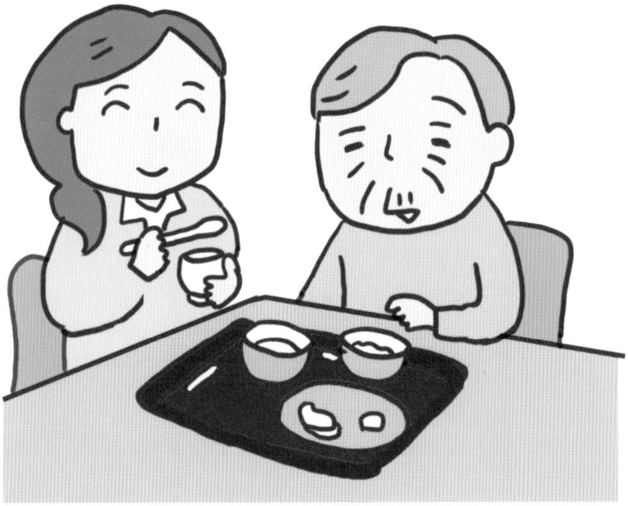

第5話 みんなと寄り添う、みんなに寄り添う

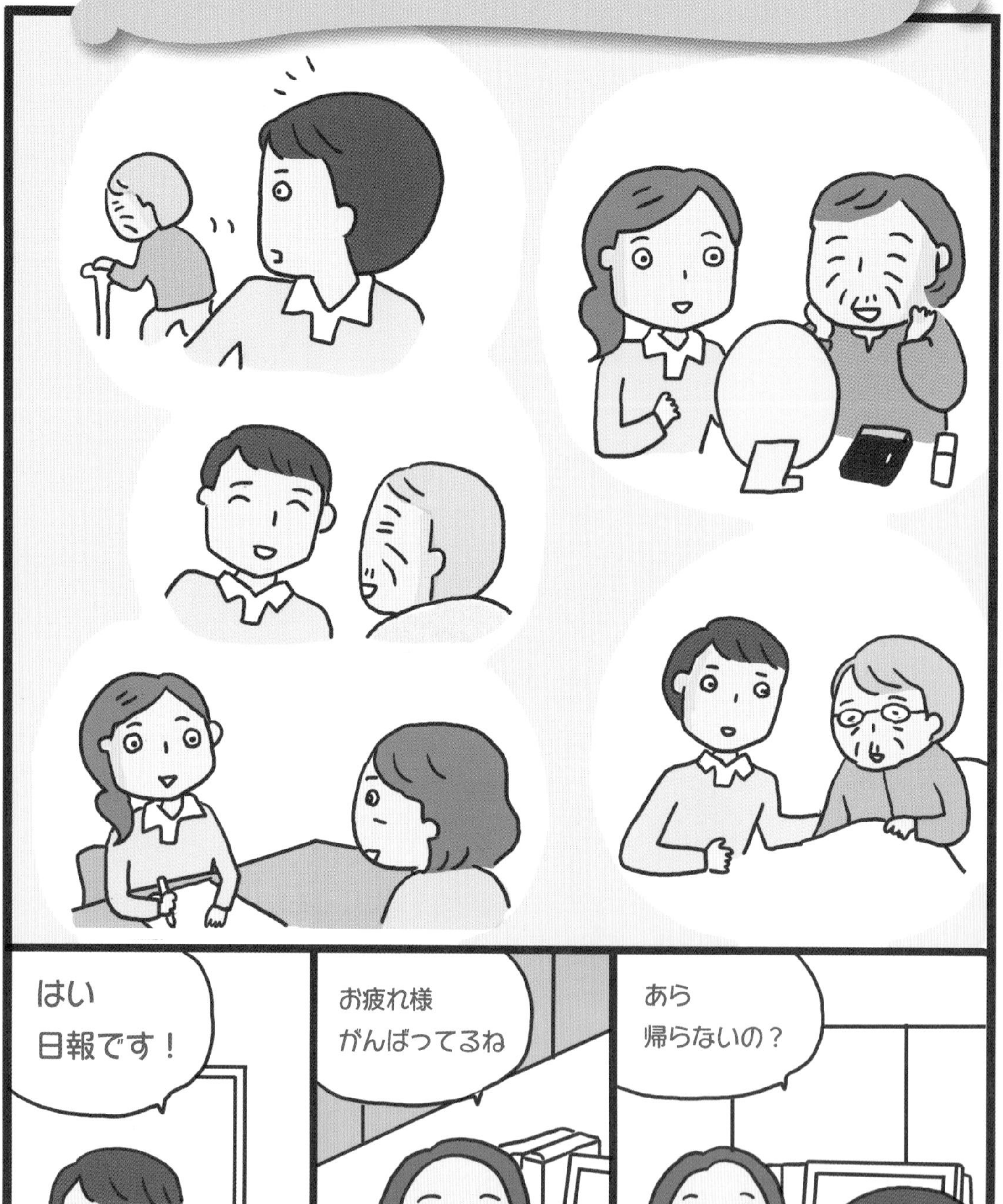

はい
日報です！
お疲れ様
がんばってるね
はい！
あら
帰らないの？
ちょっと
調べること
があって

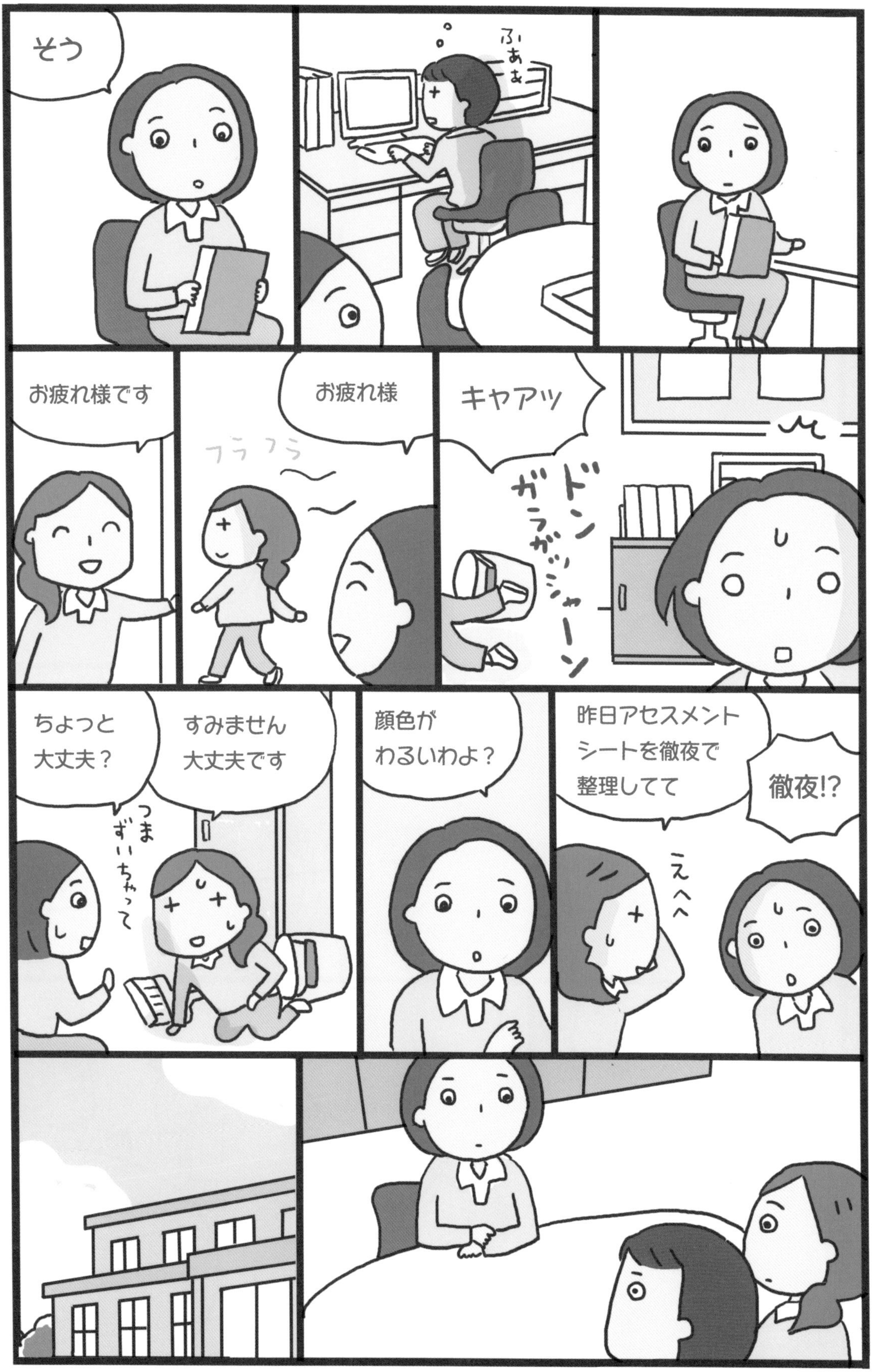
そう
ふあぁ
お疲れ様です
お疲れ様
フラフラ
キャアッ
ドン
ガラガッシャーン
ちょっと大丈夫？
すみません大丈夫です
つまずいちゃって
顔色がわるいわよ？
昨日アセスメントシートを徹夜で整理してて
徹夜!?
えへへ

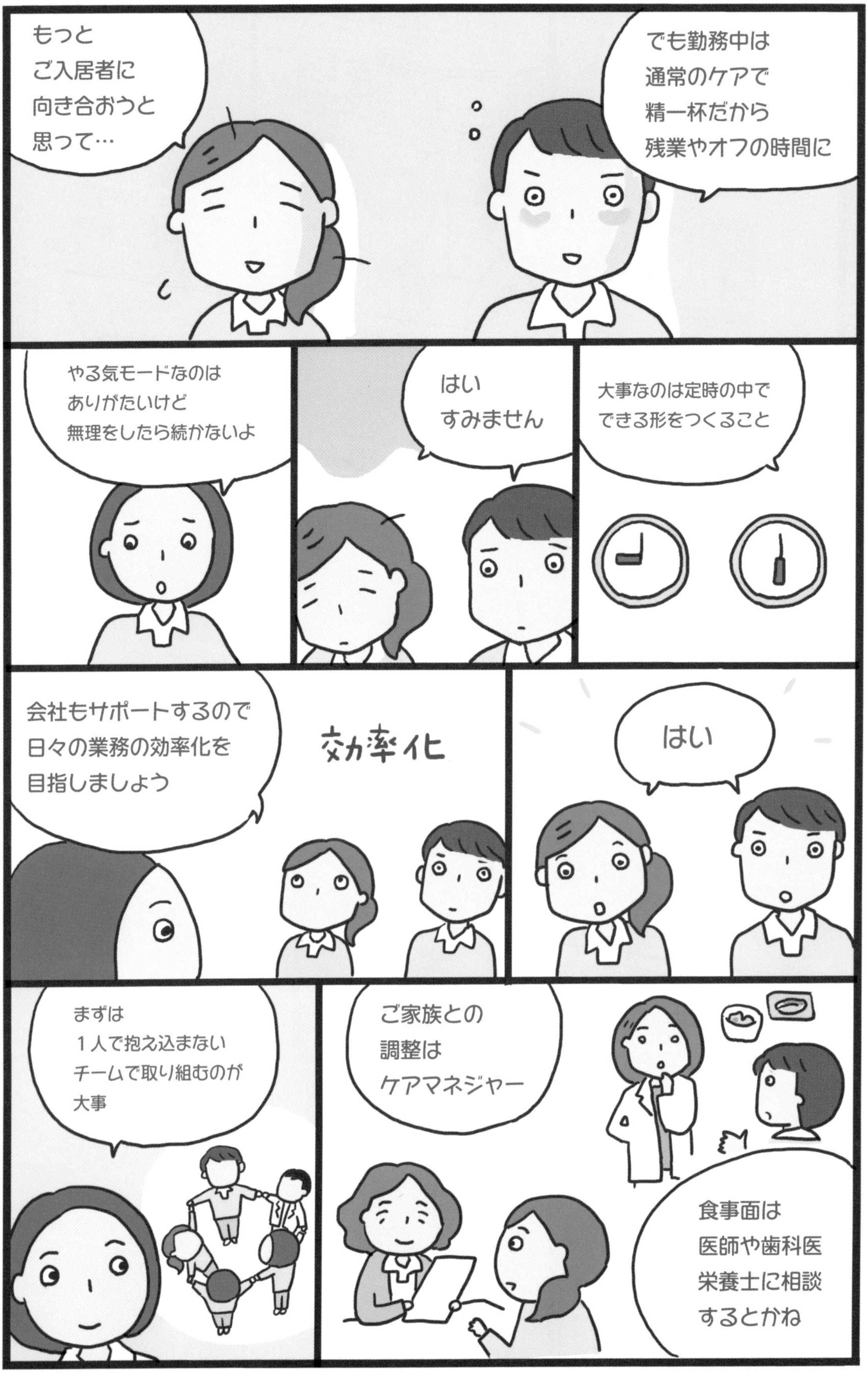
もっと
ご入居者に
向き合おうと
思って…
でも勤務中は
通常のケアで
精一杯だから
残業やオフの時間に
やる気モードなのは
ありがたいけど
無理をしたら続かないよ
はい
すみません
大事なのは定時の中で
できる形をつくること
会社もサポートするので
日々の業務の効率化を
目指しましょう
効率化
はい
まずは
１人で抱え込まない
チームで取り組むのが
大事
ご家族との
調整は
ケアマネジャー
食事面は
医師や歯科医
栄養士に相談
するとかね

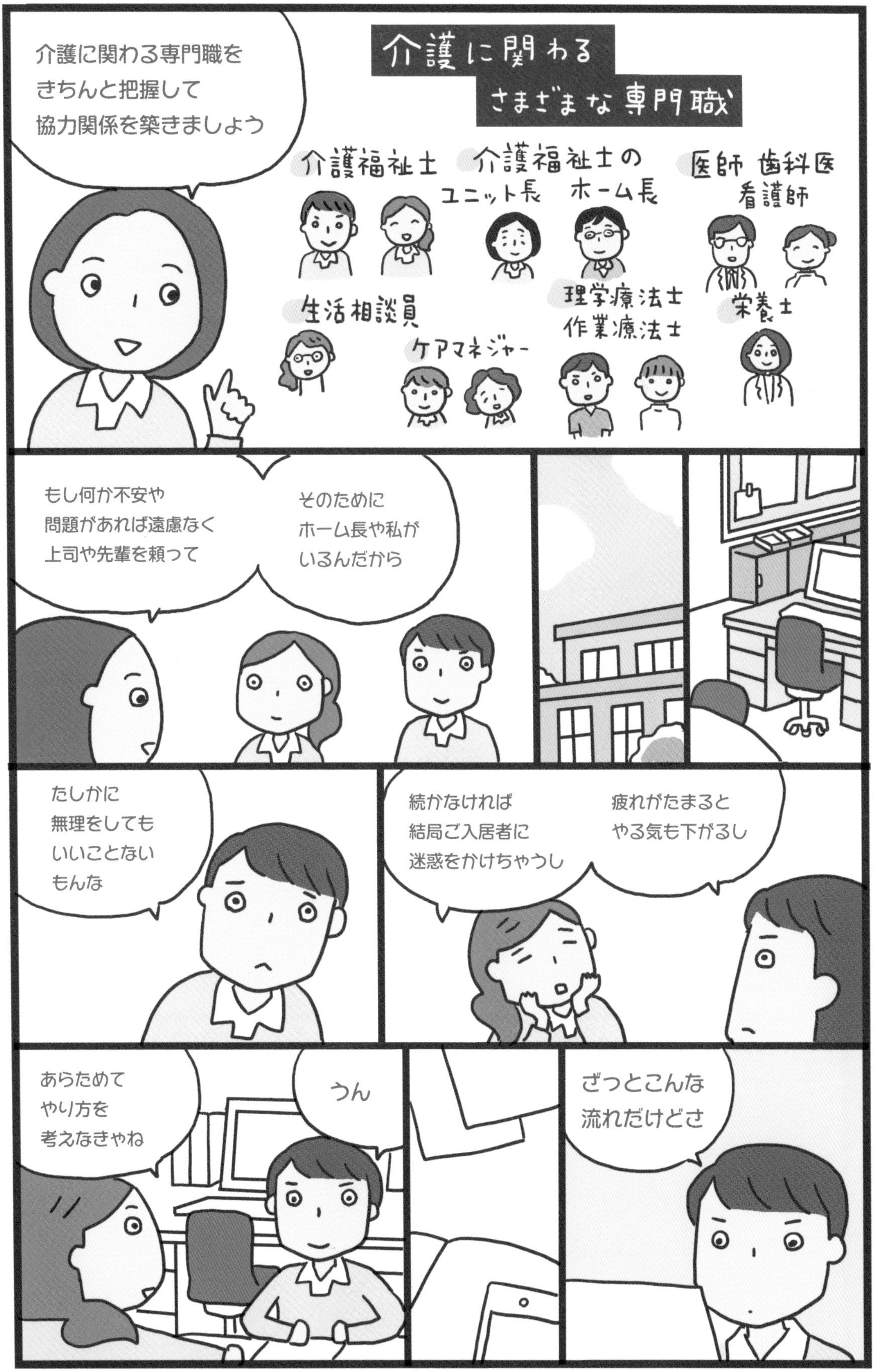
介護に関わる専門職をきちんと把握して協力関係を築きましょう
介護に関わる さまざまな専門職
介護福祉士
介護福祉士のユニット長 ホーム長
医師 歯科医 看護師
生活相談員
ケアマネジャー
理学療法士 作業療法士
栄養士
もし何か不安や問題があれば遠慮なく上司や先輩を頼って
そのためにホーム長や私がいるんだから
たしかに無理をしてもいいことないもんな
続かなければ結局ご入居者に迷惑をかけちゃうし
疲れがたまるとやる気も下がるし
あらためてやり方を考えなきゃね
うん
ざっとこんな流れだけどさ

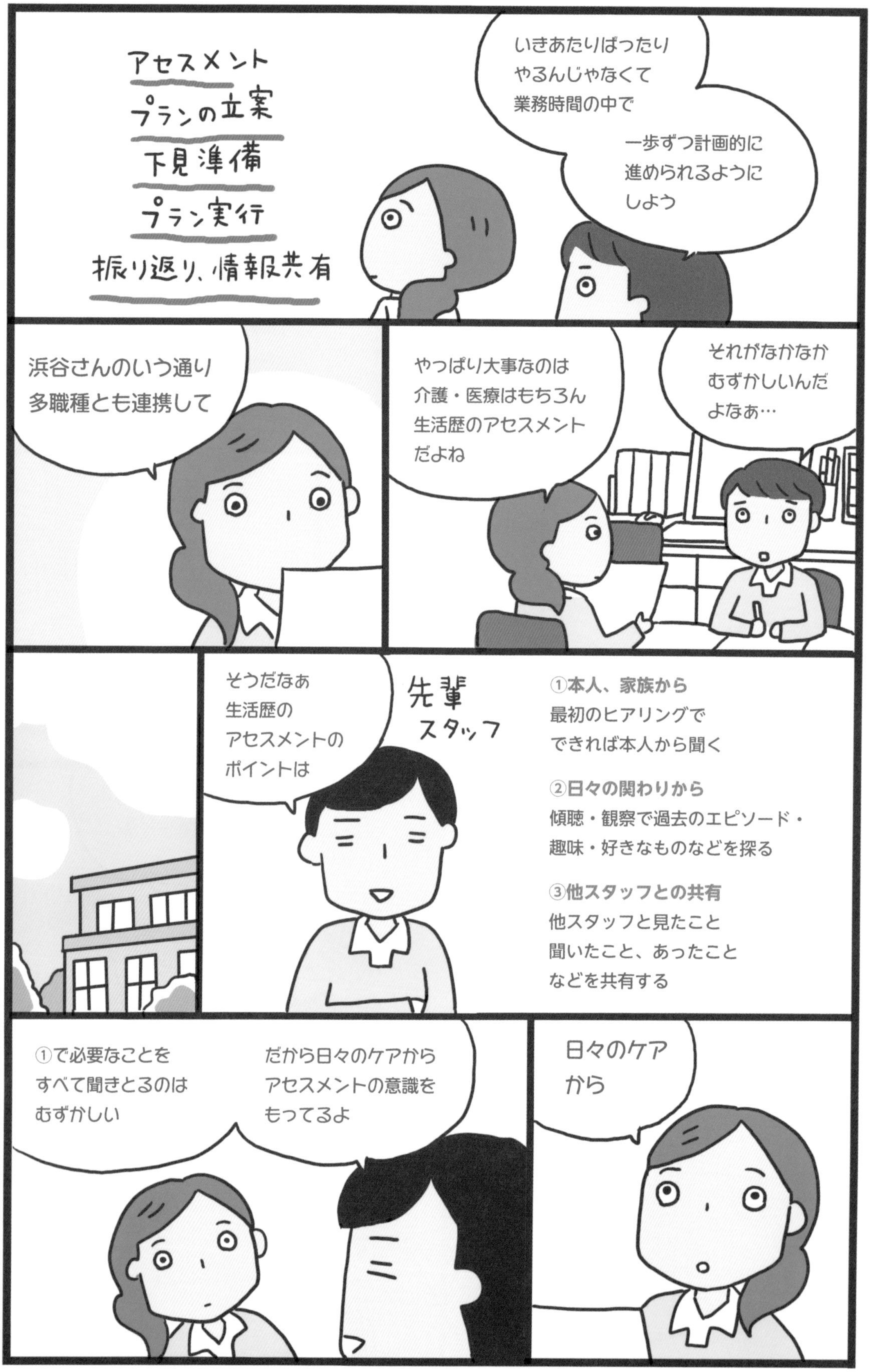
アセスメント
プランの立案
下見準備
プラン実行
振り返り、情報共有
いきあたりばったり
やるんじゃなくて
業務時間の中で
一歩ずつ計画的に
進められるように
しよう
浜谷さんのいう通り
多職種とも連携して
やっぱり大事なのは
介護・医療はもちろん
生活歴のアセスメント
だよね
それがなかなか
むずかしいんだ
よなぁ…
そうだなぁ
生活歴の
アセスメントの
ポイントは
先輩
スタッフ
①本人、家族から
最初のヒアリングで
できれば本人から聞く
②日々の関わりから
傾聴・観察で過去のエピソード・
趣味・好きなものなどを探る
③他スタッフとの共有
他スタッフと見たこと
聞いたこと、あったこと
などを共有する
①で必要なことを
すべて聞きとるのは
むずかしい
だから日々のケアから
アセスメントの意識を
もってるよ
日々のケア
から

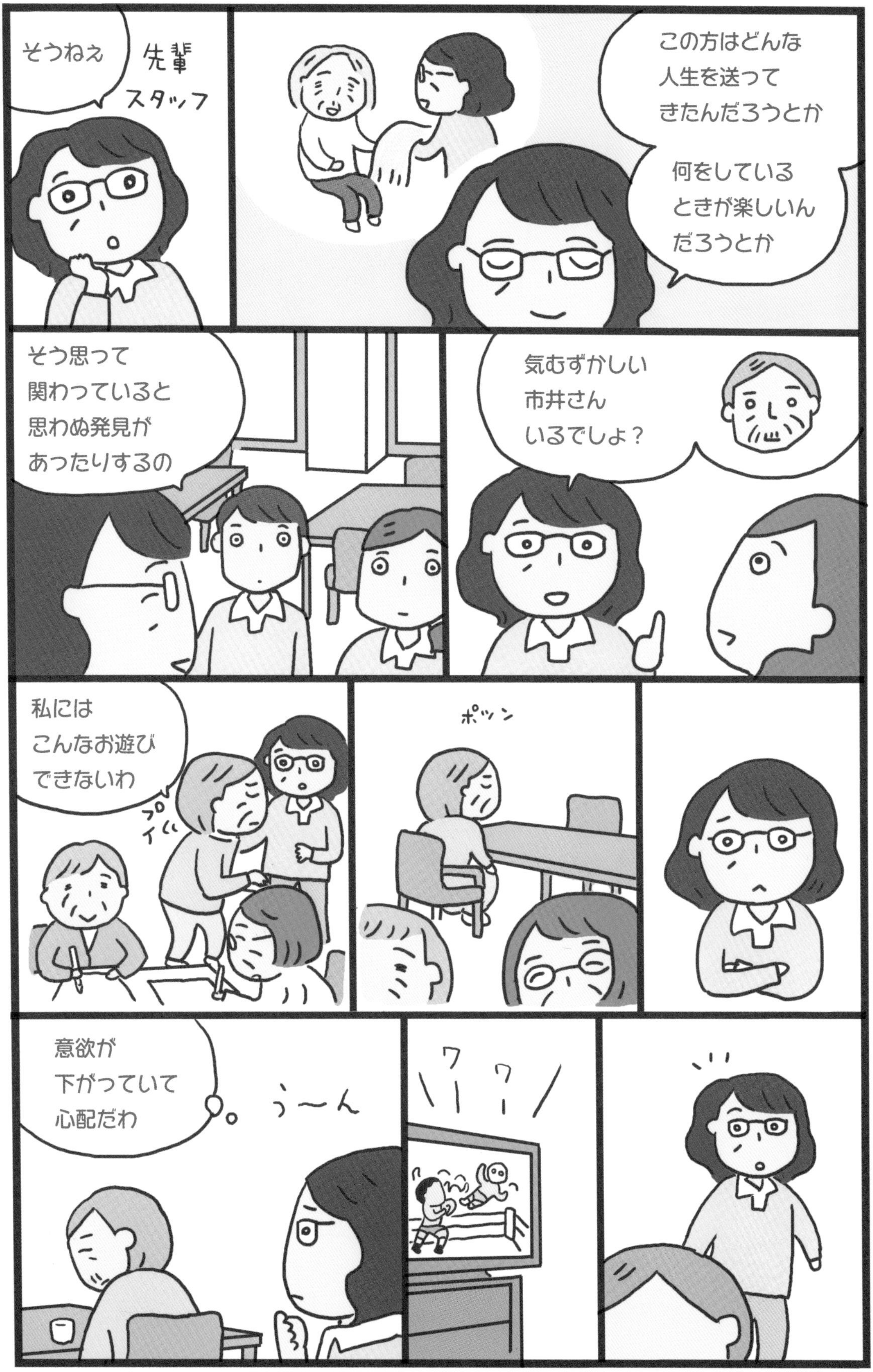

そうねぇ
先輩
スタッフ
この方はどんな
人生を送って
きたんだろうとか
何をしている
ときが楽しいん
だろうとか
そう思って
関わっていると
思わぬ発見が
あったりするの
気むずかしい
市井さん
いるでしょ？
私には
こんなお遊び
できないわ
プイ
ポツン
意欲が
下がっていて
心配だわ
う〜ん
ワ
ワ

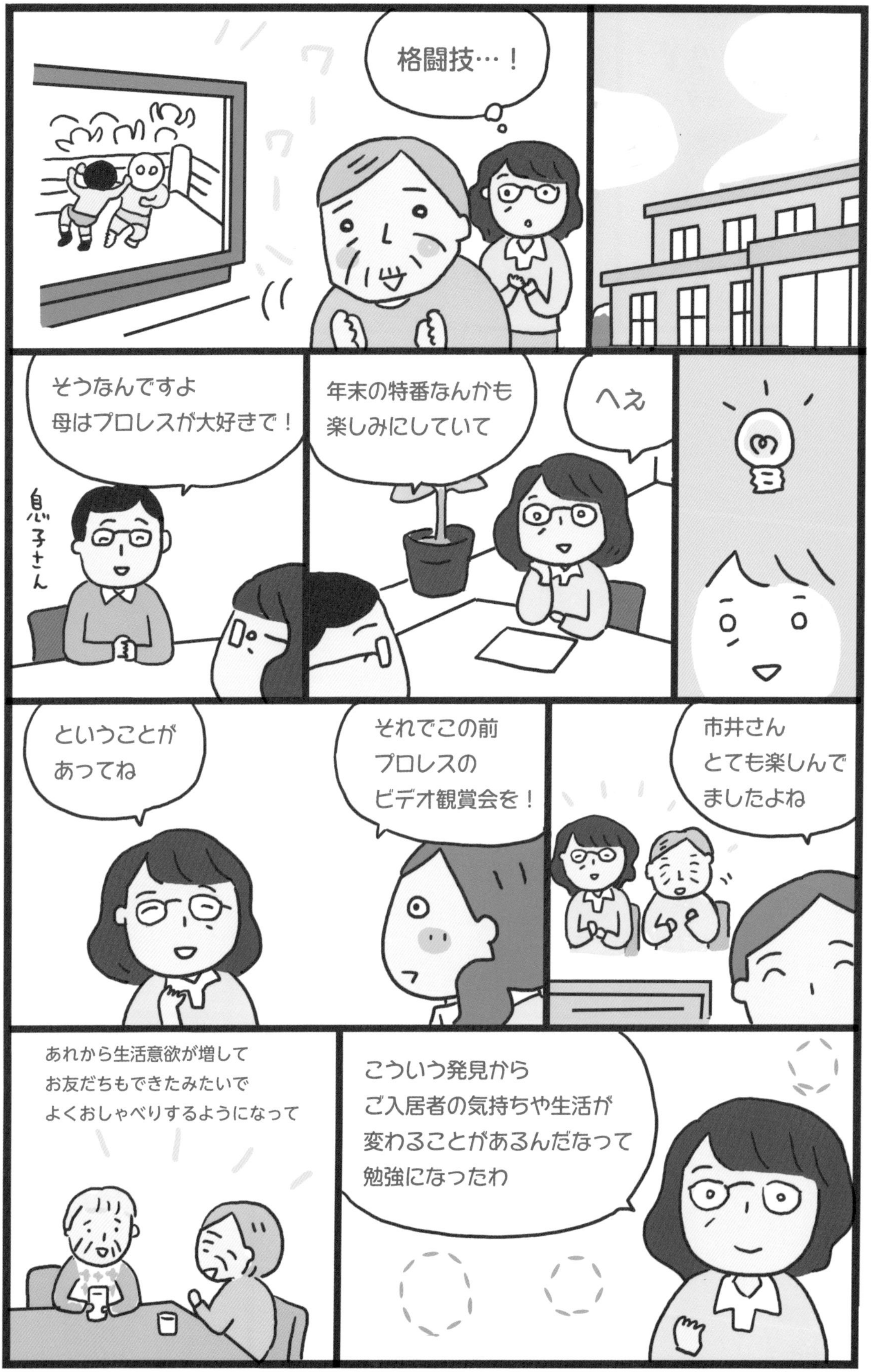
格闘技…！
そうなんですよ
母はプロレスが大好きで！
息子さん
年末の特番なんかも
楽しみにしていて
へえ
ということが
あってね
それでこの前
プロレスの
ビデオ観賞会を！
市井さん
とても楽しんで
ましたよね
あれから生活意欲が増して
お友だちもできたみたいで
よくおしゃべりするようになって
こういう発見から
ご入居者の気持ちや生活が
変わることがあるんだなって
勉強になったわ

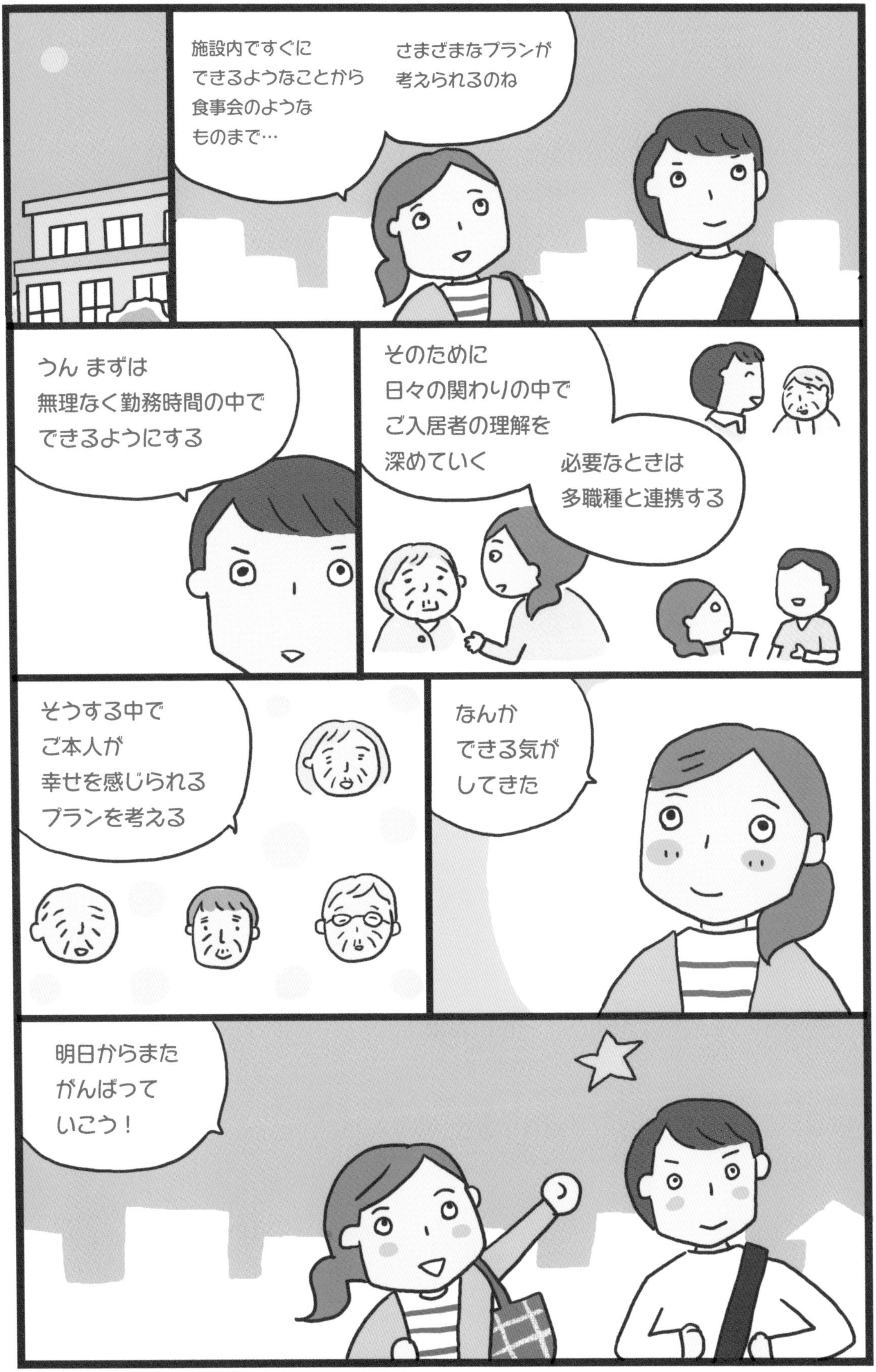
施設内ですぐに できるようなことから 食事会のような ものまで…
さまざまなプランが 考えられるのね
うん まずは 無理なく勤務時間の中で できるようにする
そのために 日々の関わりの中で ご入居者の理解を 深めていく
必要なときは 多職種と連携する
そうする中で ご本人が 幸せを感じられる プランを考える
なんか できる気が してきた
明日からまた がんばって いこう！

「これまでの人生」に注目して「その人らしい生活」を実現する

衣食住が足りて、安全な生活を送ることができれば、人は幸せなのでしょうか。
生活の伴走者として、利用者の人生について考えてみましょう。

「その人らしい生活」のヒントは「これまでの人生」にある

施設の暮らしは、安心安全です。決まった時間に食事が出て、「衣食住」が保障されています。でも、生活が安定すれば、誰しもやりたいことが出てくるものです。自分らしい生活や生きがいを求めたくなる、ともいえます。

そこで監修の介護付有料老人ホーム・ソナーレでは、身体ケアだけでなく"Life Focus"（ライフフォーカス）を理念に掲げた取り組みを行っています。"Life Focus"とは、「その人らしさ」に注目し、実現すること。これまで見てきたように、その人の「これまでの人生」を知ることで、「その人らしい人生」を送るお手伝いをしていきます。

具体的には入居者の方々が、

①それまでの日常生活で当たり前にやってきたこと

②大事にしてきた生きがい・こだわり

を実現するお手伝いをするのです。これは第１章〜第２章で見てきた、「人生に寄り添うケア」に当たるものです。

入居者の安心や意欲が増し、ケアスタッフとの信頼関係が築かれ、ほかの入居者と交流が生まれ、周辺症状が減るといった効果が期待できます。周辺症状が減れば、介護者の負担も減りますし、何よりも入居者が最高の笑顔を見せる瞬間に立ち会えます。

ソナーレでは、そうした「ホームでの日常生活」に「自分らしさ」が加わった生活を送れるようにすることが、大事だと考えています。

"Life Focus"（ライフフォーカス）とは

"Life Focus"
＝
その人らしさ（自分らしさ）の実現

ソナーレでは、「人生を想い、あなただけの時間を」というコンセプトに基づき、取り組んでいる。

❶それまでの日常生活で当たり前にやってきたこと
❷大事にしてきた生きがい・こだわりをもち続けられること

← 今、実現するお手伝いをする

その人の「これまでの人生」をヒントにする

- 長く続けてきた趣味
- 仕事で培った技術や経験、誇り
- 生活ルーティーン
- 家族との時間、過ごし方　　など

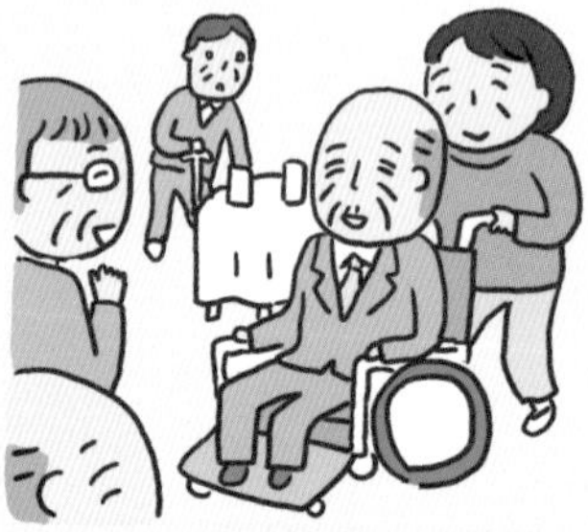

その人がもっとも輝いていたときに寄り添う

印象的なケースをとり上げ、具体的に“Life Focus”を形にする取り組みを見ていきましょう。

岩野さん（仮名）はかつて企業の重役を務めており、定年までフルオーダーで仕立てたスーツを着こなしていました。岩野さんは妻に先立たれてからはふさぎがちで、かつての同僚から誘われた会食に参加するか迷っていました。そこで、スタッフがテーラー（スーツなどの仕立て屋）に誘うと、かつての紳士の姿にもどり、おどろくほど的確に生地を選んでいったのです。満足のいくスーツを仕立てたことが自信になったのでしょう。岩野さんは楽しみでたまらないという表情で、元同僚の方との会食に出かけて行きました。「フルオーダーのスーツを着る」というこだわりが、岩野さんの意欲を回復させた例でした。

ほかにも、マンガ第５話185ページで登場した市井さん（第２章ケース19のＳさん）は陶芸や書道など凝った趣味を極めていたために、入居後はそうした趣味の継続が困難になり、生活の意欲を失いつつありました。そうした中、スタッフが大晦日の格闘技特番を食い入るように見つめる市井さんを見かけ、「プロレスのDVDを観る」という新たな楽しみをつくることができました。日々の関わりや観察から、本人の隠れた趣味が発掘された好例です。

入居者にも、スタッフにも、うれしい変化がある！

日常のケア　　“Life Focus”による取り組み

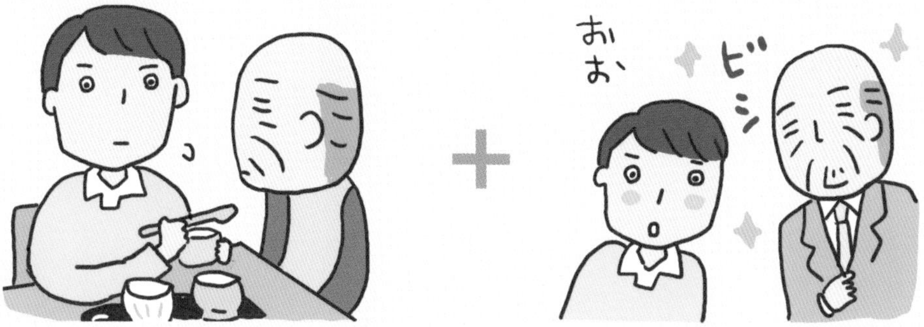

入居者の「これまでの人生」、つまり趣味や大事な習慣をとりもどせるようにサポートすると、お互いに信頼感が生まれる。

入居者

- もともと取り組んでいた趣味を続けることができた。
- 毎日の生活にハリが出てきた。
- 施設が自分の居場所だと確信できた。
- こわばっていた表情が笑顔になった。
- 「次はこうしたい」という意欲が出てきた。そのためにリハビリも頑張れるようになった。
- スタッフを信頼でき、仲間と感じるようになった。

ケアスタッフ

- 周辺症状の頻度が減って、ケアの負担が軽くなった。
- 自分を仲間だと感じてもらえて、信頼関係が強くなった。
- 通常のケアも拒否がなく、安心してもらえるようになった。
- ふだんは見られない笑顔を見せてくれて、うれしい気持ちになった。身体ケアへのモチベーションも上がった。
- リハビリへの熱意が増す姿を見て、もっと支えたいと思うようになった。

利用者に寄り添う時間をつくるために大切なこと

日常のケアでスケジュールがいっぱいの中、いかに“Life Focus”（ライフフォーカス）を実現するための時間をつくるか、ポイントを見ていきましょう。

少しずつ業務の効率化を目指そう

“Life Focus”（ライフフォーカス）による取り組みは、通常の身体介護中心の「ケアプラン」に加えて、「ライフプラン」という行動計画が必要とされます。具体的には、①利用者の生活歴アセスメント、②プランの立案、③実行するための下見・準備、④プランの実行、⑤振り返り・情報共有という流れで行います（→右ページ）。日常のケアに追われて、時間をなかなか捻出《ねんしゅつ》できないかもしれません。ポイントは少しずつ業務を効率化し、日常のケアとは別に利用者に寄り添うためだけの時間をつくることです。

「ライフプラン」のための時間を捻出する際に大事なことが、2つあります。1つめは、その時間を勤務時間外に設けないこと。定時内で実行できるようにするのです。残業時間でやろうとするとケアスタッフの負担が増し、モチベーションが上がらず、せっかくのプランがおざなりになりかねません。

2つめは、チームで取り組むことです。プランには、「テーラーでスーツを仕立てる」「なじみのレストランで食事をする」など、外出が必須のものもあります。身体の状態によっては、ケアスタッフだけでは安全が保たれず、看護師や作業療法士（OT）などの専門職の力が必要になります。情報や課題はチームで共有し、サポートし合うようにしましょう。

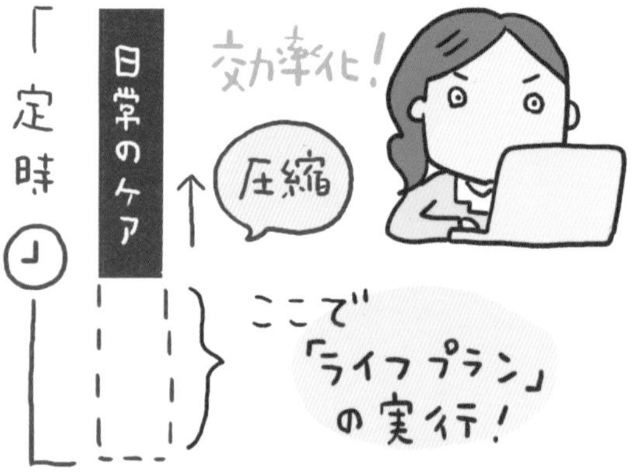

「ライフマネージャー」という専門職

ソナーレでは、介護福祉士や看護師、作業療法士などを長年務めた経験豊かな人が就くライフマネージャー®という専門職を設けています。主な役割は、“Life Focus”を実現するための「ライフプラン」の進ちょく管理や監修などで、いわば相談役です。豊富な経験やノウハウから、ケアスタッフのプランをサポートします。そのほか、地域との関係づくりといった業務もあります。

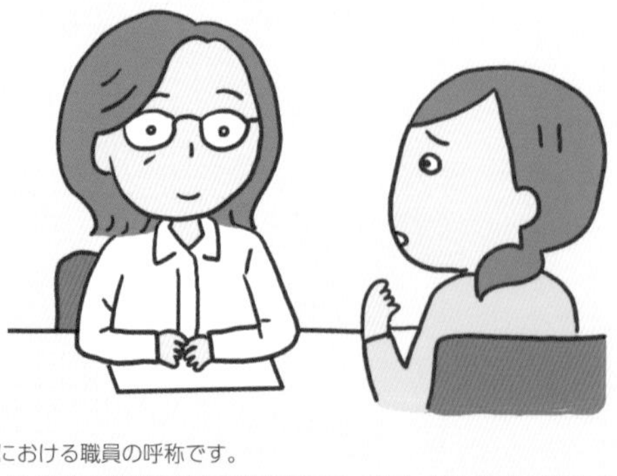

＊「ライフマネージャー®」は、ライフケアデザイン株式会社が運営するホームにおける職員の呼称です。
＊「ソナーレ」および「ライフマネージャー」および“Life Focus”は、ソニー・ライフケア株式会社の登録商標です。®マークは付記していない場合があります。

「ライフプラン」の基本的な流れ

①生活歴アセスメント

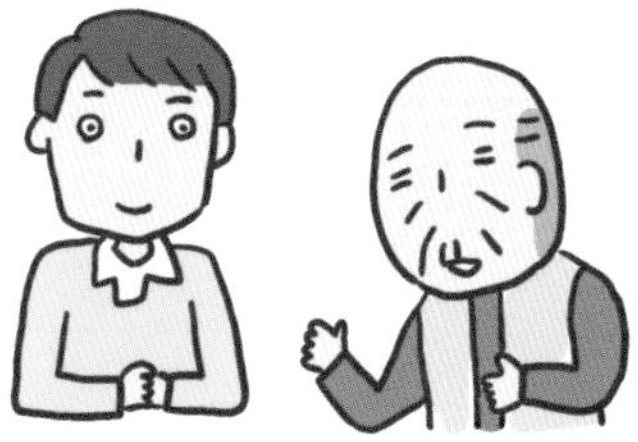

内容

本人や家族などから利用者の「これまでの人生」についてヒアリング。日常生活の傾聴・観察からも情報を集める。

ポイント

本人の話しやすい話題や、好きそうなことから話しはじめる。

②プランの立案

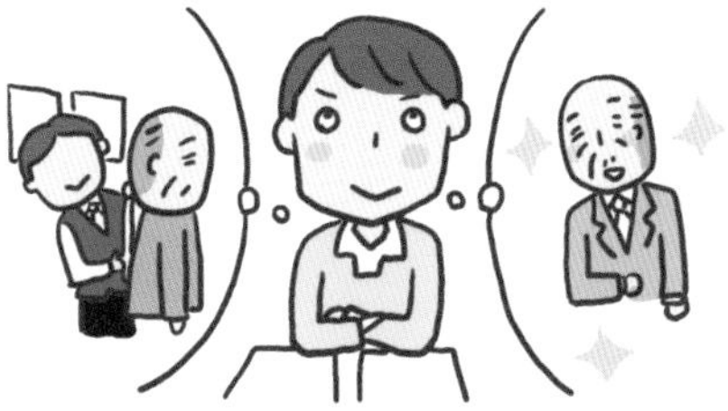

内容

生活歴アセスメントで得た情報から、本人がもっとも大事にされていたことを抽出し、その人らしい生活を送れるようにプランを作成する。

ポイント

利用者の身体状況も考慮し、安全に実現できるかどうかを多職種で検討する。プラン内容について、本人や家族の了承を得る。

③下見・準備

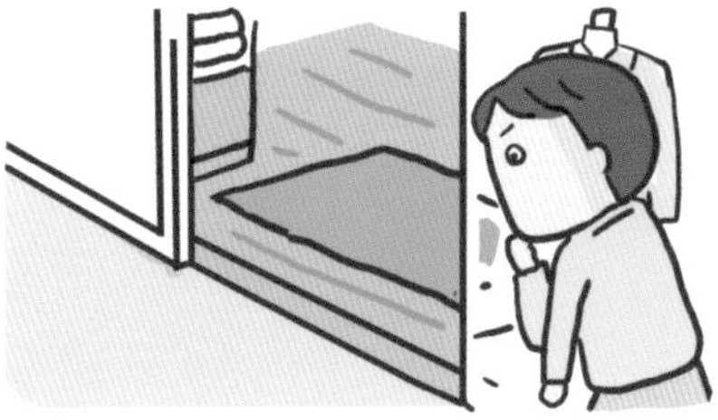

内容

外出プランでも室内プランでも、スタッフが事前に現場を下見する。

ポイント

健康や移動経路上のリスクがないかを確認する。医師・看護師との連携も行う。

④プランの実行

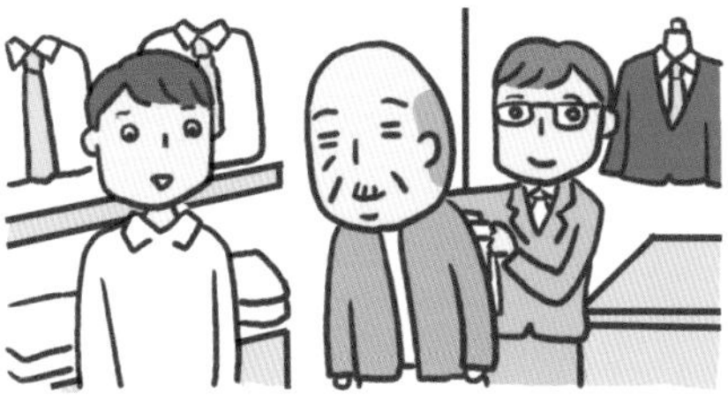

内容

利用者に無理がかからないように、慎重にプランを実行する。

ポイント

身体機能の衰えや当日の体調に留意し、安全にプランの実現をサポートする。

⑤振り返り・情報共有

内容

プランを実行して、本人の反応はどうだったか。率直な意見をチームで共有し、記録する。

ポイント

多職種で意見交換することで、利用者の新たな目標を立てられる。継続できるプランは続ける。

生活歴のアセスメントを「ライフプラン」につなげる

「ライフプラン」の実施には、利用者から得られた情報の見立て（アセスメント）が欠かせません。具体的な方法を見ていきましょう。

ヒアリングや日々の関わりの中で情報を得ていく

生活歴のアセスメントの方法は、主に3つあります。１つめは本人と家族のヒアリング、２つめはスタッフによる日々の傾聴・観察、３つめはスタッフ間の情報共有です。

利用者の情報を多く集めることで、利用者の人物像がより豊かになっていきます。そういったところから得られた思わぬ発見がライフプランにつながり、利用者の生活や気持ちの大きな変化へと結びつきます。

１つひとつのコミュニケーションや傾聴・観察が、利用者の“Life Focus”の実現に直結する。そうスタッフが実感できると、日々のケアの質やモチベーションも上がっていきます。その好循環は周囲へと広がり、利用者もスタッフも気持ちよく過ごせる環境が築かれていくのです。

生活歴のアセスメントの方法

本人・家族からのヒアリング

最初のヒアリングでは、会話ができる場合、できるかぎり本人から聞く。

日々の傾聴・観察

日常のケアの合間で見聞きした内容を書き足していく。傾聴と観察を、丁寧にくり返す。

スタッフ間の情報共有

見聞きしたことや実際にあった出来事を、スタッフ間で共有する。チームで、利用者の人物像を把握する。

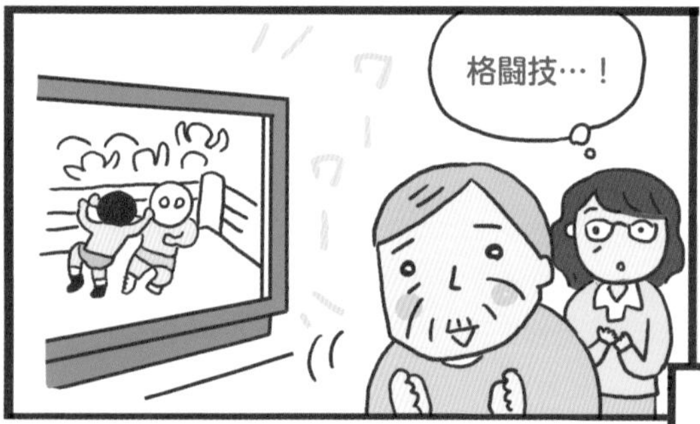
格闘技…！

利用者の日々の様子を観察する中で、本人の「好き」「大事」に気づくことも多い。

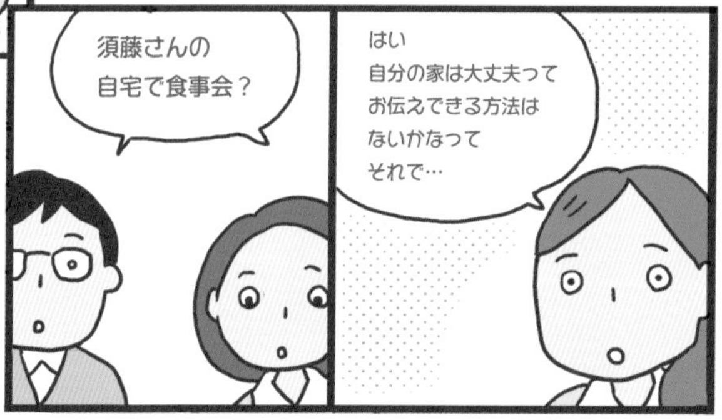
須藤さんの
自宅で食事会？
はい
自分の家は大丈夫って
お伝えできる方法は
ないかなって
それで…

得た情報はチームで共有する。そこでの意見交換が、新たなプランやケア方法の立案につながる。

生活歴のアセスメントをもとに「ライフプラン」を立てる

①外出プラン、②食事会プラン、③趣味の継続プランの３例で、具体的にアセスメントから「ライフプラン」へつなげる流れを見てみよう。

①外出プラン

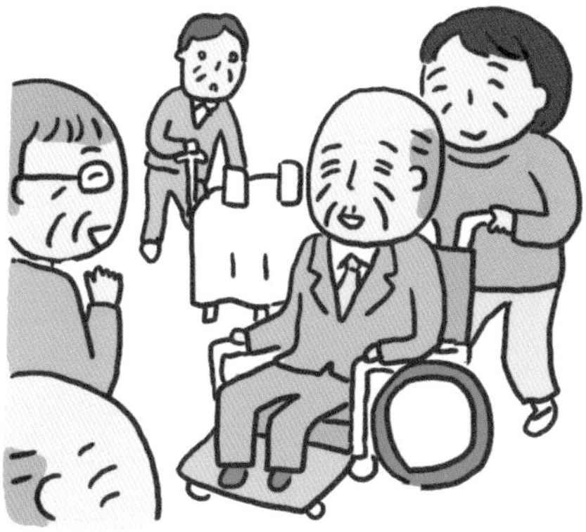

生活歴のアセスメント

本人との会話の中で、元同僚との会食があると知る。いつも仕立てたスーツを着こなして参加していたが、長距離の歩行が困難で、もう参加はむずかしいだろうとのこと。

プラン

輝いていた時代を思い出してほしいと考え、「テーラーでフルオーダーのスーツを仕立てる」というプランを立てた。呼吸器に持病があるため、医師に短時間の外出ができるかを確認。事前にスタッフがテーラーまでの移動経路を確認し、当日は担当ケアスタッフの付き添いでプランを実行する。外出できて自信がつき、念願の食事会にも参加できた。

②食事会プラン

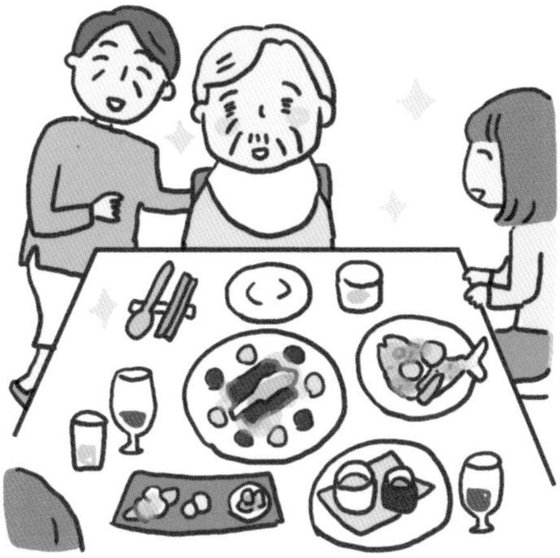

生活歴のアセスメント

ほとんど食事を受けつけない山村さん（仮名）。イベント食で特定の食べものには箸をつける姿を、スタッフが目撃した。

プラン

好物なら食べるのではないかと考え、「山村さんの好物をそろえた夕食会」というプランを立てた。歯科医に相談し、嚥下に問題がないことを確認。厨房マネージャーとも綿密に相談し、お刺身や煮付けなど 10 品からなるスペシャルコースを作成した。当日は家族も招き、スタッフがウエイター役となって施設での夕食会を開催。山村さんは心ゆくまま好物を堪能し、食べることのよろこびを思い出した。

③趣味の継続プラン

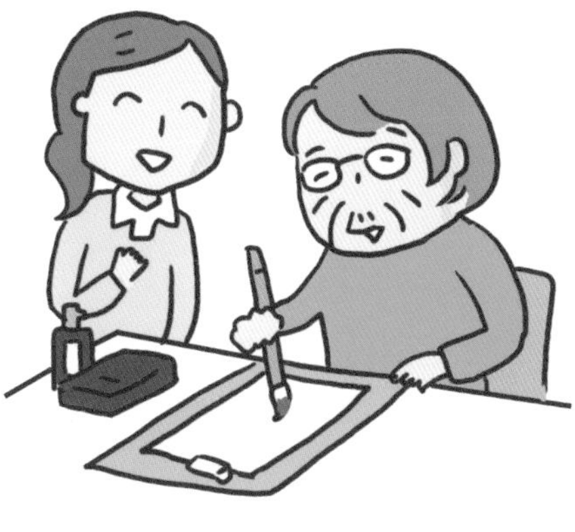

生活歴のアセスメント

入居時の生活歴のアセスメントで、仁科さん（仮名）はかつて油絵をたしなみ、大作を描いていたことがわかっていた。入居後も引き続き、絵を描いていきたい。

プラン

仁科さんの認知機能は以前に比べてかなり落ちているため、道具や工程の多い油絵を描くことは困難だった。スタッフがいろいろ試し、水墨画をすすめたところ、本人も気に入って挑戦。対象物の花瓶を真剣な表情で見つめ、あれこれと試行錯誤しながら、作品を完成させた。スタッフが素晴らしい作品だと伝えると、謙遜しながらも、その顔はよろこびの笑顔であふれていた。

チームケアで より大きな安心をつくる

１人でできる仕事の範囲はかぎられるため、問題解決は必ずチームで対応します。利用者が安心できる、チームでのケア体制をつくりましょう。

多職種で連携し、利用者の生活を支える

利用者の人生に寄り添うためには、ケアチーム全員での対応が欠かせません。身体や認知の機能が変化する利用者を支えるには、ケアスタッフはもとより、看護師など多職種の力を合わせる必要があるからです。

チームケアのポイントは、大きく２つあります。１つめは徹底した情報共有、２つめは自分の仕事や役割の範囲を理解することです。

何か問題が起きると、ついネガティブな内容を伝えづらくなります。しかし、それではさらに大きな問題が生じる可能性がありますし、結果的に利用者や家族、さらにはほかのスタッフからの信頼を失いかねません。問題が生じたときは報告・相談して解決したほうがよいと考え、先輩・上司のほか、看護師などの多職種に相談する習慣を身につけましょう。

仕事や役割の範囲を理解するのが重要なのは、多職種によるチームで問題に取り組む中で、困ったときに誰を頼ればよいかが明確になるからです。気軽に情報共有や意見交換ができる風通しのよいチームをつくり、個々の強みを発揮しながら対応できるようにしていきましょう。

チームの信頼関係を乱す対応に注意！

上司や看護師がこわくて報告しない

利用者が転倒したが、「介助方法に問題があったと叱られるかも」と上司や看護師に報告しなかった。

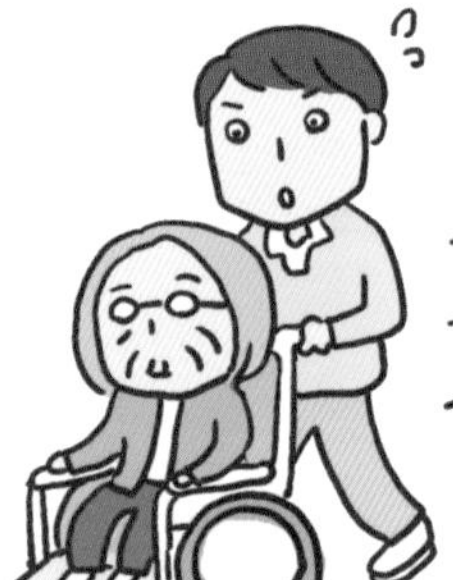

家族によいことだけを伝える

暴言の多い利用者に手を焼いているが、事を荒立てたくないため、家族にはよい話だけを伝える。

本人ができる動作の芽をすべてつむ

介助なしで食事をとれる利用者に、もっと早くすむからと全介助で食べさせている。

それぞれの役割を知り、連携して対応する

さまざまな角度から利用者について理解できるようにするために、ケアスタッフを含めた多職種の役割を理解しておきましょう。

まず施設内には、施設の方針決定や運営に責任をもつホーム長、家族とのやりとりを行うケアマネジャー（介護支援専門員）や生活相談員がいます。そのほか、利用者の生活面・身体機能面をバックアップする理学療法士、作業療法士、言語聴覚士といった専門職、医療面からのサポートを行う看護師。さらに施設外には、利用者を医療で後押しする医師、歯科医師がいるのです。

チームの力に頼るのは、新人だから、仕事の技量が半人前だからではありません。介護をする以上、誰しもうまくいかない場面に遭遇するものです。だからこそ、自分の仕事に責任をもつために、仲間の役割を知り、連携して対応をすることが求められるのです。

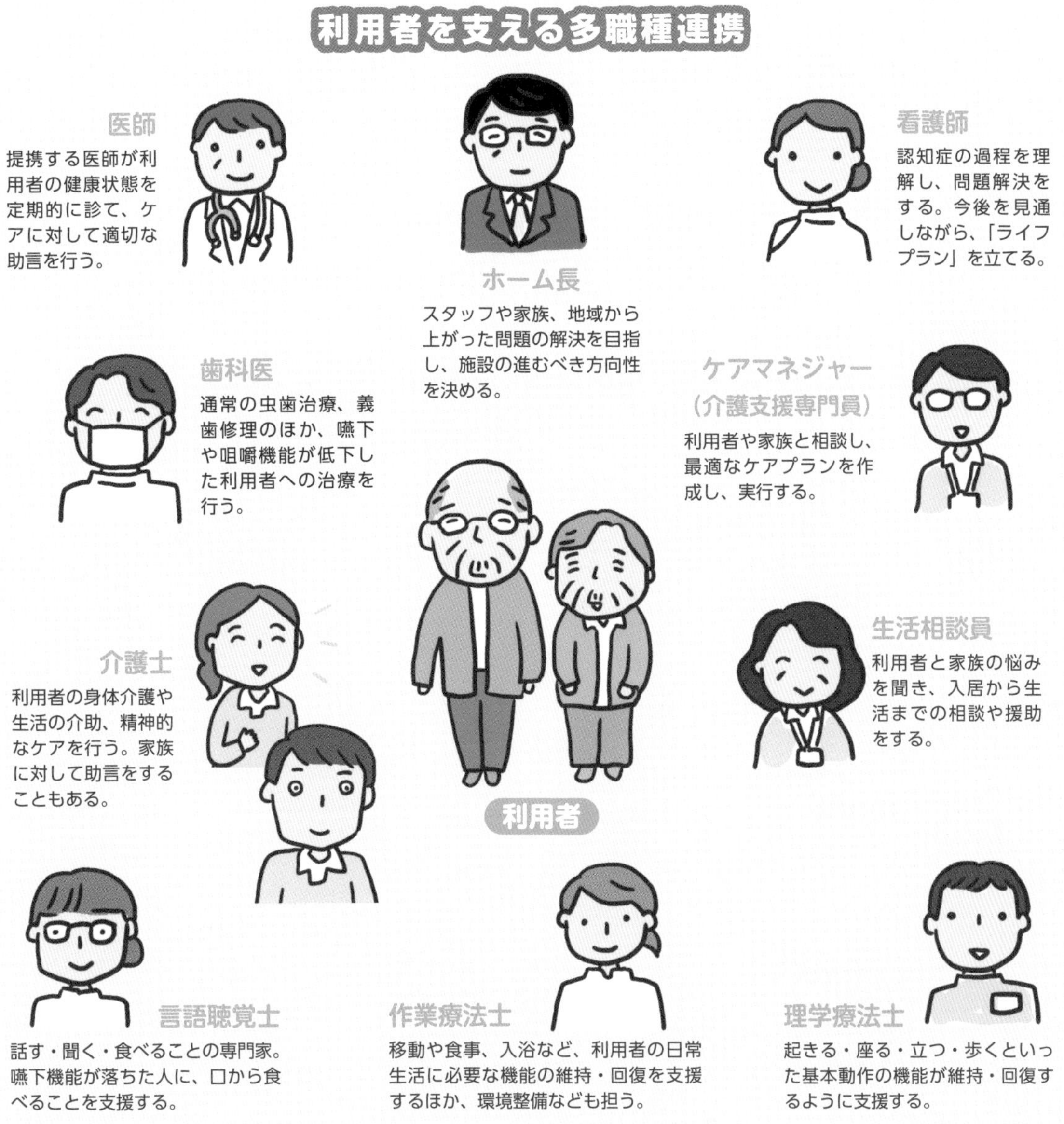

利用者を支える多職種連携
医師
提携する医師が利用者の健康状態を定期的に診て、ケアに対して適切な助言を行う。
ホーム長
スタッフや家族、地域から上がった問題の解決を目指し、施設の進むべき方向性を決める。
看護師
認知症の過程を理解し、問題解決をする。今後を見通しながら、「ライフプラン」を立てる。
歯科医
通常の虫歯治療、義歯修理のほか、嚥下や咀嚼機能が低下した利用者への治療を行う。
ケアマネジャー（介護支援専門員）
利用者や家族と相談し、最適なケアプランを作成し、実行する。
介護士
利用者の身体介護や生活の介助、精神的なケアを行う。家族に対して助言をすることもある。
利用者
生活相談員
利用者と家族の悩みを聞き、入居から生活までの相談や援助をする。
言語聴覚士
話す・聞く・食べることの専門家。嚥下機能が落ちた人に、口から食べることを支援する。
作業療法士
移動や食事、入浴など、利用者の日常生活に必要な機能の維持・回復を支援するほか、環境整備なども担う。
理学療法士
起きる・座る・立つ・歩くといった基本動作の機能が維持・回復するように支援する。

家族との信頼関係を築き、ともに利用者を支える

家族が抱く思いはさまざまです。ケアスタッフが「利用者を家族と一緒に見ている」という意識で関わると、家族との関係は良好になります。

関係が良好なら家族から情報提供や提案をしてくれる

利用者の人生に寄り添うためには、家族との協力が不可欠です。家族が来訪した際の会話や毎月郵送する「家族レター」など、さまざまな場面で家族とコミュニケーションをとり、信頼関係を築いていきましょう。

まず、家族が施設に来た際は、笑顔で挨拶をしてみましょう。そのときに当日や前夜の利用者の様子を具体的に伝えると、家族は関心をもって見てくれていることがわかり、安心感につながります。

様子を伝える際に大事なのは、よい話もわるい話も誠実に話すこと。正直な対応は、生活の隅々までケアをしてくれているという信頼感につながるのです。

信頼関係が築かれると、「父が口ずさんでいた歌は父の母校の校歌かもしれない」など、家族しか知り得ない、思わぬヒントを教えてくれることがあります。ケアの手助けとなる情報を、家族の側からもたらしてくれるようになるのです。

家族とコミュニケーションをとるときのポイント

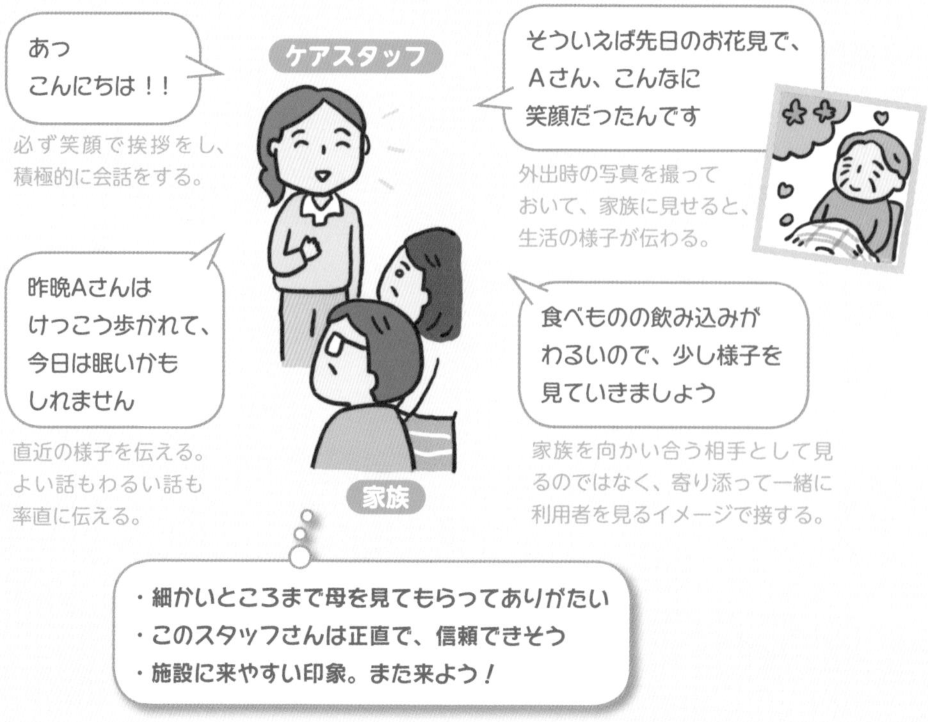
ケアスタッフ
あっ
こんにちは！！
必ず笑顔で挨拶をし、積極的に会話をする。
昨晩Aさんは
けっこう歩かれて、
今日は眠いかも
しれません
直近の様子を伝える。よい話もわるい話も率直に伝える。
そういえば先日のお花見で、
Aさん、こんなに
笑顔だったんです
外出時の写真を撮っておいて、家族に見せると、生活の様子が伝わる。
食べものの飲み込みが
わるいので、少し様子を
見ていきましょう
家族を向かい合う相手として見るのではなく、寄り添って一緒に利用者を見るイメージで接する。
家族
・細かいところまで母を見てもらってありがたい
・このスタッフさんは正直で、信頼できそう
・施設に来やすい印象。また来よう！

家族レターで家族との距離感を縮める

施設から家族へ毎月送られる、スタッフからの手紙・報告があります。家族レターです。とくに施設に足を運べない家族にとって、家族レターはホッとするための貴重な情報源といえます。優れた家族レターは、一気に家族からの信頼をつかみ、距離を縮めてくれます。

ポイントは家族が施設に来訪したときと同じように、よい話もわるい話も率直に書くことです。その際、具体的なエピソードを交えるとよいでしょう。また、遠方の家族がうれしいのは、本人が話した言葉をそのままレターに書いてもらうことです。現在の本人の心境や印象的だったことなど、本人の一言があるだけで、家族は安心を得られます。

家族レターの文面例

○○さんのご様子をお知らせいたします。
先日、ビストロ・ケンタナカへ念願だったステーキを食べに行きました。当日はお声がけした直後からお洋服や髪の毛、身だしなみのことを気にされ始め、何度も職員へ出発時間を尋ねるなどとても楽しみにしてくださいました。お店へ着き、運ばれてきたステーキを見て「おお」と静かにつぶやかれたあと、照れ笑いのような素敵な笑顔を見せてくださいました。ご本人から「言うことなしの最高の日だった」とのお言葉をいただき、職員一同とてもうれしく思っております。素敵なお写真もたくさん撮れたので、ぜひご覧になってください。

家族が本人の気持ちを察せられるように、発言やそのときの表情、雰囲気などが具体的に書かれている。

○○さんのご様子をお知らせいたします。
先日、ライフフォーカスの日にお化粧をさせていただいたところ、チークの色がお気に召さないようで、「このピンクだと若づくりしている人みたい。もっと赤みが強いピンクがいいわ」と話されていました。現在使用している物の残りが少なくなったら、早い段階で購入させていただきたいと思っております。犬型ロボットのうみちゃんのことは、相変わらずとても可愛がってくださり、膝に乗せる前に必ず「ほら、お母さんのところへおいで」とお声をかけられ、とても穏やかな表情をされています。

本人のネガティブな反応もありのままに書かれ、よい方向へもっていく提案・考えまで書かれている。

母性を感じさせるちょっとしたエピソードが、さりげなく書かれている。

○ **上記のような家族レターは、関心をもってよく見てくれている印象が伝わり、家族は大きな安心を得られる。ケアスタッフとの信頼関係にもつながる。**

× レクリエーションの様子など、毎回同じ内容は避ける。家族の読む気がだんだん失せてしまう。

ストーリー1　**今泉さん**（仮名）　80歳代・女性／要介護3

施設のフラワーアレンジメントで見ちがえるほどイキイキ！

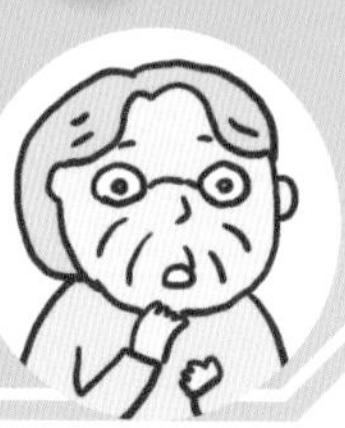

強い「物盗られ妄想」にとらわれていた女性入居者が、長年の趣味を活かした役割を手にし、大きな自信を得る物語です。

物盗られ妄想が激しく、「責任者を呼んで」と怒鳴っていた

今泉さん（80歳代·女性／要介護3）は長年、幼児教育の仕事をしており、責任感の強い人です。しかし、施設の生活に、なじめずにいるようでした。

今泉さんは月に数回、「私の物が盗られている」と訴えていました。盗られたと今泉さんが訴えているのは、おせんべいなど家族からの差し入れです。どうやら自分でおせんべいを食べたことを忘れてしまっているようでした。

そのうち、施設の事務室に「責任者を呼んでちょうだい！」と、血相を変えて怒鳴り込むようになりました。スタッフによるカンファレンスで、今泉さんの訴えは不安からくるものだと考え、物が盗られる内容についてはとくに追求しないことに決めました。その代わり、今泉さんが好きだったこと、楽しかったことを徹底してヒアリングしたのです。すると、今泉さんはたくさんの趣味の話を聞かせてくれました。

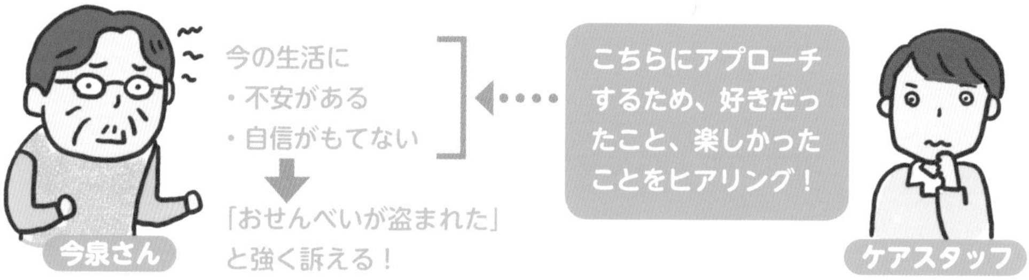
今の生活に
・不安がある
・自信がもてない
「おせんべいが盗まれた」
と強く訴える！
こちらにアプローチするため、好きだったこと、楽しかったことをヒアリング！
今泉さん
ケアスタッフ

今泉さんのフラワーアレンジメントが大評判に！

今泉さんの趣味はピアノ、観劇、そしてお花を生けることでした。そこで、今泉さんの担当スタッフから「いっそのこと、施設の入り口に生けてある大きなフラワーアレンジメントを、今泉さんに任せてみたらどうだろう？」というアイデアが出ました。長年、責任のある仕事に就いていた今泉さんです。施設の顔ともいえるフラワーアレンジメントを担うことで、物盗られ妄想が減るのではないかと考えたのです。

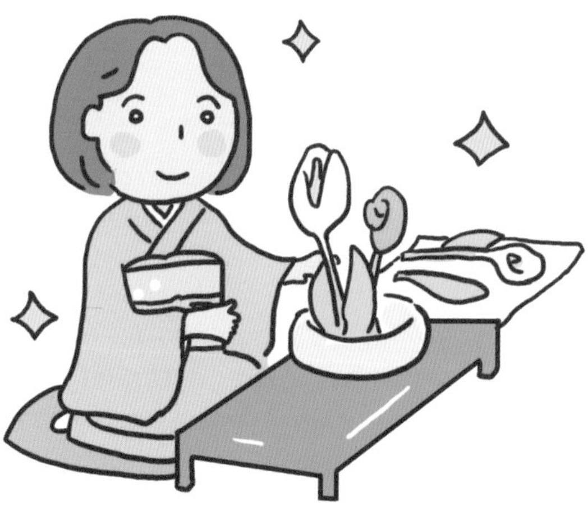

そこで、ライフマネージャーが今泉さんにこう切り出しました。「今泉さん、入り口のお花があ

るじゃないですか。あのお花って、毎週お花屋さんに生けるところまで頼んでいて、すごく値段が張るんですよ。せめて生けるのを施設の誰かに頼めたら、施設としても助かるんです。今泉さん、手伝っていただけませんか？」

すると、今泉さんは目の輝きが増し、がぜんやる気が出てきた様子。「私がやっていたのは生け花で、フラワーアレンジメントははじめてだから……」と謙遜しながらも、大きな花びんにどんどん生けていきます。素晴らしいアレンジメントの出来栄えに、ほかの利用者やスタッフからも拍手喝《かっ》采《さい》となり、今泉さんは誇らしい表情を浮かべました。

施設の入り口にある大きな陶器にアレンジされた見事なお花は、徐々に評判となっていきました。スタッフが「このお花、業者さんが生けているかと思いきや、実はある入居者さんがアレンジしているんです」と伝えると、来訪した家族もビックリ。お花の評判は施設外にも広がり、生けた花を見るために、わざわざ今泉さんの旧友が施設に遊びに来ることもありました。

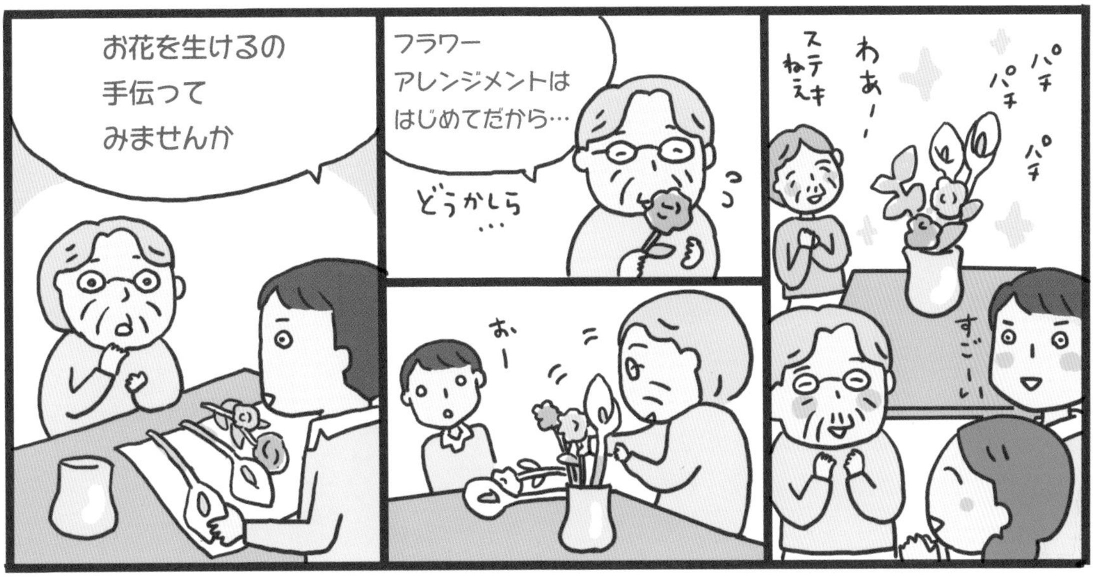
お花を生けるの
手伝って
みませんか
フラワー
アレンジメントは
はじめてだから…
どうかしら…
おー
ステキねえ
わあ！！
パチパチ
パチ
すごーい

自信をとりもどしたことで訴えがほとんどなくなった

かつての今泉さんは、たびたび事務室に「物盗られ」を訴えに来ていました。しかし、自分の力が活かせる大役を担ってからは、花が枯れていないかを確認するために、笑顔で居室から出て来るようになりました。

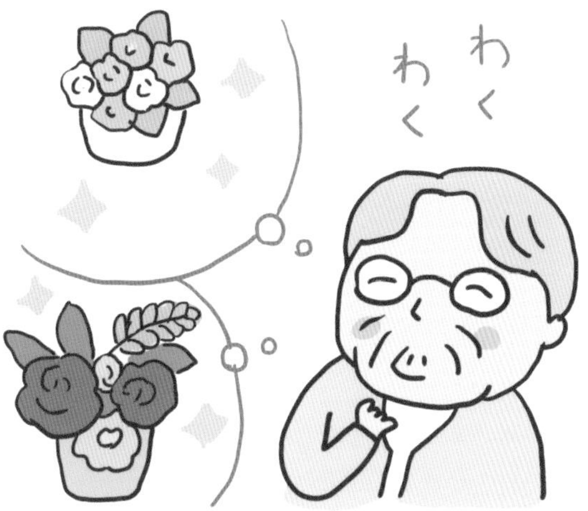
わくわく

フラワーアレンジメントをはじめたら、物盗られ妄想がパッタリやんだわけではありません。しかし１～２ヵ月ほど経つと、盗難の訴えはかぎりなくゼロへと近づいていきました。さらに今泉さんはスタッフやほかの入居者と交流をとるなど、施設での生活にもなじんでいきました。自信を得たことで、不安の表れだった訴えもなくなったのです。

ストーリー2　**山村さん（仮名）**　**90歳代・女性／要介護4**

看取り期の直前から何でも食べられるまでに回復！

快活だった女性入居者が食事を拒否するように……。いよいよお看取りを覚悟してから、「ライフプラン」の実行で奇跡的な復活を果たした物語です。

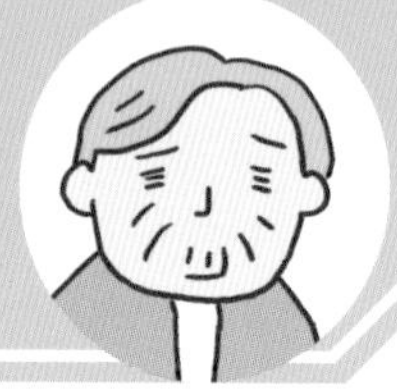

食事がのどを通らなくなり、お看取り期の話も…

山村さん（90歳代・女性／要介護4）はもともと学校の先生をしていて、大勢の人と一緒に楽しむレクリエーションが大好きで、活発な人でした。しかし、入院生活も経験し、歩行器による歩行から車椅子生活になると、意思疎通はできるものの、少しずつ認知機能が落ちて、傾眠がちになっていきました。さらに、何よりも周囲が心配したのが、食事や水分をほとんど受けつけなくなったことです。

歯科医に診てもらったところ、飲み込みに問題は見つかりません。かかりつけ医の往診でも、身体に異常は見つかりません。食べやすいようにと刻み食にしても、ペースト状にしても、山村さんは食事に手が伸びません。山村さんは「食べられない」ではなく、認知機能の低下から「食事をする」という意識が薄れてしまっていたのです。

医師からは「このままなら、お看取りの状態になるかもしれないね」とのこと。今後の選択肢は2つ。1つは「胃ろう、または鼻からチューブを入れ、そこから高カロリーの食事を定時で入れる」、もう1つは「何もしない」です。

家族の決断は「何もしない」でした。チューブにつながれて亡くなった山村さんの旦那さんの姿を、山村さん自身が気の毒に感じていたからです。

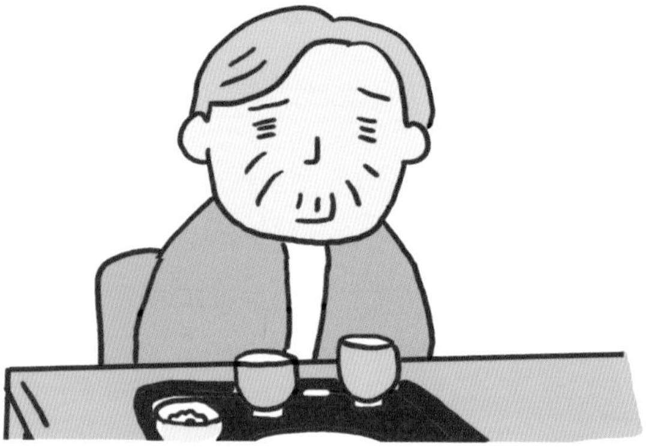

「好きなものなら食べられるかも」という発見！

スタッフは山村さんのイベント食での様子から、特定の食べものには箸をつけるなど、興味を示していることに気がつきました。

カンファレンスでそのことを共有すると、山村さんは好きなものだったら食べる可能性があるという話がもち上がります。家族にも話を聞いてみると、「唐揚げが好き。コンビニのレジ横にある唐揚げを1人で買いに行くこともあった」「マヨネーズがとても好き」「とにかく甘いものやデザートが好き」など、山村さんのさまざまな食事の好みが新たにわかりました。

そこで、施設の厨房マネージャーに相談をし、「山村さんの好物だけを集めたコース料理による食事会をしましょう」という話になりました。

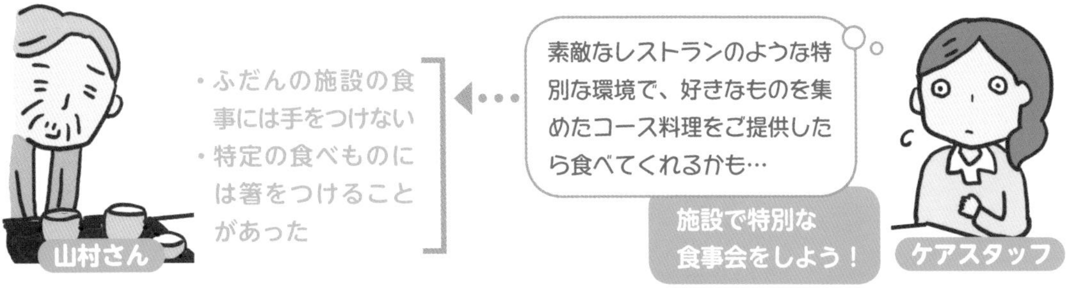

・ふだんの施設の食事には手をつけない
・特定の食べものには箸をつけることがあった
山村さん
素敵なレストランのような特別な環境で、好きなものを集めたコース料理をご提供したら食べてくれるかも…
施設で特別な食事会をしよう！
ケアスタッフ

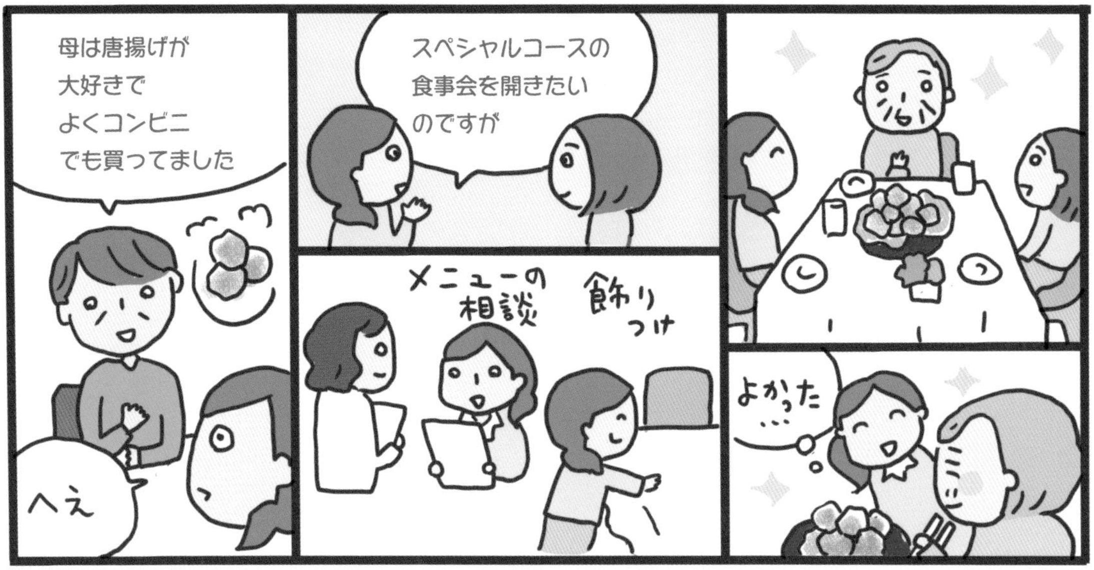

母は唐揚げが大好きでよくコンビニでも買ってました
へえ
スペシャルコースの食事会を開きたいのですが
メニューの相談
飾りつけ
よかった…

「記念日にレストランで家族と食事をする」の場を施設内で再現

スタッフは張りきり、施設の小さな部屋にイタリアンレストランのような飾りつけをし、食事会の会場としました。さらにスタッフは、家族から好物のヒアリングを続け、山村さんのために厨房マネージャーと10品からなるスペシャルコースメニューのすり合わせをしていきました。

当日、お化粧をし、髪もセットアップし、大好きなよそ行きの服に身を包んだ山村さん。ウエイターの衣装を着たケアスタッフに促され、会場に入ると、家族が集まっているのを見て、表情がパッと明るく変わりました。好物がそろった食事会で、山村さんは完食。これには家族もスタッフも、おどろきを隠せませんでした。

さらにおどろいたのは、このあと。食事会をきっかけに食べることの楽しさを思い出した山村さんは、通常の食事も完食するようになったのです。お看取り期の寸前だった山村さんの健康状態は、みるみる回復していきました。

その後、2回目の食事会も開催。食事会を機に、山村さんの食欲がもどったと知った厨房マネージャーもいたく感動してくれました。2回目の食事会では、さらに張りきってくれたのか、山村さんの大好物であるお刺身を用意してくれたのです。

素敵なレストランに出かけるような空間が用意され、好きなものを存分に食べられる。そんなよろこびと安心感があると、人は食の根源的な楽しさを思い出します。山村さんの物語は、そんなことを教えてくれたのでした。

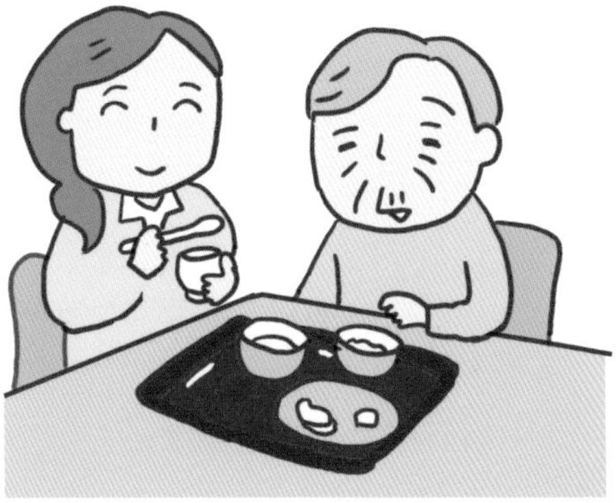

ストーリー3　**市井さん**（仮名）　90歳代・女性／要介護3

多趣味だった女性が本当に夢中になったこと

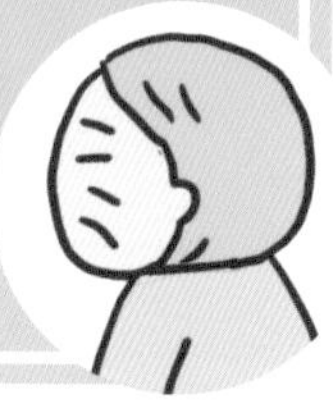

これまでの人生を探れば、“Life Focus”を実現するためのヒントを見つけることができます。そのヒントは日常のささやかなシーンから見つかることもある。そんな貴重な物語です。

身体機能の落ちた、今の自分が許せなくて……

市井さん（90歳代・女性／要介護3）はもともと陶芸や生け花、編み物、書道など多趣味で活動的な人でしたが、入居から半年間、ずっと自分の居室にこもっていました。なかなか施設の生活にとけ込めず、鬱々《うつうつ》としている様子がある一方、気の強い一面ものぞかせていました。「こんなところ、牢屋みたいだわ！」「今の私は身体が動かなくなってしまったけど、もともと日本中のあちこちに行っていたのよ！」。

その言葉を聞いたスタッフは、市井さんが凝っていた陶芸の教室に誘ってみました。いざ教室の様子を見た市井さんは、「こんなお遊びみたいな作品づくり、私にはできないわ！」と、さじを投げてしまいました。市井さんはプロと同じ窯《かま》で自身の作品を焼いていたため、施設内の教室では、納得できなかったのです。

お子さんが自立され、旦那さんも早く逝去されたためか、1人の時間をかなり満喫していた市井さん。さまざまな趣味を極め、どれも腕前はセミプロ級でした。市井さんはそんなかつての自分の姿を忘れずにいて、「変なものはつくれない」という誇りがあったのです。

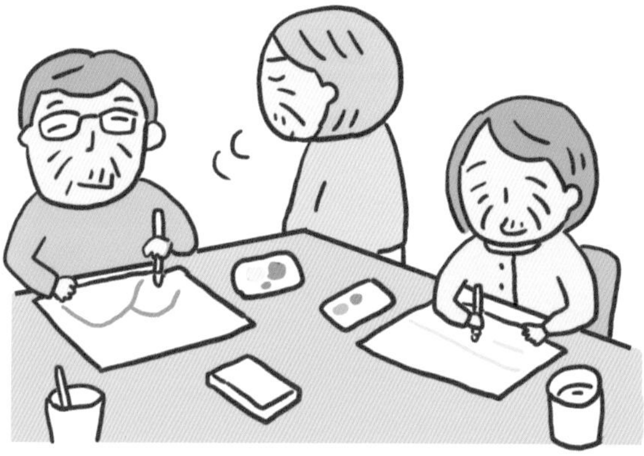

自信があった趣味で誇りを傷つけられたくない

次にスタッフが市井さんにすすめたのは、編み物でした。彼女は入居した際に手足が弱っていたため、かつてと今では手先の動きにギャップがあります。そこでスタッフは、かぎ編みのような細かいものでなく、太い毛糸を使った編み物をすすめてみたものの、なかなか手を出してくれません。

その後市井さんは、以前はすすめても拒んでいた書道を徐々に試すようになりました。見学して、ほかの人のレベルがさほど高くないとわかったのでしょう。誇りが傷つけられる心配がないとわかり、筆をとるようになったのです。

しかし、市井さんが書道に臨む姿勢は、「そこまですすめるなら、私はやってもいいけど」という印象で、没頭しているようには見えません。そこでスタッフは、ほかに市井さんが夢中になれるものは何かないかと考え、市井さんの生活の様子を見つめ、過去を探ることにしました。

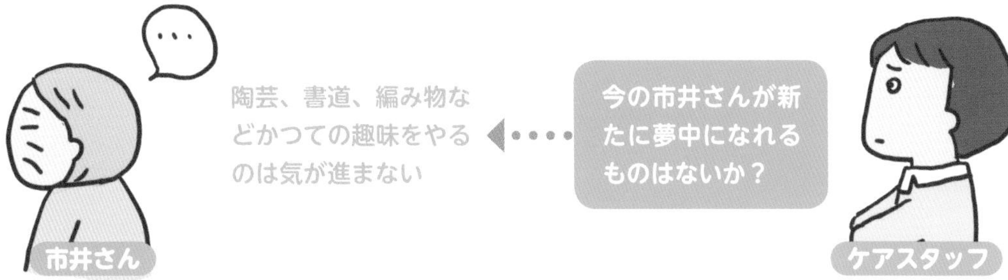
…
陶芸、書道、編み物などかつての趣味をやるのは気が進まない
今の市井さんが新たに夢中になれるものはないか？
市井さん
ケアスタッフ

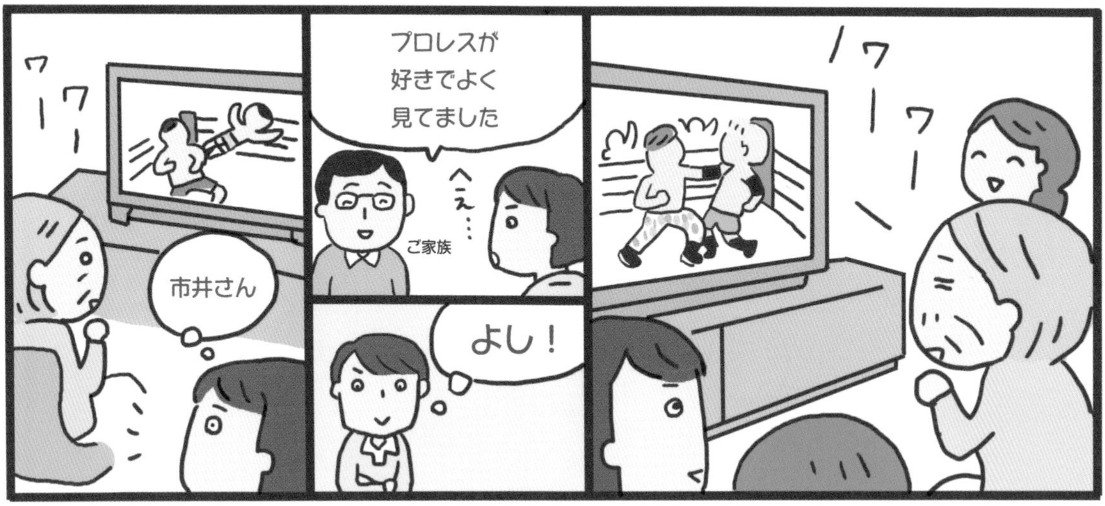
ワー
ワー
市井さん
プロレスが好きでよく見てました
ご家族
へぇ…
よし！
ワー
ワー

ヒントは日常生活の小さな場面にある

ある年の大晦日のことです。施設の居間にあるテレビで、毎年恒例の格闘技番組が流れていました。市井さんはその番組を、食い入るように見つめていたのです。

この瞬間を見逃していなかったスタッフが息子さんに話を聞くと、「実は母はプロレスが大好きで、テレビがまだ白黒の頃から夢中で観ていたらしいです」と教えてもらうことができました。文化的なものにしか興味がないかと思いきや、実はプロレスや格闘技にも興味があったのです。

そこで、プロレスのDVDを借りてきて上映会を行うと、市井さんは大興奮で観てくれました。

もともと集中力のいる趣味をいくつも手がけていた市井さん。プロレスを観るときでさえ、集中力があります。

「これまでの人生」をひもとき、かつての輝きをとりもどしてもらう。実際には、それがうまくいかない場面もあります。そんなとき、新たに興味がもてそうなことを見出し、提供する。それもソナーレの対応です。

認知機能や身体機能の落ちた今でも、楽しめることがある。それがわかって安心を得られた市井さんには、笑顔が増えました。今も、イキイキと施設での生活を送っています。

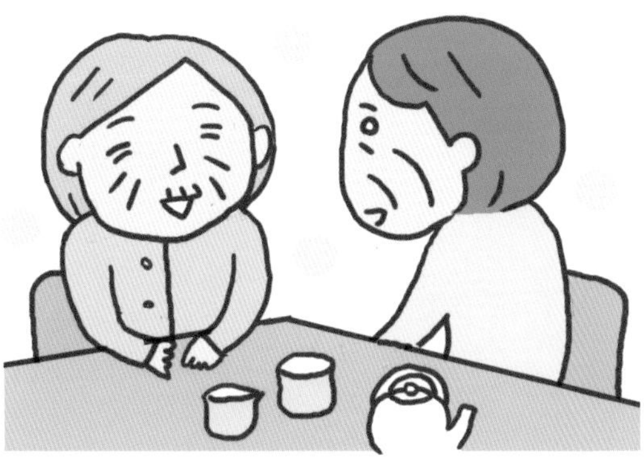

第6話 これからも幸せな時間は増えていく

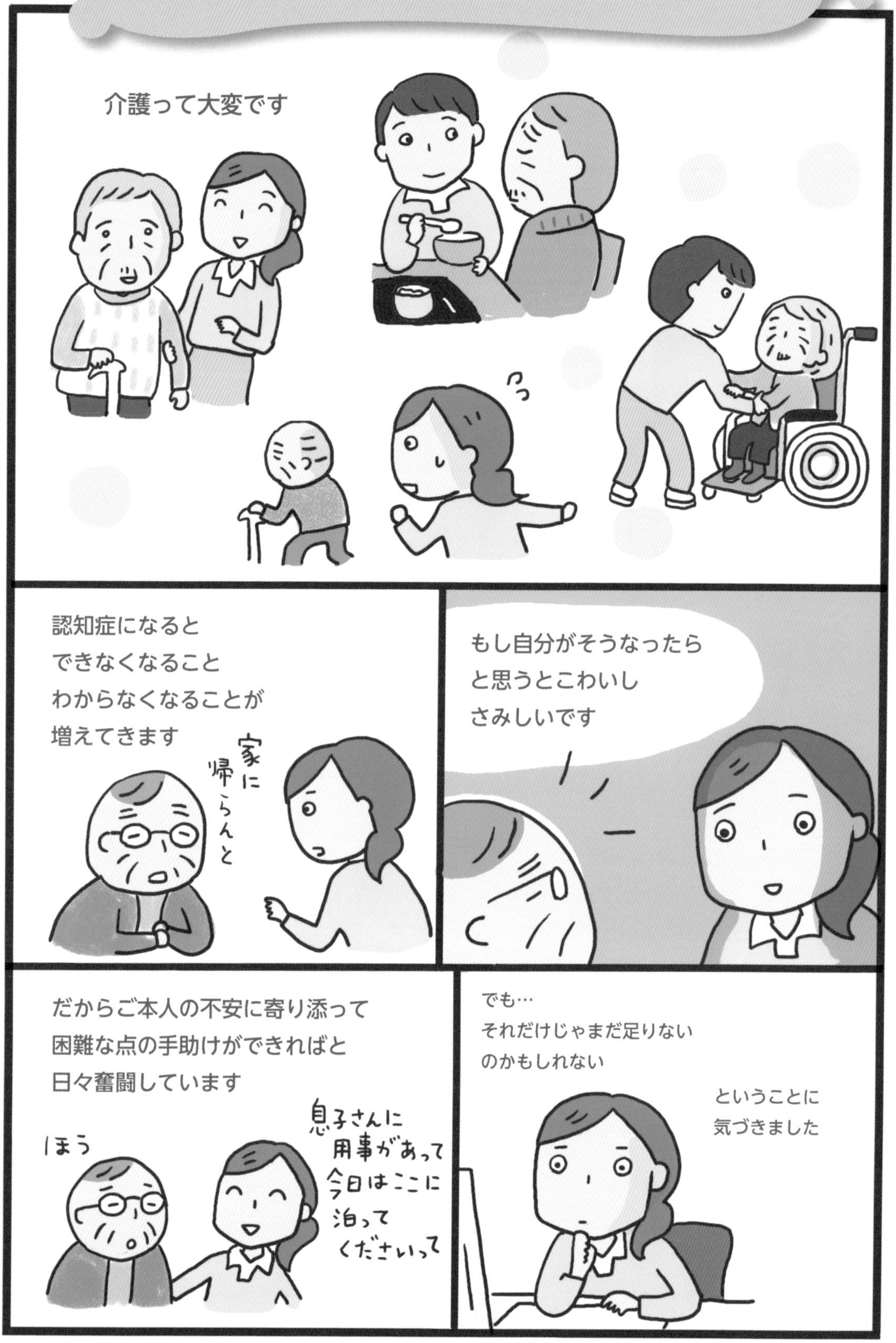
介護って大変です
認知症になると
できなくなること
わからなくなることが
増えてきます
家に帰らんと
もし自分がそうなったら
と思うとこわいし
さみしいです
だからご本人の不安に寄り添って
困難な点の手助けができればと
日々奮闘しています
ほう
息子さんに用事があって今日はここに泊ってくださいって
でも…
それだけじゃまだ足りない
のかもしれない
ということに
気づきました

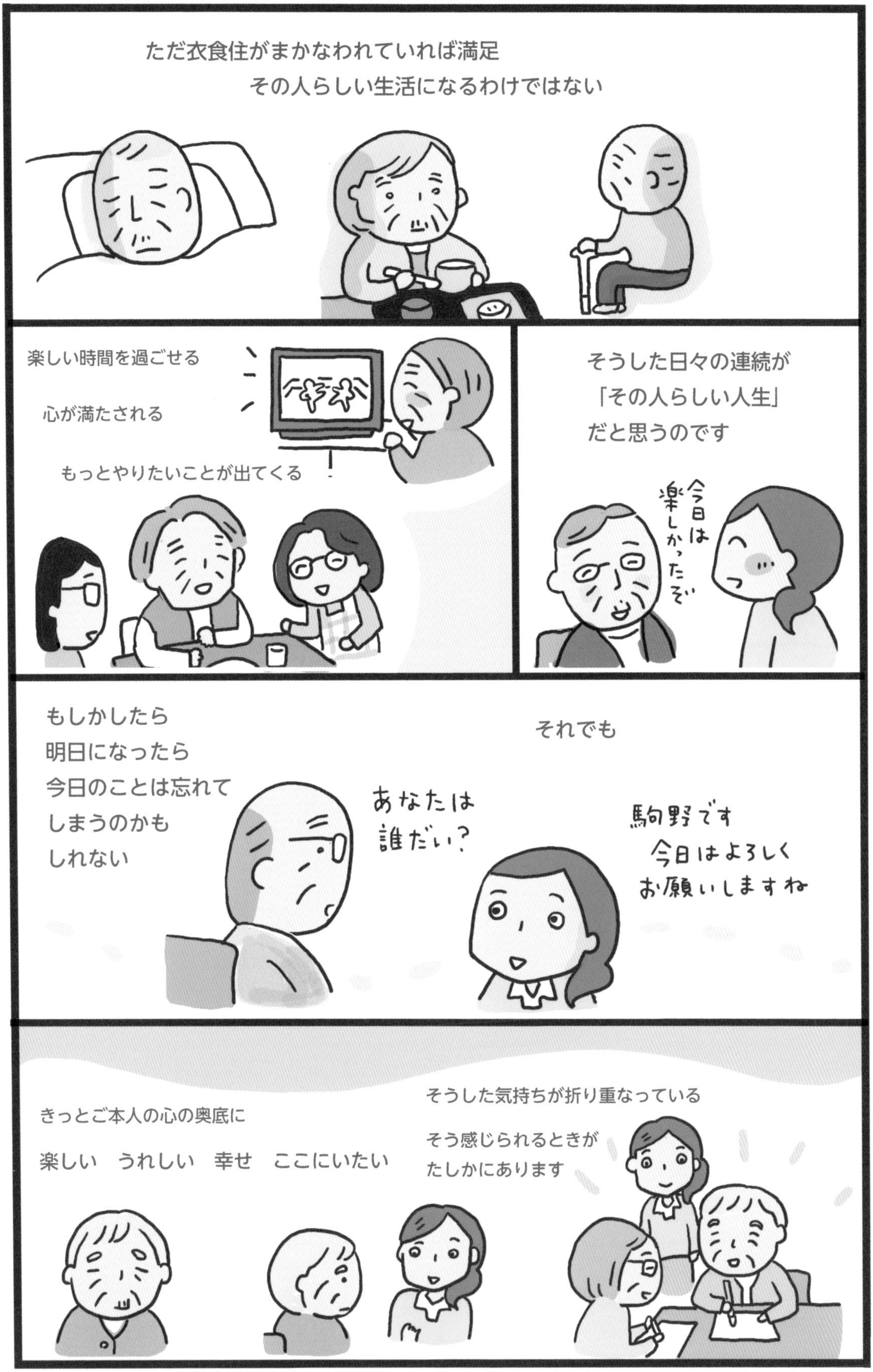
ただ衣食住がまかなわれていれば満足
その人らしい生活になるわけではない
楽しい時間を過ごせる
心が満たされる
もっとやりたいことが出てくる
そうした日々の連続が
「その人らしい人生」
だと思うのです
今日は楽しかったぞ
もしかしたら
明日になったら
今日のことは忘れて
しまうのかも
しれない
それでも
あなたは誰だい？
駒野です
今日はよろしくお願いしますね
きっとご本人の心の奥底に
楽しい　うれしい　幸せ　ここにいたい
そうした気持ちが折り重なっている
そう感じられるときが
たしかにあります

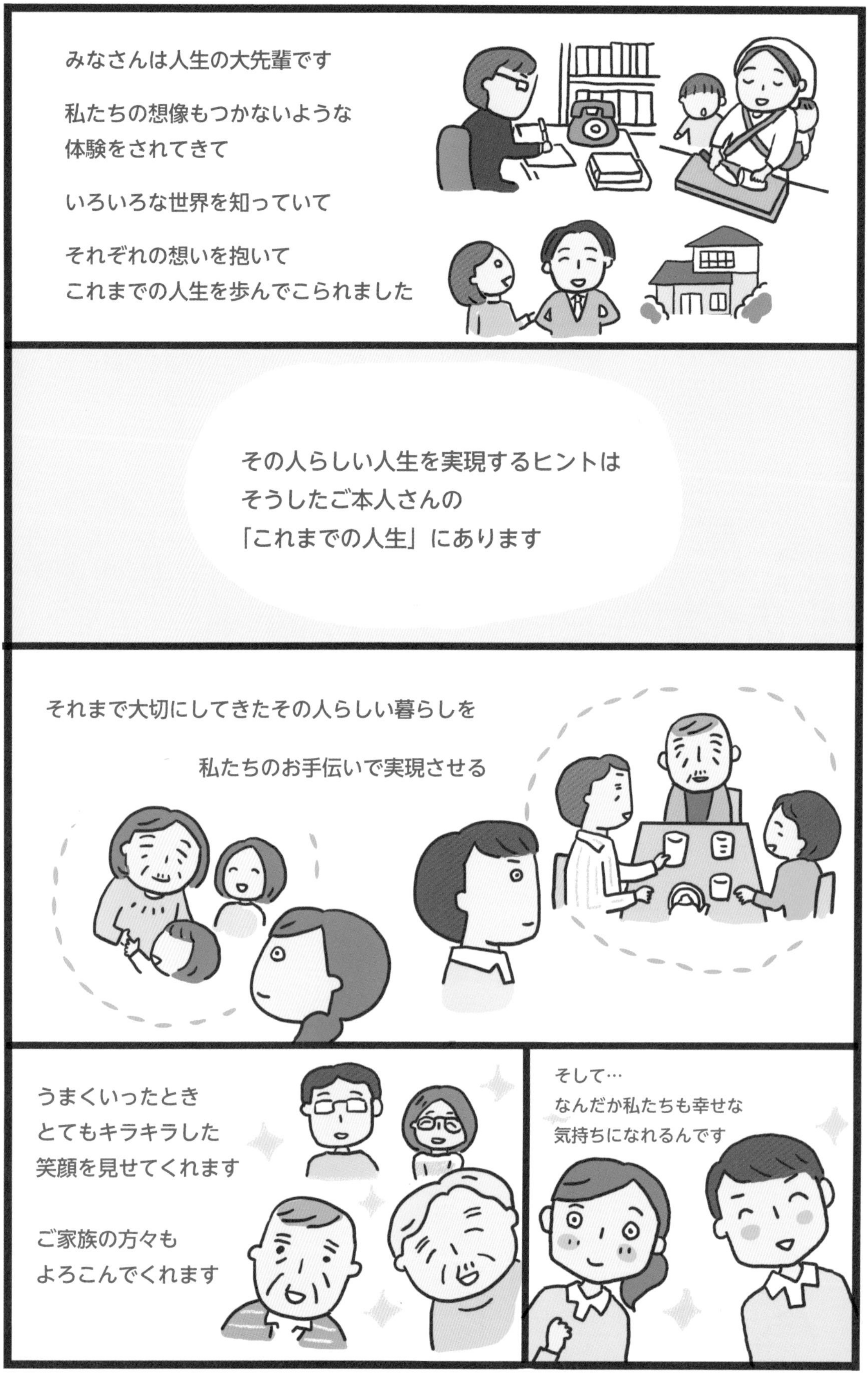
みなさんは人生の大先輩です
私たちの想像もつかないような
体験をされてきて
いろいろな世界を知っていて
それぞれの想いを抱いて
これまでの人生を歩んでこられました
その人らしい人生を実現するヒントは
そうしたご本人さんの
「これまでの人生」にあります
それまで大切にしてきたその人らしい暮らしを
私たちのお手伝いで実現させる
うまくいったとき
とてもキラキラした
笑顔を見せてくれます
ご家族の方々も
よろこんでくれます
そして…
なんだか私たちも幸せな
気持ちになれるんです

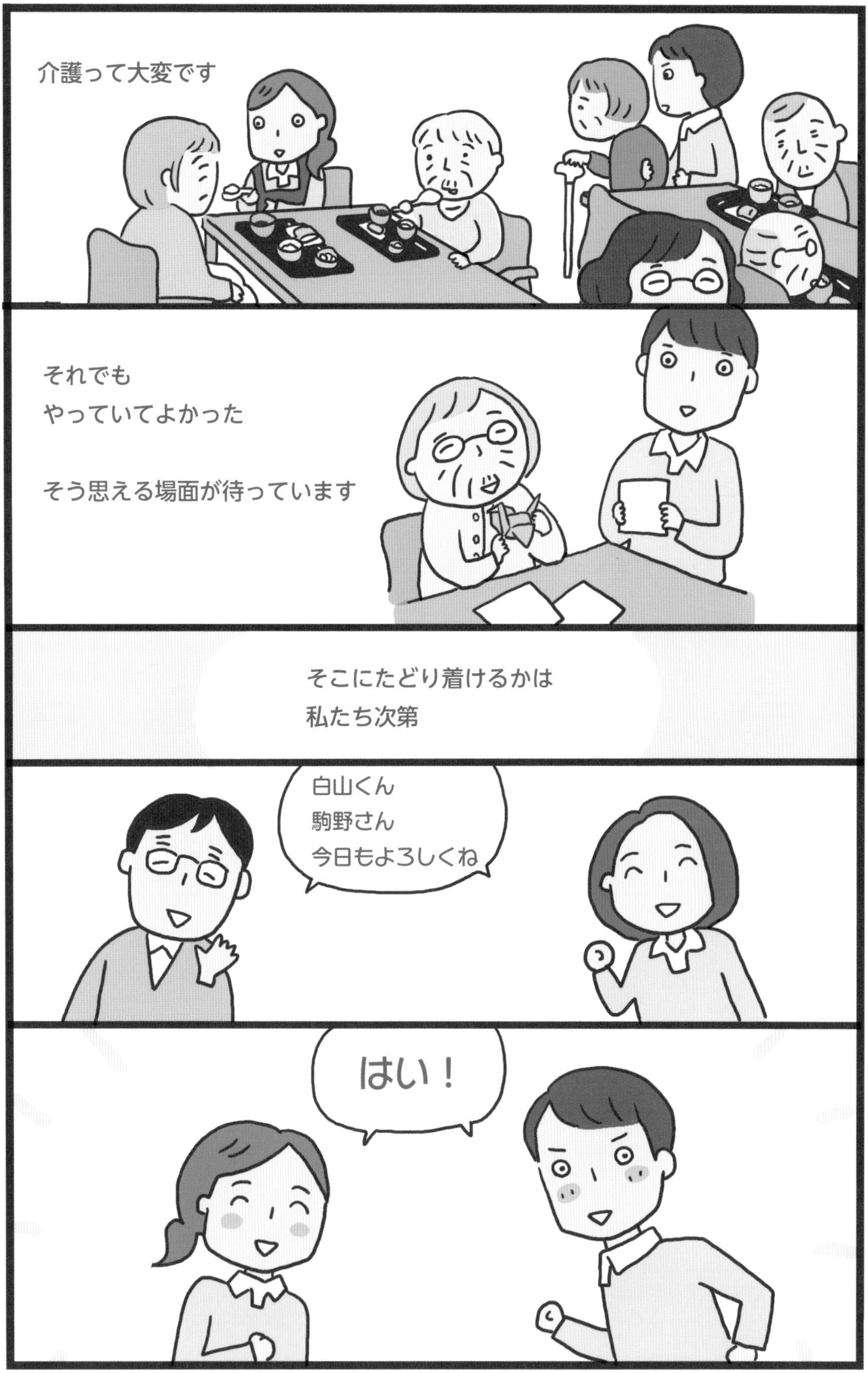
介護って大変です
それでも
やっていてよかった
そう思える場面が待っています
そこにたどり着けるかは
私たち次第
白山くん
駒野さん
今日もよろしくね
はい！

●監修

ライフケアデザイン株式会社

ライフケアデザイン株式会社は、有料老人ホームを運営する介護事業者で、ソニーフィナンシャルグループの介護事業を統括する持株会社ソニー・ライフケア株式会社の100%子会社。「ソナーレ」シリーズをはじめとした介護付有料老人ホームを中心に運営しており、事業コンセプトである“Life Focus”に「人生を想い、あなただけの時間を」という思いと共に、質の高いケアサービスの提供に取り組んでいる。

●医療監修

日吉晴久

医療法人社団寿恵会理事長・経堂３丁目クリニック院長。東京医科大学卒業、医学博士。東京医科大学地域医療指導教授。認知症サポート医。外科医ならびに呼吸器外科医として診療、手術、臨床研究に従事。その後生まれ育った東京下町の地で地域医療に貢献すべく病院勤務し、多くの地域の高齢者と接する。その間に地域の在宅医療に出会い、現職に至る。現在は母校の学生にも臨床医として在宅医療を紹介している。

●マンガ・イラスト

森下えみこ

静岡県生まれ。コミックエッセイのほか、書籍や広告、雑誌などのイラスト、マンガを手がけている。著書に『マンガでわかる「いつも誰かに振り回される」が一瞬で変わる方法』（すばる舎）、『40歳になったことだし』（幻冬舎）、『今日も朝からたまご焼き』『独りでできるもん』シリーズ（ともにKADOKAWA）、『あしたの、のぞみ』『えみこ、開運中！』（ともに日本文芸社）など多数。

スタッフ

執筆協力●横山由希路／水城昭彦
本文デザイン・DTP●チャダル108
編集協力●パケット

目で見てわかる 認知症ケア

2024年3月20日発行

監　修　ライフケアデザイン株《かぶ》式《しき》会《がい》社《しゃ》
発行者　深見公子
発行所　成美堂出版
〒162-8445　東京都新宿区新小川町1-7
電話(03)5206-8151 FAX(03)5206-8159
印　刷　株式会社フクイン

ISBN978-4-415-32862-1
落丁·乱丁などの不良本はお取り替えします
定価はカバーに表示してあります